本书献给我最好的朋友
我亲爱的妻子 Vicki Sompayrac

# 免疫学概览

## How the Immune System Works

第7版
Seventh Edition

著 [美] L.松佩拉克（Lauren Sompayrac）

主译 吴华香

科学技术文献出版社
·北京·

WILEY

图书在版编目（CIP）数据

免疫学概览：第7版 /（美）L. 松佩拉克（Lauren Sompayrac）著；吴华香主译. -- 北京：科学技术文献出版社，2025.9. -- ISBN 978-7-5235-2615-6

Ⅰ. R392

中国国家版本馆 CIP 数据核字第 2025UV9355 号

著作权合同登记号　图字：01-2024-4867

中文简体字版权专有权归科学技术文献出版社所有

How the Immune System Works，Seventh Edition

© 2023 John Wiley & Sons Ltd

All rights reserved. No part of this publication may be reproduced, stored in a retrieval system, or transmitted, in any form or by any means, electronic, mechanical, photocopying, recording or otherwise, except as permitted by law.

保留所有权利。除非法律允许，否则不得以任何形式或手段（电子、机械、影印、录制或其他方式）复制、在检索系统中存储或传播本出版物的任何部分。

## 免疫学概览（第7版）

策划编辑：袁婴婴　　责任编辑：袁婴婴　　责任校对：彭　玉　　责任出版：张志平

| | | |
|---|---|---|
| 出　版　者 | 科学技术文献出版社 | |
| 地　　　址 | 北京市复兴路15号　邮编 100038 | |
| 编　务　部 | （010）58882938，58882087（传真） | |
| 发　行　部 | （010）58882868，58882870（传真） | |
| 邮　购　部 | （010）58882873 | |
| 官方网址 | www.stdp.com.cn | |
| 发　行　者 | 科学技术文献出版社发行　全国各地新华书店经销 | |
| 印　刷　者 | 中煤（北京）印务有限公司 | |
| 版　　　次 | 2025年9月第1版　2025年9月第1次印刷 | |
| 开　　　本 | 889×1194　1/16 | |
| 字　　　数 | 277千 | |
| 印　　　张 | 13.75 | |
| 书　　　号 | ISBN 978-7-5235-2615-6 | |
| 定　　　价 | 98.00元 | |

版权所有　违法必究

购买本社图书，凡字迹不清、缺页、倒页、脱页者，本社发行部负责调换

# 译者委员会

主　译　吴华香

副主译　杜　燕　鲁晓勇　胡凡磊

译　者（按姓氏笔画排序）

王之冕　（浙江大学医学院附属第二医院）

申　斌　（北京大学人民医院）

朱灵江　（浙江大学医学院附属第二医院）

刘泠钰　（浙江大学医学院附属第二医院）

刘姝妍　（北京大学人民医院）

刘梦丹　（浙江大学医学院附属第二医院）

杜　燕　（浙江大学医学院附属第二医院）

吴华香　（浙江大学医学院附属第二医院）

张培玉　（浙江大学医学院附属第二医院）

陈　莫　（浙江大学医学院附属第二医院）

罗　京　（浙江大学医学院附属第二医院）

胡凡磊　（北京大学人民医院）

钟　华　（浙江大学医学院附属第二医院）

彭　钰　（浙江大学医学院附属第二医院）

董源基　（浙江大学医学院附属第二医院）

程　琦　（浙江大学医学院附属第二医院）

鲁晓勇　（浙江大学医学院附属第二医院）

曾智茹　（浙江大学医学院附属第二医院）

谢　澜　（浙江大学医学院附属第二医院）

# 主译简介

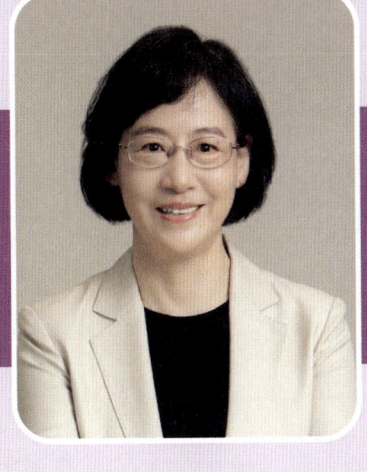

## 吴华香

教授，主任医师，博士研究生导师。现任浙江大学医学院附属第二医院风湿免疫科主任，兼任中国医师协会风湿免疫科医师分会常务委员，中国医疗保健国际交流促进会风湿免疫病学分会副主任委员，浙江省中西医结合学会风湿病专业委员会副主任委员，浙江省医师协会骨质疏松与骨矿盐疾病分会副主任委员。曾任中华医学会风湿病学分会常务委员，浙江省医学会风湿病学分会第一届委员会主任委员，浙江省医师协会风湿免疫科医师分会第一届委员会会长。《中华风湿病学杂志》《浙江医学》等杂志编委。

深耕风湿病学医教研 37 年，长期致力于自身免疫病的基础与临床研究，重点研究痛风和高尿酸血症的发病机制。主持国家自然科学基金面上项目 3 项、国家科技重大专项子课题 2 项；主持省级及厅级课题 6 项，包括浙江省科学技术厅重点研发专项 1 项、浙江省自然科学基金项目等。发表论文 200 余篇，其中被 SCI 收录 40 余篇（以第一/通讯作者发表），参编专著多部。作为主要完成人获国家科学技术进步奖二等奖、浙江省科学技术奖一等奖和浙江省中医药科学技术奖一等奖等。

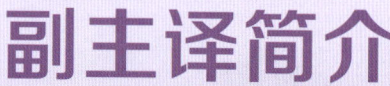

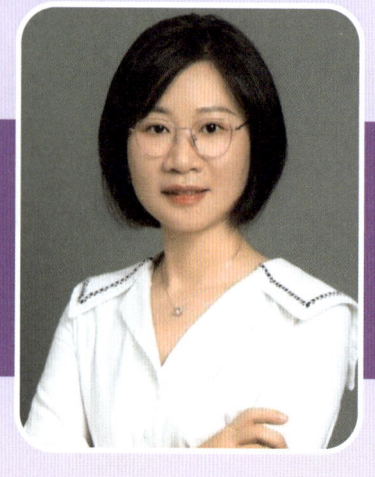

杜 燕

医学博士，哈佛大学医学院博士后，硕士研究生导师，浙江省"551卫生人才培养工程"医坛新秀培养对象。现任浙江大学医学院附属第二医院风湿免疫科副主任医师，浙江省医学会风湿病学分会委员兼秘书长。

长期致力于自身免疫病的临床与基础研究，聚焦类风湿关节炎发病机制，特别是滑膜成纤维细胞在疾病进程中的关键作用，并探索基于靶向该细胞的精准治疗策略。以第一/通讯作者（含共同第一/通讯）在 Annals of the Rheumtic Diseases、Arthritis & Rheumatology、Journal of Allergy and Clinical Immunology、Journal of Clinical Investigation 等期刊发表多篇论文，并被SCI收录30余篇；承担国家自然科学基金项目1项、浙江省自然科学基金等省部级/厅局级课题7项，参与编写著作3部。

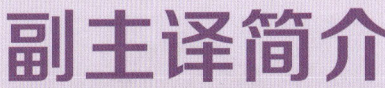

# 副主译简介

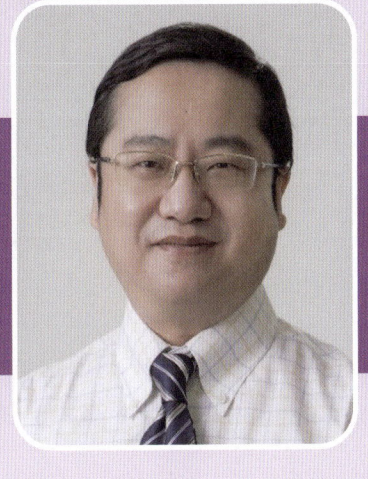

鲁晓勇

    医学博士，现任浙江大学医学院附属第二医院风湿免疫科副主任医师，浙江省医学会风湿病学分会副主任委员，浙江省医师协会变态反应医师分会委员，海峡两岸医药卫生交流协会风湿免疫病学专业委员会痛风学组委员及感染学组委员，浙江省风湿免疫病医联体联盟秘书长。Immunity, Inflammation And Disease 及 International Journal Of Rheumatic Diseases 特约审稿人。

    长期致力于风湿免疫性疾病的临床防治与机制研究，聚焦痛风／高尿酸血症及风湿免疫病患者合并感染等临床难点开展机制探索与精准诊疗实践。已在国内外知名杂志发表论文20余篇，参与并承担国家自然科学基金项目2项，浙江省科学技术厅重点研发专项1项，浙江省自然科学基金项目4项，获国家实用新型专利1项。

# 副主译简介

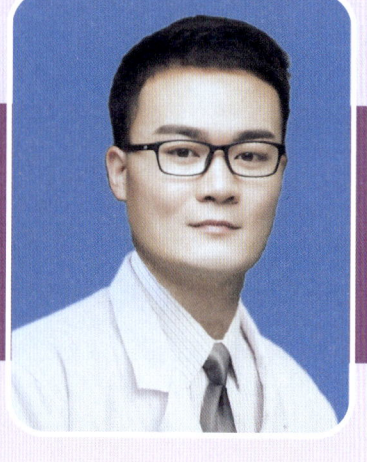

胡凡磊

教授，研究员，博士研究生导师，入选教育部"长江学者奖励计划"青年学者（即"青年长江学者"）、北京市科技新星计划。现任北京大学人民医院风湿免疫研究所副所长、科研处副处长。中国免疫学会自身免疫分会副秘书长，中国免疫学会青年工作委员会委员，*Endocr Metab Immune* 专栏主编，*Front Immunol* 和 *Experimental and Therapeutic Medicine* 编委。

从事自身免疫病发病机制及免疫诊治研究，并对临床难题和瓶颈开展转化研究。以第一/通讯作者在 *Nature Communications*、*Science Advances*、*Annals of the Rheumatic Diseases* 等风湿免疫领域期刊上发表论文，并被 SCI 收录 60 余篇。承担国家自然科学基金项目、北京市科技新星计划交叉学科合作课题等项目 10 余项；获国家发明专利 9 项，并实现临床转化 1 项；作为主要完成人之一，获得高等学校科学研究优秀成果奖（科学技术）科技进步奖一等奖、北京医学科技奖一等奖等。

# 译者前言

免疫学难学是公认的，其诀窍在于从学习中获得乐趣而非被迫苦闷地记忆，唯有如此方能深入理解。很多免疫学教材偏于古板，深奥的理论再配上古板的表述更让人觉得难学。而此书却能以深入浅出、浅显易懂的故事阐述复杂的基础理论，是一本优秀的入门读物，非常适合初次接触免疫学知识的人群使用。正如本书作者 Lauren Sompayrac 博士所言："这本书不是写给你的老师，而是写给你的！"

本书语言明快，简单易读，虽精炼，但内容却非常丰富，用简单易懂的案例和引人入胜的文字讲述了现代医学免疫学的全部内容，包括基础免疫学、临床免疫学与疾病、COVID-19 与免疫、疫苗及免疫治疗等免疫学相关技术的应用。全书共有 17 讲，以人体的免疫系统功能为线索，对相关基础免疫学知识进行有选择性地重点讲解，逻辑清晰，层次分明，并且注重对免疫学前沿进展的知识解读。不仅可以作为大学生、研究生、临床医师和教授们的教材，还是一本适合所有人（无论你有没有生物医学基础知识）阅读的图书，因为这些知识对于我们了解免疫系统工作的原理，以及自身的健康都具有非常重要的科普意义。

作为一名从医从教 30 余年的临床医师，读完此书，不仅从中获益匪浅，而且在教学改革方面也深受启发。古人云："得其法则事半功倍，不得法则事倍功半"。此书是难得让我读过一遍后就能对整个框架体系，以及细节和相互关系形成印象的图书，不得不佩服 Lauren Sompayrac 博士的才华。因此，当我第一次看到这本书的英文版时，我就非常希望能够将此书翻译成中文，以供中国的学生和医生，以及对免疫学有兴趣或者关注的学者参考。

现代免疫学正在以前所未有的蓬勃态势向前发展，基础免疫学研究则更加深入和广泛，免疫学理论体系也更加完善，但仍存在很多未解之谜。此书在每一讲的最后均设有"已知与未知"，让我们带着问题去读书，也为我们提供了很多未来的研究方向和热点，是一本不可多得的工具书。在本书的翻译过程中，尽管团队成员都竭尽全力地做好翻译工作，但由于中外术语规范和语言表达习惯有所差异，中文翻译版中可能存在一些欠妥之处，诚请广大读者批评指正！

吴华香

2025.5.20 于杭州

# 致谢

我要感谢我的第一位编辑 Chris Davis，他意识到学生们其实不需要另一本充满事实的免疫学教科书，而是需要一本能帮助他们理解这个复杂系统如何协调工作的书。本书是对 Chris 智慧的致敬。我还要感谢我的朋友 Jim Cook 博士就新型冠状病毒发表的诸多深刻见解。我要感谢以下人员，他们对早期版本的批评意见非常有帮助：Mark Dubin、Linda Clayton、Dan Tenen、Tom Mitchell、Lanny Rosenwasser 和 Eric Martz。Diane Lorenz 为本书第 1 版和第 2 版画了插图，她的精彩作品仍然可以在这一版中看到。最后，我要感谢 Vicki Sompayrac，她凭借专业的眼光和真知灼见，显著提升了本书的可读性；而她细致入微的编辑工作，更是本书最终得以完美呈现的点睛之笔。

# 如何使用本书

我创作《免疫学概览》的初衷，源于市场上缺少一本能让学生轻松掌握免疫学全景的书籍。优秀的厚重教科书固然不少，但它们往往包罗万象、事无巨细；各类"复习指南"虽有助于知识梳理，却难以真正传授免疫学的精髓。本书旨在填补这一空白：用简洁明了的语言，勾勒免疫系统协同运作的完整图景——避免术语堆砌，剔除繁复细节，呈现清晰易懂的核心脉络。

本书采用"讲座"形式撰写，力求营造如同课堂对话般的亲切感。第1讲作为轻松愉快的概述，为你开启主题之门，但请别误以为这是"婴儿免疫学"——《免疫学概览》是一本以概念为导向的分析性著作，它深入剖析免疫系统的成员如何协同抵御疾病，并着重阐明其行动背后的"为什么"。

第2～10讲聚焦于免疫系统的关键参与者及其功能。这些讲座篇幅精炼，你可在数个下午快速通读完毕。我强烈建议你采取两步阅读策略：首先，快速浏览第1～10讲（切忌逐字"学习"），以迅速构建整体认知框架；随后，在建立起对免疫系统的初步感觉后，再返回进行精读，深化理解。

第11～17讲探讨特定主题（如肠道免疫、疫苗、过敏、自身免疫病、HIV-1、癌症、免疫治疗及新型冠状病毒感染）。这些讲座通过真实案例，帮助你融会贯通所学知识。阅读至此，你定会惊叹于自身对免疫系统理解的显著提升。

书中以绿色段落标示关键概念，红色词汇突出重要术语。这一视觉设计旨在引导你关注重点，并在通读后提供高效的复习索引。

最后，为破除"免疫学问题已尽数解决"的误解，多数讲座结尾设有"已知与未知"环节，点明领域内悬而未决的重要问题。

在教学应用层面，《免疫学概览》可作为大型课程中免疫学模块的核心教材；对于本科或研究生阶段的免疫学课程，它亦是理想的辅助读物，能帮助你在学习细节时始终保持对宏观图景的把握，避免迷失于琐碎信息。

无论你的教授如何选用本书，请始终谨记：《免疫学概览》并非为教授而写——它专属于你！

## 关于配套网址

本书配套网址：www.wiley.com/go/sompayrac/immune7e，这个网站包含书中所有的插图。

# 目录

**第1讲　概述** .................................................................. 001

免疫系统是一个包含很多成员的"团队"，这些成员之间互相协作形成强有力的防御屏障。仅盯着一个成员看，很难看懂其中的作用。在这一节课程中，我们将带领大家纵观全局，快速了解一下免疫系统的全部内容。

**第2讲　固有免疫系统** ............................................................ 018

固有免疫系统是一种"天生的"防御系统，它已经进化了数百万年，可以识别常见的人类病原体。它对"日常"入侵者可做出快速而有力的反应。

**第3讲　B细胞和抗体** ............................................................ 037

B细胞及其产生的抗体是适应性免疫系统的一部分，该系统保护我们免受常见病和罕见病病原体的侵害。

**第4讲　抗原提呈的奥秘** ......................................................... 055

T细胞是适应性免疫系统的另一种武器，它只识别由特殊的抗原提呈细胞提呈的病原体相关抗原。这一特性使T细胞能够专注于防御特定类型的病原体。

**第5讲　T细胞活化** .............................................................. 070

T细胞必须被激活才能迅速发挥作用，这一机制有助于确保机体只调动有效的免疫武器。

**第6讲　工作中的T细胞** ......................................................... 080

一旦T细胞被激活，辅助性T细胞就会协调免疫反应，而杀伤性T细胞会破坏被感染的细胞。

**第7讲　次级淋巴器官和淋巴细胞的转运** ......................................... 090

B淋巴细胞和T淋巴细胞通过次级淋巴器官时，会寻找它们能够防御的入侵者。一旦在次级淋巴器官中被激活，B细胞和T细胞就会被分配到身体中最需要它们的特定区域中。

**第8讲　抑制免疫系统** ........................................................... 107

免疫系统的强大效应机制必须受到限制，以免它们变得过度活跃。此外，一旦入侵者被打败，免疫系统必须被"重置"，为下一次的攻击做好准备。

**第9讲　自身耐受与MHC限制** .................................................... 112

T细胞必须经过"检验"，以确保它们能准确提呈抗原，并且B淋巴细胞和T淋巴细胞必须经过筛选，以清除那些可能会攻击我们身体的淋巴细胞。

### 第 10 讲　免疫记忆 .................................................. 126

固有免疫系统会记住那些数百万年来一直在攻击人类的病原体。相反，B 细胞和 T 细胞只会记住我们一生中曾经遇到过的病原体。记忆 B 细胞和记忆 T 细胞对随后接触的相同入侵者的攻击反应更快速、更有效。

### 第 11 讲　肠道免疫系统 .............................................. 134

人类的肠道是数万亿细菌、病毒、真菌和寄生虫的摇篮。免疫系统如何处理这些经常侵入肠道周围组织的潜在危险微生物，是免疫学的一个热门话题。

### 第 12 讲　免疫系统故障 .............................................. 143

免疫系统通常能很好地保护我们。然而，有时它也会犯错误。过敏和自身免疫是"免疫系统故障"的两个例子。

### 第 13 讲　免疫缺陷 .................................................. 154

当免疫系统不能充分发挥作用时，可能会导致严重的疾病。感染 HIV-1 的人，免疫系统会严重受损。

### 第 14 讲　疫苗 ...................................................... 161

疫苗可以安全地模拟微生物的攻击，这样我们的免疫系统就会做好准备，以应对未来同一病原体的挑战。

### 第 15 讲　癌症与免疫系统 ............................................ 169

人类的免疫系统并不能很好地保护我们免受癌症的侵袭。实际上，免疫系统在保护自身组织免受攻击与摧毁癌细胞之间存在矛盾。

### 第 16 讲　免疫治疗 .................................................. 178

虽然免疫系统的进化是为了防止入侵者感染我们的身体，但是医生们也正在"借用"免疫系统的一些武器来治疗疾病。

### 第 17 讲　新型冠状病毒与免疫系统 .................................... 186

新型冠状病毒大流行为免疫学家提供了一个研究呼吸道病毒感染免疫反应的"实验室"。新型冠状病毒疫苗项目在疫苗设计方面取得了重大进展，包括 mRNA 疫苗。

### 附录 1　专业术语中英释义对照表 ...................................... 195

表中是免疫学家使用的一些术语定义，但一般人不会使用这些术语。

### 附录 2　核心术语缩写与中英文全称对照表 .............................. 200

免疫学家对缩略词很在行，但这些缩写会让你发狂。所以我列了一张清单供参考。

# 第1讲 概述

> **注意!**
>
> 免疫系统的工作属于"团队合作",涉及许多不同的参与者。这些参与者可大致分为两类:固有免疫系统成员和适应性免疫系统成员。重要的是,这两个团队的成员需要共同努力,为机体抵抗入侵者提供强有力的保障。

## 一、引言

免疫学是一门难学的课程,其原因有很多。首先,这门课程有很多细节,而这些细节有时会妨碍对概念的理解。为了解决这个问题,我们将着眼于整体。细节方面的详细信息可以通过其他途径很容易找到。其次,学习免疫学的另一个难题是每条"规则"都有"例外"。免疫学家们都喜欢这些"例外",因为它们为研究免疫系统的功能提供了线索。但是现在,我们只是要学习"规则"。当然,在这个过程中,我们会不时遇到例外的情况,但我们不会详细描述这些例外的情况。我们的目的是研究免疫系统如何运作,探寻免疫系统的本质。

学习免疫学遇到的第三个困难是,我们对免疫系统的认识仍在不断发展。正如你看到的,有许多悬而未决的问题,有些如今看似正确的事情将来可能会被证明是错误的。我们会尽力帮助你了解目前的认知状态,并且会不时地讨论免疫学家们所认为的正确的情况。但是,要牢记一点,直言不讳地说,我们告诉你的某些事情将来会改变,甚至有可能是在你阅读这本书的时候,它们就已经发生了变化!

尽管这三点使学习免疫学变得困难,但是我认为,免疫学之所以学习起来如此困难,是因为免疫系统是"团队合作",涉及许多不同参与者之间的相互作用。想象一下,你在电视上看一场橄榄球比赛,镜头被锁定在一个球员(比如一名边锋)身上,你看到他全速向前推进,然后停了下来,这似乎没有任何意义。然而,后来你在大屏幕上看到回放,这时你才会发现:这名边锋将两名防守者吸引到了场边,使正在奔跑的后卫无障碍地接住传球,并触地得分。免疫系统很像这样一支橄榄球队,这是一个由不同"球员"合作并完成任务的网络;专注于一个"球员"没有多大意义,你需要一个整体的视角。这就是第一讲的主要目的,你可以称之为"免疫学学习的发动机"。在这里,我们将带你一起快速地了解一下免疫系统的组成,以便你能体会到免疫系统成员之间是如何相互交融,协调作用的。然后,在接下来的课程中,我们将回过头来仔细地研究免疫系统各个角色及其之间的互动与合作。

## 二、物理屏障

我们抵御入侵者的第一道防线是物理屏障,病毒、细菌、寄生虫和真菌必须穿透这些屏障,才能造成真正的麻烦。虽然我们往往认为皮肤是主要的屏障,但皮肤覆盖的面积只有大约 2 m²。相比之下,我们消化道、呼吸道和生殖道的黏膜覆盖面积约为 400 m²,大约有两个网球场那么大。这里的要点是,机体需要防御的范围是很大的。

## 三、固有免疫系统

任何入侵者在突破皮肤或黏膜的物理屏障后,都会接触到固有免疫系统——我们的第二道防线。免疫学家称这个系统为"固有",因为这是一种所有动物都具有的天然防御系统。事实上,固有免疫系统的一些功能已经存在了 5 亿多年。让我举个例子来说明这个神奇的固有免疫系统是如何工作的。

假设你刚洗完热水澡,当你光脚走在地板上时,一个碎木屑扎进了你的大脚趾中。在那片碎木屑上有许多细菌,几个小时内你就会注意到(除非你在浴室中喝醉了)碎木屑刺入的地方红肿了。这表明你的固有免疫系统已经启动。你的组织中有成群的白细胞,它们保护你免受细菌的攻击。对我们来说,细胞看起来很结实,那是因为我们自身太大了。对于一个细胞来说,组织看起来有点像一个有孔的海绵,单个细胞可以通过这些孔自由移动。其中一个防御细胞是驻扎在组织中最著名的固有免疫细胞:巨噬细胞。如果你是一个细菌,巨噬细胞是你在进入机体后最不想遇到的细胞!图 1-1 是巨噬细胞将要吞噬细菌的电子显微照片。

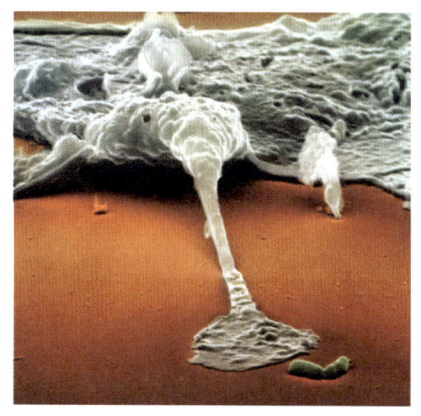

图 1-1 巨噬细胞将要吞噬细菌的电子显微照片

(图片来源:Lennart Nilsson/Boehringer Ingelheim/TT/Science Photo Library)

你会注意到,巨噬细胞并非静止的,好像纯粹是碰巧了才撞上细菌。事实上,巨噬细胞已经感知到了细菌的存在,并伸出一只"脚"去抓住它。但巨噬细胞是如何知道细菌就在那里的呢?答案是,巨噬细胞表面上有触角(受体),可以识别常见微生物入侵者中的"危险分子"。例如,细菌的细胞膜是由人体中通常不存在的某些脂肪和糖类组成的,其中一些外来分子向巨噬细胞发出"找到我并吃掉我"的信号。当巨噬细胞检测到危险分子时,它们开始向释放这些分子的微生物爬行。

当它遇到细菌时,巨噬细胞首先将其吞噬进一个被称为吞噬体的囊(泡)中。然后,含有细菌的囊泡进入巨噬细胞,在那里它与另一个被称为溶酶体的囊泡融合。溶酶体含有功能强大的化学物质(酶),可以摧毁细菌。事实上,这些物质的破坏性非常强,如果它们被释放到巨噬细胞内部,它们会杀死巨噬细胞本身,这就是它们被限制在囊泡中的原因。使用这种聪明的策略,巨噬细胞可以在不自杀的情况下摧毁入侵者。这整个过程被称为吞噬作用,图1-2显示了这一过程是如何发生的。

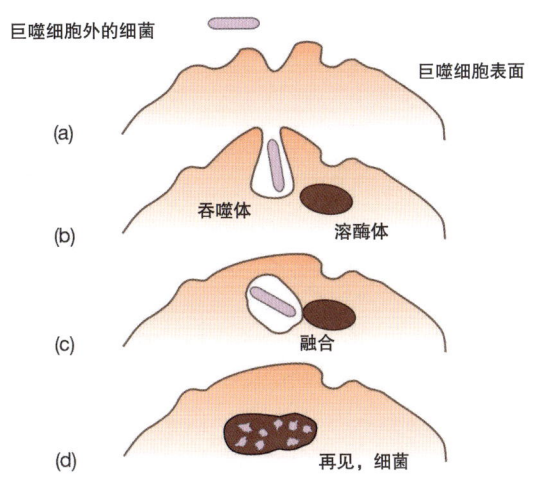

图1-2 巨噬细胞吞噬细菌的过程

巨噬细胞已经存在很长时间了。事实上,巨噬细胞所采用的摄取技术是对变形虫觅食策略的改进,而变形虫已经在地球上漫游了大约25亿年。那么为什么这种细胞被称为巨噬细胞(macrophage)呢?"macro"的意思是大,巨噬细胞是一个大细胞;"phage"来自希腊语,意思是"吃",所以巨噬细胞是个大胃王。事实上,除了防御入侵者外,巨噬细胞还充当垃圾收集器,它几乎什么都吃。免疫学家可以利用这种爱吃的特点,给巨噬细胞喂食铁屑。然后,使用一个小磁铁,他们可以将巨噬细胞与细胞混合物中的其他细胞分离。真的!

巨噬细胞从何而来?你体内的巨噬细胞和所有其他血细胞都是自我更新的造血干细胞的后代——所有血细胞来源于造血干细胞。自我更新的意思是当一个干细胞生长并分裂成两个子细胞时,它会做"一个为我,一个为你"的事情,其中一些子细胞会变回干细胞,而另一些子细胞会继续成为成熟的血细胞。这种持续自我更新的策略确保了总有储备的造血干细胞来进行制造成熟血细胞的过程。

巨噬细胞对于我们的防御系统来说非常重要,它们实际上在我们出生之前就在组织中占据了前哨位置。出生后，存在于骨髓中的造血干细胞可以为巨噬细胞和其他所有血细胞提供供应。随着造血干细胞的子细胞成熟，它们必须做出选择，以确定它们长大后将成为哪种类型的血细胞。你可以想象，这些选择不是随机的，而是经过仔细控制的，以确保你的每种血细胞数量都是足够的。例如，一些子细胞变成红细胞，红细胞在肺部捕获氧气，并将其运输到身体的各个部位。我们的干细胞"工厂"必须每秒产生超过 200 万个新的红细胞，以取代那些由于正常损耗而丢失的红细胞。造血干细胞的其他后代可能成为巨噬细胞、中性粒细胞或其他类型的"白"细胞。就像白葡萄酒的颜色不是真的白色一样，这些细胞也不是白色的。它们是无色的，但生物学家使用"白色"一词来表示它们缺乏血红蛋白，因此不是红色的。白细胞用英文表达可以是"white blood cells"，也可以是"leukocytes"。图 1-3 显示了造血干细胞的分化和增殖过程。

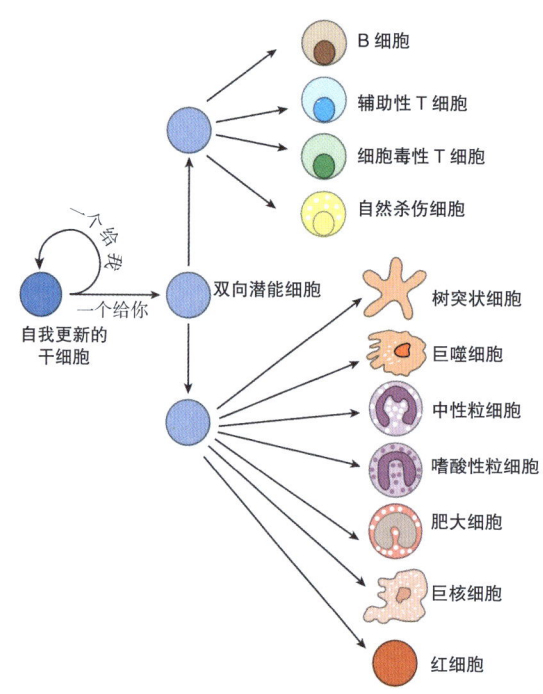

图 1-3 造血干细胞的分化和增殖过程

当能够成熟为巨噬细胞的细胞首先离开骨髓并进入血流时，它们被称为单核细胞。总而言之，你的血液中随时都有大约 20 亿个这样的细胞在循环。这可能看起来有点令人毛骨悚然，但它们在那里你应该感到很高兴。如果没有它们，你会有很大的麻烦。单核细胞在血液中平均停留约 3 天，在这段时间里，它们前往毛细血管（代表血管的"末端"），寻找毛细血管内皮细胞之间的缝隙。这些内皮细胞的形状像叠瓦，单核细胞通过它们之间的缝隙伸入伪足。单核细胞也可以离开血液，进入组织，并成熟为巨噬细胞。在组织中，大多数巨噬细胞只是闲逛，做它们的垃圾收集工作，等待你被刺伤时，这样它们就可以做一些真正的工作。

当巨噬细胞吞噬了刺伤你脚的碎片上的细菌时，它们会释放出化学物质，增加伤口附近的血液流动，这一区域的积血会让你带有碎片的脚趾变红。其中的一些化学物质也会导致血管内的细胞收缩，使它们之间留有间隙，这样毛细血管中的液体就可以渗漏到组织中。正是这种液体导致了肿胀。此外，巨噬细胞释放的化学物质可以刺激碎片周围组织中的神经，向你的大脑发送疼痛信号，提醒你大脚趾区域有些不对劲。

在与细菌的战斗中，巨噬细胞产生并释放（分泌）被称为细胞因子的蛋白质。这些激素样的信使能够促进免疫系统细胞之间的交流。其中一些细胞因子会提醒在附近毛细血管中的单核细胞和其他免疫系统细胞战斗开始了，并鼓励这些细胞离开血液，以帮助巨噬细胞一起对抗快速繁殖的细菌。很快，你的脚趾就会有强烈的炎症反应，因为固有免疫系统会努力消灭入侵者。

所以策略就是：你有一个大的边界需要防御，所以你设置了"哨兵"（巨噬细胞）来检查入侵者。当这些"哨兵"遇到敌人时，它们发出信号（细胞因子），招募更多的防御者到战斗地点。然后巨噬细胞尽最大努力阻止入侵者，直到增援部队到达。固有免疫反应涉及巨噬细胞等战士，所以巨噬细胞被编程为能够识别许多常见的入侵者，因此您的固有免疫系统通常反应如此之快，以至于战斗在短短几天内就结束了。

固有免疫团队中还有其他成员。例如，除了以吞噬入侵者为己任的巨噬细胞等专业吞噬细胞外，固有免疫系统还包括能够在细菌中打孔的补体蛋白，以及能够摧毁细菌、寄生虫、病毒感染细胞和一些癌细胞的自然杀伤细胞。我们将在下一节课程中更多地讨论固有免疫系统中巨噬细胞的队友们。

## 四、适应性免疫系统

大约 99% 的动物在只有天然屏障和固有免疫系统保护的情况下生活得很好。然而，像我们这样的脊椎动物还有第三层防御：适应性免疫系统。该防御系统实际上可以保护我们免受任何入侵者的侵袭。适应性免疫系统存在的最早线索之一是在 18 世纪 90 年代，当时 Edward Jenner 开始为英国人接种天花疫苗。在那些日子里，天花是一个主要的健康问题。成千上万的人死于这种疾病，更多的人被严重毁容。Jenner 观察到的是，挤奶女工经常感染一种叫作牛痘的疾病，这种疾病会在她们的手上造成病变，看起来类似天花病毒引起的疮。Jenner 还指出，感染过牛痘的挤奶女工几乎从未得过天花（事实证明，天花病毒是牛痘病毒的近亲）。

所以 Jenner 决定做一个大胆的实验。他从一位患有牛痘的挤奶女工的疮处收集脓液，并用它给一个名叫 James Phipps 的小男孩接种。后来，当 Phipps 再次接种感染天花的人的疮脓液时，他没有感染这种疾病。在拉丁语中，vacca 是母牛的意思，这也解释了疫苗（vaccine）这个词的来源。历史上认为这件事的英雄是 Edward Jenner，但我认为真正的英雄是那个小男孩。想象一下，这个大个子拿着一根大针头和一根充满脓液的管子接近你，你会作何反应！虽然这不是今天可以做的事情，但我们应该感谢 Jenner 的实验是成功的，因为它为拯救无数生命的疫苗接种铺平了道路。

天花病毒不是人类经常遇到的东西。因此，Jenner 的实验表明，如果人类免疫系统有时间准备，它可以产生武器，以抵御从未见过的入侵者。重要的是，天花疫苗只能预防天花病毒或与之密切相关的病毒感染，如牛痘。Phipps 仍可能会患上腮腺炎、麻疹和其他感染性疾病。这是适应性免疫系统的标志之一：它适应性防御特定的入侵者。

## 1. 抗体和 B 细胞

最终，免疫学家确定，对天花的免疫力是由免疫个体血液中循环的特殊蛋白质赋予的。这些蛋白质被命名为抗体，而引起抗体产生的物质被称为抗原——在上个例子中，就是指牛痘病毒。图 1-4 为抗体免疫球蛋白 G（IgG）的结构示意。

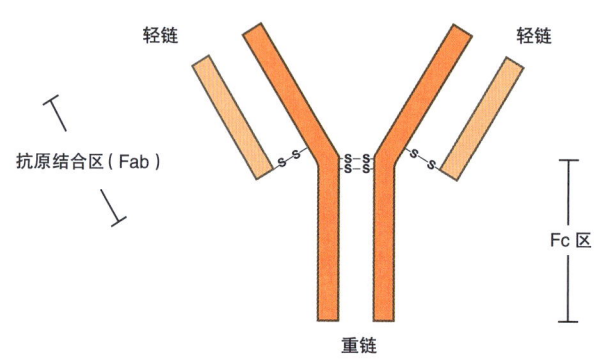

图 1-4　抗体免疫球蛋白 G（IgG）的结构示意

正如您所看到的，IgG 抗体分子由两对不同的蛋白质组成，即重链（Hc）和轻链（Lc）。这种结构使每个抗体分子都有两个相同的"手"（Fab 区），可以结合抗原。蛋白质是构建辅助捕获攻击者抗体的理想分子，因为不同的蛋白质可以折叠成无数种复杂的形状。

IgG 约占血液中抗体的 75%，但还有 4 种其他类型的抗体：IgA、IgD、IgE 和 IgM。所有这些类型的抗体都是由 B 细胞产生的。B 细胞是一种在骨髓中产生的白细胞，其可以成熟为抗体"工厂"，称为浆 B 细胞。

除了具有可以结合抗原的"手"之外，抗体分子还具有恒定区（Fc）"尾巴"，它可以与细胞（如巨噬细胞）表面上的受体（Fc 受体）结合。事实上，正是抗体 Fc 区的特殊结构决定了其类别（例如，IgG 和 IgA），并决定了它将与哪些免疫系统细胞结合，以及它将如何发挥作用。

每种抗体的"手"都能与特定的抗原（例如，天花病毒表面的蛋白质）结合，因此，为了能与多种不同的抗原结合，就需要获得许多不同的抗体分子。现在，如果我们想要用抗体来保护我们免受各种可能的入侵者的侵害（我们需要！），需要多少种不同的抗体呢？免疫学家估计，大约 1 亿种应该能做到这一点。由于抗体的每个抗原结合区都由一条重链和一条轻链组成，我们可以将大约 1 万条不同的重链与 1 万条不同的轻链混合匹配，以获得我们所需的 1 亿种不同抗体。然而，人类细胞总共只有大约 2.5 万个基因，因此，如果每个重链或轻链蛋白质都由不同的基因编码，那么人类的大部分遗传信息将仅用于制造抗体。问题就在这里。

## 2. 通过模块化设计产生抗体多样性

1977 年，Susumu Tonegawa 破解了 B 细胞是如何产生保护我们所需的 1 亿种不同抗体的谜团，他也因此获得了诺贝尔奖。当 Tonegawa 开始研究这个问题时，人们普遍认为人体每个细胞中的 DNA 都是一样的。这是完全有道理的，因为在卵子受精后，受精卵中的 DNA 就开始被复制，然后会将这些复制的副本传递到子细胞中,在这些细胞中再次对其进行复制,再传递给子代,以此类推。因此,除非存在复制的错误,否则我们的每个细胞的 DNA 最终都应该与原始受精卵中的 DNA 相同。然而,Tonegawa 推断,尽管一般情况下这个理论可能是正确的,但也可能有例外。他的想法是,我们所有的 B 细胞都可能是从相同的 DNA 序列开始的,但是随着这些细胞的成熟,编码抗体基因的 DNA 可能会发生变化——这些变化可能就会足以产生我们需要的 1 亿种不同的抗体。

Tonegawa 决定通过比较成熟 B 细胞的轻链 DNA 序列和未成熟 B 细胞的轻链 DNA 序列来验证这一假设。果然,他发现它们是不同的,而且是以一种非常有趣的方式显示着不同。Tonegawa 和其他人发现,成熟的抗体基因是通过模块化设计的方式形成的。

每个 B 细胞里编码抗体重链的染色体上,都存在被称为 V、D、J 和 C 4 种类型 DNA 模块(基因片段)的多个副本。特定模块的每个副本与该模块的其他副本都略有不同。例如,在人类的细胞中,大约有 40 种不同的 V 区片段、25 种不同的 D 区片段、6 种不同的 J 区片段,以此类推。为了组装出成熟的重链基因,每个 B 细胞(或多或少地随机)从每种基因片段中选择一种,然后像图 1-5 一样把它们粘贴在一起。

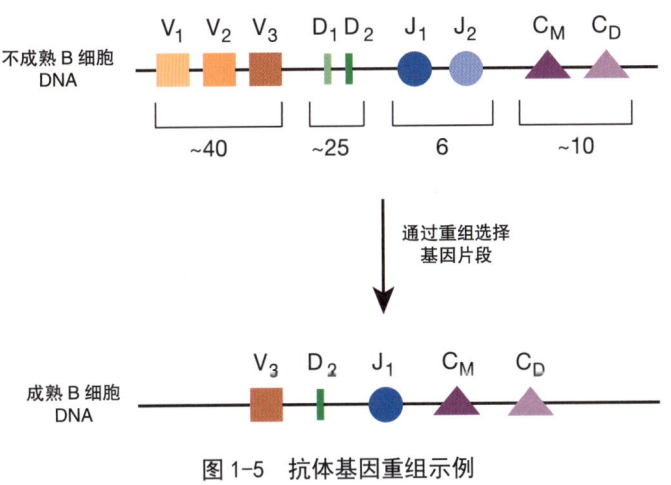

图 1-5　抗体基因重组示例

你已经看到了,这就是用于创建(抗体)多阳性的混合搭配策略。就是将 20 种不同的氨基酸混合在一起进行组合、匹配,创造出我们细胞产生的大量不同的蛋白质。为了创造出遗传的多样性,需要把你从父母那里继承到的染色体进行混合和匹配,以便形成卵细胞和精子的染色体组。一旦大自然有了一个好主意,她就会一遍又一遍地使用它。模块化设计是她最好的想法之一。

编码抗体分子轻链的 DNA 也可以通过挑选基因片段并将它们粘贴在一起的方式,来进行组装。由于可以混合和匹配非常多种不同的基因片段,所以各种方式可用于制造约 1000 万种不同的抗体,但这还不够。因此,为了使抗体变得更加多样化,当把基因片段连接在一起时,(细胞)还会添加或删除一些 DNA 碱基。当这种连接的多样性也被包括在内时,产生 1 亿个 B 细胞是没有问题的,每个 B 细胞都有能力产生不同的抗体。这个方案的神奇之处在于,通过使用模块化设计和连接多样性,只需要少量的遗传信息就能创造出令人难以置信的抗体多样性。

### 3. 克隆选择

人类血液中总共约有 30 亿个 B 细胞。这似乎很多，但是如果需要有 1 亿种不同类型的 B 细胞（产生保护我们的 1 亿种不同类型的抗体），这意味着在血液中平均只有大约 30 个 B 细胞，能够产生针对某种特定抗原的抗体（例如，病毒表面的蛋白质）。这里的重点是，尽管我们的"武器库"中的 B 细胞基本上可以对付任何入侵者，但任何一种 B 细胞都不会太多。这就会出现，当我们受到攻击时，必须制造出更多适当的 B 细胞。实际上，B 细胞确实是"按需"制造的。但是，免疫系统是如何识别出需要增殖哪些类型的 B 细胞的呢？这个问题的答案是所有免疫学中最为完美的答案之一：克隆选择学说。

B 细胞进行基因重排后，将组成其抗体蛋白质重链和轻链"配方"所需的模块连接在一起，然后，如果可以的话制成相对数量较少的蛋白质——抗体分子的"测试（样品）批次"。这些被称为 B 细胞受体（B cell receptor，BCR）的抗体前体分子，会被转运到 B 细胞的表面，并以抗原结合区朝外的方式被固定在那里。每个 B 细胞的表面都会锚定大约 10 万个 BCR，并且每个 B 细胞上的所有 BCR 都识别相同的抗原。

B 细胞表面的 BCR 起着"诱饵"的作用，它所能"捕"到的"鱼"就是具有与其 Fab 区结合的正确形状的分子——其同源抗原。可惜的是，绝大多数 B 细胞都会徒劳无功。例如，我们大多数人（也许）永远不会感染脊髓灰质炎病毒或 HIV-1。因此，我们体内那些可以产生识别这些病毒的抗体 B 细胞也永远找不到它们与之匹配的对象。对于大多数 B 细胞来说，这一定很痛苦。它们的一生都在"钓鱼"，却什么也没钓到！

然而，有时 B 细胞确实能够"钓到鱼"。当 B 细胞的受体与其相应的抗原结合时，这个 B 细胞的体积会成倍增加，并分裂成为两个子代细胞——这个过程被免疫学家们称为增殖。然后 2 个子代细胞的体积会倍增，并进一步分裂产生出 4 个子代细胞，这样以此类推下去。细胞生长和分裂的每个周期大约需要 12 个小时，这样的周期性增殖通常会持续大约 1 周的时间。增殖期结束时，将产生大约 2 万个相同的"克隆"B 细胞，所有这些 B 细胞在其表面都配备了能够识别相同抗原的受体。这时就会有足够的 B 细胞来进行真正的防御了！

某种 B 细胞增殖形成克隆后，其中的大多数就会开始全力以赴制造抗体。这些特异性 B 细胞产生的抗体与在其表面表达的抗体分子略有不同，因为它们并没有"锚"来将它们锁定到 B 细胞的表面。因此，这些抗体会被转运出 B 细胞并释放到血流中。一个满负荷工作的 B 细胞每秒钟大约可以释放 2000 个抗体分子！这些 B 细胞中的大多数，作为"抗体工厂"，只能辛勤地劳动 1 周左右，之后它们就会死去。

仔细想想，这是一个很了不起的策略。第一，由于它们采用模块化设计，B 细胞要使用的基因数量相对较少，就能产生种类足够多的不同抗体分子来识别任何可能的入侵者。第二，B 细胞是按需制造的。因此，我们不是用大量可能永远不会被使用的 B 细胞来填充我们的身体，而是从相对少量的每种 B 细胞开始，然后选择特定的 B 细胞来对抗入侵者。一旦被选择，B 细胞就会迅速增殖产生大量的克隆 B 细胞，并保证这些克隆细胞产生的抗体是对入侵者有用的。第三，在 B 细胞的克隆生长到足够大以后，这些细胞中的大多数就变成了"抗体工厂"，这些工厂可以生产出大量的抗体来抵抗入侵者。最终，当入侵者被打败后，大多数 B 细胞就会死去。于是，我们的身体才不会被那些只适合抵御以前的入侵者但对未来攻击我们的敌人毫无用处的 B 细胞充满。我喜欢这个系统！

### 4. 抗体做了什么

有趣的是，尽管抗体在防御入侵者方面非常重要，但它们并不真正杀死任何东西。它们的工作是在入侵者身上种下一个"死亡之吻"——将其标记为"破坏者"。这就好比你去参加豪华婚礼，通常会先受到服务团队的接待，之后才能去享用香槟和蛋糕。当然，这个服务团队的功能之一就是向大家介绍新娘和新郎；另一个功能是确保没有任何其他的外来者被允许参加庆祝活动。通过这条管线时，就会有熟悉所有受邀客人的人对宾客进行筛选。如果她发现你不属于参加婚礼的人员，她就会打电话给保镖让你离开。当然她自己并不会直接把宾客赶走。她的职责只是识别不符合条件的宾客，而不是把他们赶出大门。抗体也是如此：它们可以识别入侵者，并让其他伙伴来做这种艰巨的工作（清除入侵者）。

在发达国家，我们最常遇到的入侵者是细菌和病毒。抗体可以结合这两种类型的入侵者，并把它们标记出来以便进行破坏。免疫学家们喜欢说，抗体可以"调理（opsonize）"这些入侵者，这个术语来自德语的单词，意思是"准备吃饭"。我喜欢把调理作用等同于"装饰（decorate）"，因为我想象这些细菌和病毒的抗体都是悬挂在它们身上的，从而装饰了它们的表面。无论如何，当抗体调理细菌或病毒时，它们都是通过其自身的 Fab 区与入侵者结合而实现的，而它们的 Fc 尾巴还可以与巨噬细胞表面上的 Fc 受体进行结合（图 1-6）。通过这种方式，抗体可以在入侵者和吞噬细胞之间形成一座桥梁，使入侵者紧密靠近吞噬细胞，为吞噬做好准备。

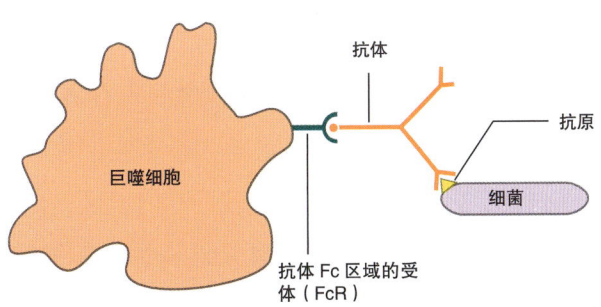

图 1-6 抗体 Fc 段与巨噬细胞 Fc 受体相结合

事实上，情况甚至比这更好。当吞噬细胞的 Fc 受体与调理入侵者的抗体相互结合时，吞噬细胞的食欲就会增加，更具有吞噬性。巨噬细胞表面的蛋白质分子可以直接与许多常见的入侵者结合。但是，抗体在巨噬细胞和入侵者之间形成桥梁的能力，允许巨噬细胞的食谱目录进行扩展，包括那些可以被抗体结合的任何入侵者，无论是常见的还是不常见的。实际上，抗体能够将巨噬细胞的注意力集中在入侵者身上，而且其中有一些（不常见）是可能会被巨噬细胞忽略的入侵者。

在受病毒攻击期间，抗体还可以做其他一些非常重要的事情。病毒能通过结合细胞表面的特定受体分子进入我们的细胞。当然，这些受体的存在并不是为了方便病毒的入侵，它们是正常的细胞受体（如 Fc 受体，具有相当重要的生理功能），但病毒已经学会利用受体来为自己谋利。一旦病毒与这些受体结合并进入细胞，它就会利用细胞内的生理机制进行自我复制。这些新产生的病毒会从细胞中释放出来，有的时候还会因此杀死细胞，然后继续感染邻近的细胞。接下来则是非常精妙的部分了：抗体实际上可以在病毒尚未进入细胞的时候就与病毒进行结合，并且可以阻止病毒进入细胞或者即使病毒进入细胞后也不进行复制。例如，一些抗体可以通过与通常能够插入并结合细胞受体的病毒部分相互结合，从而防止病毒在细胞表面"停靠"。具有这些特殊性质的抗体被称为中和抗体。

### 5. T 细胞

虽然抗体可以标记病毒以供吞噬，并有助于防止病毒感染细胞，但抗体对病毒的防御存在弱点：一旦病毒进入细胞，抗体却无法随之进入细胞内，所以进入细胞里的病毒就可以在这里安全地复制出成千上万个分身。为了解决这个潜在的问题，免疫系统进化出了另一种武器：T 细胞——适应性免疫系统团队的另一个成员。

T 细胞的重要性是由一个成年人所拥有的约 3000 亿个 T 细胞体现的。这个事实表明，T 细胞在外观上与 B 细胞非常相似。实际上，在普通显微镜下，免疫学家也无法区分它们。像 B 细胞一样，T 细胞也是在骨髓中产生，在它们的表面表达着一种被称为 T 细胞受体（TCR）的抗体样分子。就像 B 细胞的受体（在 B 细胞表面表达的抗体分子）一样，TCR 也是细胞通过基因混合和匹配的模块化设计策略制造出来的。因此，TCR 与 BCR 一样具有多样性。T 细胞的增殖也是遵照克隆选择原则的：当 T 细胞的受体与其相应的抗原结合时，T 细胞就会增殖并产生具有相同特异性的 T 细胞克隆。这个增殖的阶段大约需要 1 周的时间才能完成，所以就像抗体应答一样，T 细胞的应答也是缓慢的和具有特异性的。

尽管它们在许多方面是相似的，但 B 细胞和 T 细胞之间也存在重要差异。B 细胞在骨髓中成熟，而 T 细胞则是在胸腺（thymus）中成熟（这就是为什么它们被称为"T"细胞）。此外，B 细胞产生的抗体可以识别任何有机物分子，而 T 细胞只是专门识别蛋白质抗原。此外，B 细胞能够以抗体的形式分泌其受体，但 T 细胞的受体只能紧紧地表达在其细胞表面。也许最重要的是，B 细胞可以"自己"识别抗原，而 T 细胞只有在抗原被另一个细胞"正确提呈"时才能识别这个信号。我稍后会解释这意味着什么。

实际上，T 细胞主要有 3 种类型：杀伤性 T 细胞 [ 通常被称为细胞毒性 T 淋巴细胞或细胞毒性 T 细胞（cytotoxic T cell，CTL）]、辅助性 T 细胞和调节性 T 细胞。

第一，杀伤性 T 细胞，其是一种有力的武器，可以摧毁被病毒感染的细胞。实际上，通过识别和杀死这些细胞，CTL 解决了"隐藏在细胞里的病毒"问题，就是我在讲抗体防御病毒方面时提到的弱点。杀伤性 T 细胞摧毁病毒感染细胞的方式是与靶细胞接触，然后触发细胞自杀！这种"辅助自杀"是感染细胞对付病毒的好方法。因为当病毒感染的细胞死亡时，细胞内的病毒也会一起死亡。

第二，辅助性 T 细胞（Th 细胞）。你会看到，这种细胞就像是免疫系统团队的"四分卫"。它通过分泌能影响其他免疫系统细胞行动的化学信使（细胞因子）来进行指挥。这些细胞因子有白细胞介素 -2（interleukin-2，IL-2）和干扰素 -γ（interferon gamma，IFN-γ）等，我们将在后面的课程中讨论它们的作用。目前，重要的是，要认识到辅助性 T 细胞其实就是生产细胞因子的"工厂"，见图 1-7。

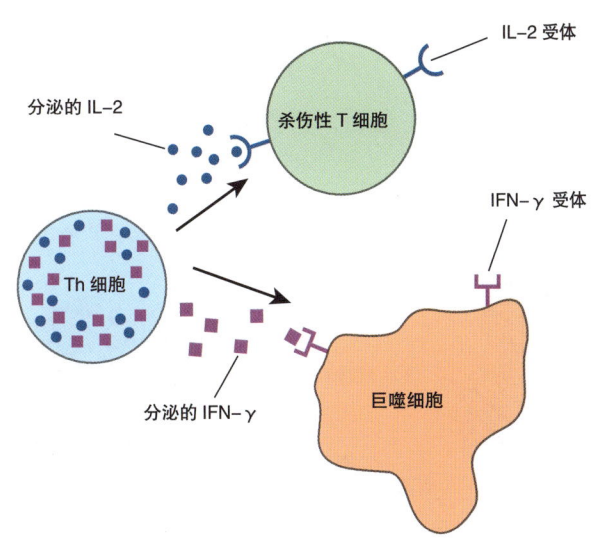

图 1-7　辅助性 T 细胞（Th 细胞）通过分泌 IL-2 和 IFN-γ 分别与杀伤性 T 细胞表面的 IL-2 受体和巨噬细胞表面的 IFN-γ 受体结合，指导其进攻

第三，调节性 T 细胞。这种类型 T 细胞的作用是防止免疫系统过度反应或反应不当。免疫学家们仍在不断地努力了解 T 细胞是如何成为调节性 T 细胞的，以及它们是如何执行这些重要功能的。我会在以后的课程中告诉你们更多关于调节性 T 细胞的内容。

### 6. 抗原提呈

有一个需要弄清楚的问题是，抗原是如何被提呈给 T 细胞的。答案就是：这一过程由一类被称为主要组织相容性复合体（major histocompatibility complex，MHC）的特殊蛋白质来完成的，T 细胞会通过其受体"识别"MHC 所提呈的抗原。你可能知道，"histo"指的是组织，这些主要的组织相容性蛋白，除了可以作为提呈分子，也参与了器官移植的排斥反应过程。实际上，当你听说有人在等待一个"匹配"的肾源时，那就是进行移植手术的外科医生们正在给供体和受体做 MHC 的配型。

人类有两种类型的 MHC 分子，称为Ⅰ类和Ⅱ类分子。MHC Ⅰ类分子在体内大多数细胞的表面都有不同程度的表达。MHC Ⅰ类分子可以发挥"广告牌"的作用，它告诉杀伤性 T 细胞这些细胞内发生了什么。例如，当人类细胞被病毒感染时，称为抗原肽的病毒蛋白质片段会被装载到

MHC I 类分子上，并被转运到受感染细胞的表面。通过检查 MHC I 类分子上展示的这些蛋白质片段，杀伤性 T 细胞能够利用其受体"观察"细胞，发现细胞是否已被感染及是否应该被破坏。

MHC II 类分子也可以发挥"广告牌"的作用，但这种展示的作用旨在启动辅助性 T 细胞。只有身体中一些特定的细胞才能够产生并表达 MHC II 类分子，这些细胞被称为抗原提呈细胞（antigen presenting cell，APC）。例如，巨噬细胞是极好的 APC。在细菌感染期间，巨噬细胞可以"吃掉"细菌，并将摄取的细菌蛋白质片段加载到 MHC II 类分子上，展示到巨噬细胞的表面。然后，辅助性 T 细胞可以通过 T 细胞受体，扫描巨噬细胞的 MHC II 类分子构成的"广告牌"，获得细菌感染的信号。因此，当细胞内部出现问题时，MHC I 类分子会向杀伤性 T 细胞发出警报，而 APC 上表达的 MHC II 类分子则会通知辅助性 T 细胞：存在着细胞外源性（感染的）问题。

虽然 MHC I 类分子由一条长链（重链）和一条短链（β2-微球蛋白）组成，MHC II 类分子则由两条长链（α 和 β）组成，但你会注意到，这些分子结构在外观上非常相似（图 1-8）。

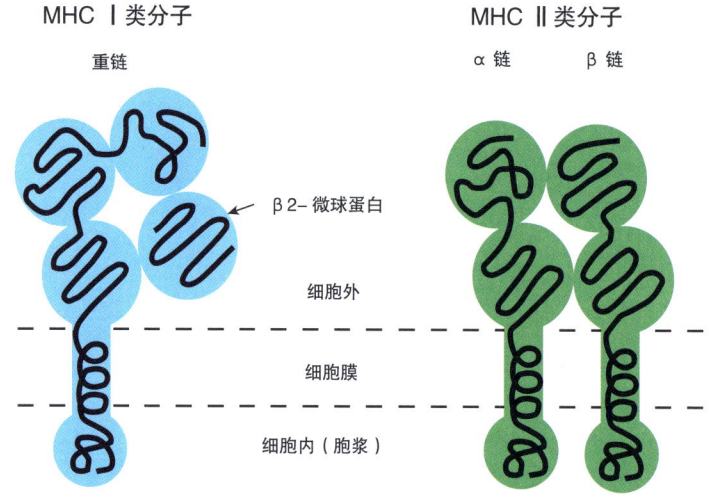

图 1-8　MHC I 类分子和 MHC II 类分子结构示意

好吧，我知道很难从这样的图里面看出分子的真实形状，所以我想给你们再看几张图片，也许能让这个问题显得更加清楚。图 1-9 是从 T 细胞受体的视角看一个空的 MHC 分子结构。你能看到蛋白质碎片可进入凹槽。

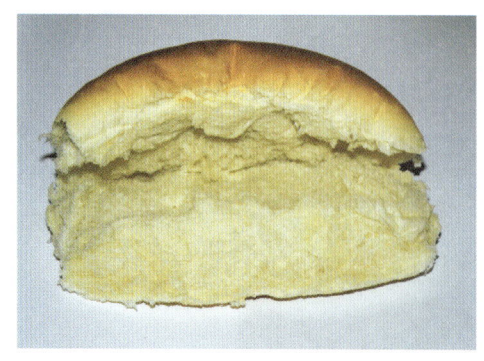

图 1-9　空的 MHC 分子结构示意

接着让我们来看一个满载的 MHC Ⅰ类分子（图 1-10）。

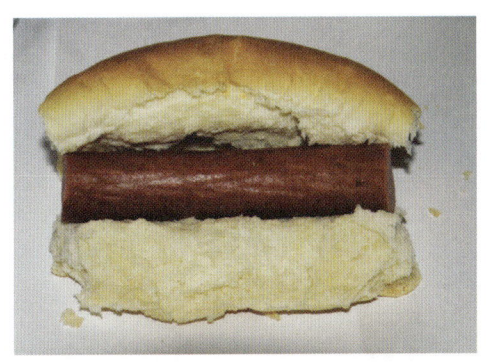

图 1-10　MHC Ⅰ类分子与抗原肽结合示意

我可以断定这是一种 MHC Ⅰ类分子，其被抗原肽很完整地包裹在凹槽中。这表明 MHC Ⅰ类分子的凹槽末端是关闭的，所以一个蛋白质分子片段必须是一个大约 9 个氨基酸的长度，才能很好地与凹槽结合，而 MHC Ⅱ类分子略有不同。

从图 1-11 中可以看到肽段溢出了凹槽。这对于 MHC Ⅱ类分子来说是一件很好的事情，因为它凹槽的末端是开放的，所以大约 20 个氨基酸残基所组成的蛋白质片段是很适合它的。

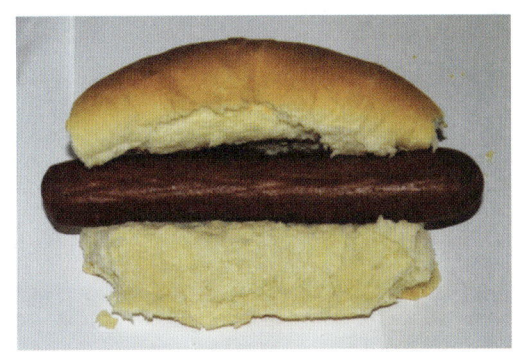

图 1-11　MHC Ⅱ类分子与抗原肽结合示意

所以，MHC 分子类似于小圆面包，而它们所提呈的蛋白质片段类似于香肠。如果你想象出来，我们体内的细胞表面有个热狗，那么你对抗原提呈的看法就不会出错了。当然，我就是这么想的！

### 7. 适应性免疫的激活

B 细胞和 T 细胞虽然功能强大，但需要被激活才能发挥作用。B 细胞和 T 细胞统称为淋巴细胞，它们如何被激活是免疫学的关键问题之一。为了阐明这个概念，我将具体介绍一下辅助性 T 细胞是如何被激活的。

激活辅助性 T 细胞的第一步是，识别抗原提呈细胞表面的 MHC Ⅱ类分子所提呈的同源抗原（例如，细菌蛋白的片段）。但是，辅助性 T 细胞只在"广告牌"上看到其同源抗原是不够的——还需要第二个"关键"信号来进行激活。这个第二信号是非特异性的（对于任何抗原来说都是一样的），它涉及抗原提呈细胞表面的一种蛋白质（图 1-12 中的 B7 分子），该蛋白质分子能插入到辅助性 T 细胞表面的受体（图 1-12 中的 CD28 分子）中。

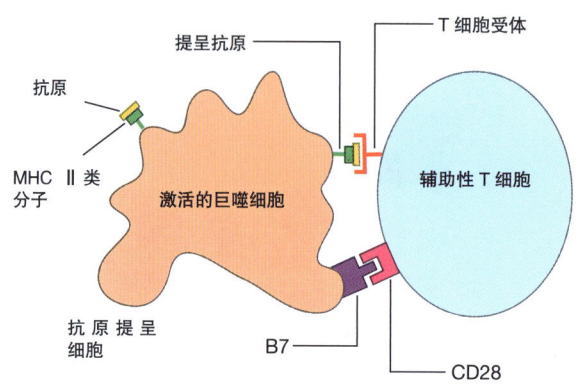

图 1-12　Th 细胞激活第一步：抗原识别过程

当你在打开保险箱的时候，你会遇到这种双钥匙系统的情况。你会随身带着一把钥匙，这把钥匙是专门为你的保险箱准备的——它并不适合任何其他的保险箱。银行出纳员会提供第二把通用的钥匙，可以打开所有的保险箱。只有这两把钥匙同时插入到保险箱锁里的时候，才能打开它。单凭你自己的特定钥匙是打不开保险箱的，而出纳员的那把通用钥匙也是如此。那么，为什么你认为辅助性 T 细胞和其他适应性免疫系统的细胞都需要两把钥匙才能被激活呢？当然，这是为了安全起见，就像你的银行保险箱一样。这些细胞是强大的武器，必须在正确的时间和地点被激活。

一旦辅助性 T 细胞被这个双信号系统激活，它就会增殖形成由许多辅助性 T 细胞所组成的克隆，这些辅助性 T 细胞的受体都可以识别相同的抗原。然后这些辅助性 T 细胞将分化成熟为能够产生指导免疫系统活动所需细胞因子的细胞。B 细胞和杀伤性 T 细胞也需要双信号系统来激活，我们将在另一节课程中讨论它们的活化过程。

## 8. 次级淋巴器官

如果你一直都在考虑攻击过程中适应性免疫系统是如何启动的，那么你可能已经开始怀疑这个过程是否会发生了。毕竟，只有 100～1000 个 T 细胞具有针对特定入侵者的特异性 TCR，而且这些 T 细胞必须与那些已经"识别"入侵者的抗原提呈细胞相接触才能被激活。考虑到这些 T 细胞和抗原提呈细胞遍布全身，在入侵完全失控之前，这种恰巧相遇的情况似乎不太可能发生。幸运的是，为了使这种偶遇成为可能，免疫系统给它们提供了"约会场所"——次级淋巴器官。最著名的次级淋巴器官就是淋巴结。

你可能不熟悉淋巴系统，所以我在这里最好说几句。在你的家里，会有两个管道系统：第一个管道系统供应从水龙头里出来的自来水（这是一个加压系统，压力由水泵提供）；第二个管道系统包括水槽、淋浴和厕所的排水管（这个系统没有压力，水只是顺着排水管流到下水道）。这两个管道系统在一定程度上是连接在一起的，最终废水会被回收和再利用。

人体内的管道非常像这样的系统。我们有一个带有压力的系统（心血管系统），在这个系统中，血液被心脏泵出并输送到全身各处，这是众所周知的。但我们还有另一个管道系统：淋巴系统。这个系统没有压力，它负责排出从血管渗出进入到我们组织的液体（淋巴液）。如果没有这个系统，我们的组织就会充满液体，使我们看起来就像个面团娃娃。我们下半身组织的淋巴液被收集到淋巴管中，并在肌肉收缩的作用下，经由这些管道通过一系列单向阀门输送到上半身。这些淋巴液，加上左侧上半身的淋巴液，被收集到胸导管中，并流入左锁骨下静脉中，然后再循环回到血液中。同样，来自右侧上半身的淋巴液会被收集到右侧淋巴管中，并流入右锁骨下静脉中。重要的是，当淋巴回流与血液汇合时，它会经过一系列的中转站——淋巴结（图 1-13）。

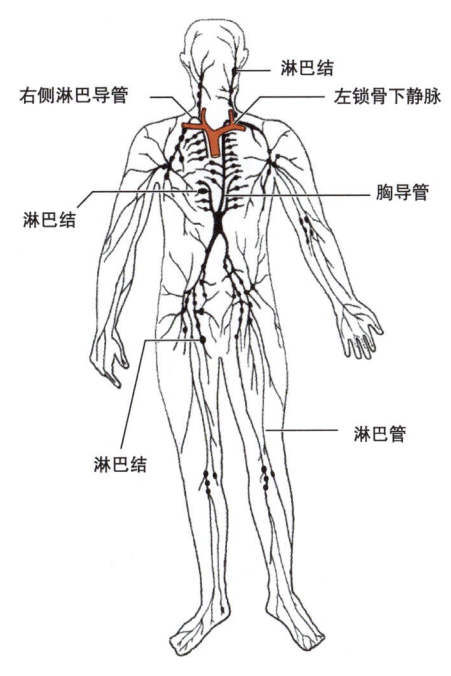

图 1-13　人体淋巴器官示意

人类体内大约有 500 个淋巴结，它们大小不一，从非常小到几乎和球芽甘蓝一样大，大多数都排列呈"链"状（由淋巴管连接）。细菌和病毒等入侵者被淋巴液携带到附近的淋巴结，在组织中获取外来抗原的抗原提呈细胞会前往淋巴结提呈其负载的"货物"。与此同时，B 细胞和 T 细胞在淋巴结之间循环，寻找它们"命中注定"的抗原。因此，淋巴结实际上起着"约会酒吧"的作用——T 细胞、B 细胞、APC 和抗原都聚集在这里，相互作用和活化。将这些细胞和抗原聚集在淋巴结的小场所内，大大增加了它们相互作用并有效激活适应性免疫系统的可能性。

### 9. 免疫记忆

一方面，在 B 细胞和 T 细胞被激活后，它们会增殖形成具有相同抗原特异性的细胞克隆，并击败敌人，随后大多数细胞就会死亡。这是一件好事，因为我们不希望免疫系统里充满旧的 B 细胞和 T 细胞。另一方面，如果这些有经验的 B 细胞和 T 细胞能被保留下来就好了，以防我们再次遭遇到相同的入侵者。这样的话，适应性免疫系统的活化就不必从头开始了。这正是它的运作方式，这些"剩余"的 B 细胞和 T 细胞被称为记忆细胞。除了比原始的、缺乏经验的 B 细胞和 T 细胞数量更多外，记忆细胞也更容易被激活。作为这种免疫记忆的结果，在第二次受到攻击的时候，适应性免疫系统通常可以迅速采取行动，以至于你甚至不会感觉到任何症状。

### 10. 自身耐受

正如我之前提到的，B 细胞受体和 T 细胞受体是如此多样化，以至于它们应该能够识别任何入侵者。然而，这种多样性带来了一个潜在的问题：如果 B 细胞和 T 细胞受体如此多样，它们中的许多肯定会识别我们自己的"自我"分子（例如，构成我们细胞的分子或者在血液中循环的胰岛素等蛋白质）。如果发生这种情况，适应性免疫系统可能会攻击我们自己的身体，我们可能会死于自身免疫病。幸运的是，B 细胞和 T 细胞被"筛选"以避免自身免疫，并且这种检验足够严格，以至于自身免疫病相对罕见。

## 五、固有免疫系统和适应性免疫系统的比较

现在你已经了解过一些主要的参与者，我想强调固有免疫系统和适应性免疫系统之间的差异。了解它们之间的差异对于理解免疫系统如何工作至关重要。

想象一下，你在市中心，有人偷走了你的鞋子，你环顾四周，想找一家可以再买一双鞋子的商店，你看到的第一家商店名叫 Charlie 定制鞋。这家商店有各种款式、颜色和尺码的鞋子，售货员能准确地为你推荐你所需要的鞋子。然而，到了付款的时候，你被告知你必须等一两个星期才能拿到你的鞋子——它们是专为你定制的，这需要一段时间。但你现在需要鞋子！所以他们把你送到街对面的 Freddie 快速匹配商店——这个商店只有几种风格和尺码的鞋子。虽然 Freddie 快速匹配商店没有适合 Shaquille O'Neal（译者注：沙奎尔·奥尼尔，美国篮球运动员）的鞋子，但这家商店确实有适合大多数人的普通尺寸的鞋子。因此，当你正在做定制鞋的时候，你可以从 Freddie 快速匹配商店那里买一双鞋，它会帮你渡过难关。

这与固有免疫系统和适应性免疫系统的工作方式非常相似。固有免疫系统的参与者（如巨噬细胞）已经就位，并准备好抵御我们可能在日常生活中遇到的入侵者的相对较小的攻击。事实上，在许多情况下，固有免疫系统是如此有效和快速，而适应性免疫系统甚至还未开始运作。在其他情况下，固有免疫系统可能不足以应对入侵，就需要将适应性免疫系统动员起来。然而，这需要时间，因为适应性免疫系统的 B 细胞和 T 细胞必须通过克隆选择和增殖过程来定制。因此，当这些"设计者细胞"正在产生时，固有免疫系统必须尽最大努力阻止入侵者。

## 六、固有免疫系统的规则

免疫学家过去认为，固有免疫系统的唯一功能是在适应性免疫系统启动时提供快速防御，以应对入侵者。然而，现在很明显，固有免疫系统的作用远不止于此。

适应性免疫系统的抗原受体（BCR 和 TCR）是如此的多样化，以至于它们可能识别宇宙中的任何蛋白质分子。然而，适应性免疫系统并不知道这些分子中的哪一个是有害的，哪一个是无

害的。那么适应性免疫系统如何区分"朋友"和"敌人"呢？答案是，它依赖于固有免疫系统的判断。

固有免疫系统的受体被精确地调整，以检测我们在日常生活中遇到的常见病原体（致病因子）——病毒，细菌，真菌和寄生虫。此外，固有免疫系统具有受体，即使是"不常见"的病原体杀死人体细胞时也可以检测到它们。因此，固有免疫系统负责评估危险并激活适应性免疫系统。从真正意义上说，固有免疫系统进行"风险评估"，并"允许"适应性免疫系统对入侵者做出反应。但它甚至比这做得更好，因为固有免疫系统所做的不仅仅是启动适应性免疫系统。固有免疫系统实际上整合了它收集的关于入侵者的所有信息，并制订了一个行动计划。固有免疫系统将这种"游戏计划"传递给适应性免疫系统，告诉它哪些武器必须动员（例如，B细胞或杀伤性T细胞）以及这些武器应该部署在体内的何处。因此，如果我们把辅助性T细胞看作适应性免疫系统队伍的"四分卫"，我们就应该把固有免疫系统看作"教练"。因为它是"侦察"对手、设计比赛计划并将战术发送给"四分卫"的先天系统。

## 七、结语

我们已经结束了对免疫系统的精简概述，现在你应该对免疫系统如何工作有了一个粗略的了解。在接下来的9节课程中，我们将更加关注固有免疫系统和适应性免疫系统团队中的个体玩家，特别关注这些玩家如何及在何处相互作用，以使系统有效地发挥作用。

（董源基　译，胡凡磊　审）

# 第2讲　固有免疫系统

> **注意!**
>
> 固有免疫系统是一种"天生的"防御系统，经过了数百万年的进化，能够识别感染人类的常见病原体。固有免疫系统团队包括补体蛋白、专职吞噬细胞和自然杀伤细胞。在它们能够战斗之前，这些"战士"必须被激活。固有免疫系统团队之间的合作对于确保其对日常入侵者的快速、有效反应至关重要。

## 一、引言

多年以来，免疫学家们都不是很重视固有免疫系统——也许是因为他们对适应性免疫系统更感兴趣。然而，对适应性免疫系统的研究也使免疫学家对固有免疫系统的作用有了新的认识。固有免疫系统不仅是迅速应答的第二道防线（如果我们将物理屏障作为第一道防线），而且还是适应性免疫系统的激活剂和控制者。

只要思考一下我们对细菌感染失去控制后的情形，就不难理解固有免疫系统对普通入侵者快速反应的重要性。想象一下，那块浴盆中的碎片正好把一个细菌带入你的组织。你也知道细菌的繁殖速度非常快。事实上，单个细菌每30分钟就能在数量上翻一倍，那么一天之内就会有大约100万亿个细菌繁殖出来。假如你有过细菌培养的经历，你就会明白1万亿个细菌在1 L的培养基中有多么稠密了，整个培养基看起来会很浑浊。因此，一个细菌只要增殖一天就可以产生大约100 L的稠密培养物。别忘了一个人的血液总量大约只有5 L，这样你就容易理解失控的细菌感染对人体所造成的危害程度了！如果没有固有免疫系统的迅速反应，我们恐怕真的会面临很大的麻烦。

## 二、补体系统

**补体系统**由大约20种不同的蛋白质组成，这些蛋白质一起对抗入侵者，同时给其他参与进攻的免疫系统成员传递信号。补体系统是一个非常古老的免疫系统，甚至进化了约7亿年的海胆也有补体系统。对人类而言，补体蛋白在胎儿发育的前3个月开始产生，所以这个重要的系统显然在孩子出生前就已经准备好了。事实上，新生儿患补体蛋白成分缺陷病的概率非常小，通常还没等被感染就存活不下去了。

我第一次接触到补体系统时感觉非常复杂而难懂。但在深入研究以后，我发现它实际上十分简单，而且妙不可言。就像免疫系统中的其他成员一样，补体系统必须被激活后才能发挥作用，这种激活作用有三条途径。第一条要依赖于抗体的激活，即所谓的"经典途径"，这一部分内容我们将在后面讨论。由于补体系统的作用方式并不取决于这些激活途径，所以，即使我把经典途径放在后面讨论，也不会影响你对其他作用系统的理解。

### 1. 旁路途径

补体激活的第二条途径称为旁路途径——虽然从进化角度来看，旁路途径要早于经典途径，但免疫学家还是把抗体依赖的途径称为"经典途径"，这只是因为它是第一个被发现的。构成补体系统的蛋白质主要由肝脏产生，在血液和组织中的浓度很高，其中含量最为丰富的是 C3 蛋白。C3 分子在人体内可连续自发裂解为两个较小的分子蛋白，其中一个片段 C3b 具有很高的活性，可与两种常见的化学基团（氨基或羟基）进行结合反应。由于入侵者（如细菌）表面结构中的蛋白质和糖类都具有很多氨基或羟基，所以这些小小的 C3b "手榴弹"具有很多靶分子。图 2-1 显示了 C3 裂解为 C3a 和 C3b，C3b 与细菌表面化学基团结合。

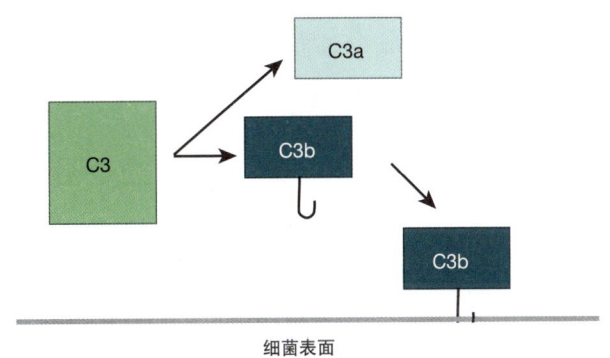

图 2-1　C3 裂解为 C3a 和 C3b，C3b 与细菌表面化学基团结合示意

如果 C3b 在 60 微秒内还不能与这些化学基团发生反应，它就会通过水解作用而被降解掉，游戏也就结束了。这就意味着发生自发裂解的 C3 分子必须非常接近入侵者的表面，以便使补体系统激活的级联反应能够继续进行。一旦 C3b 通过与细胞表面上的分子稳定结合，另一个补体蛋白"B"因子就会结合到 C3b 上，随后"D"因子也会参与反应，而且会剪切掉 B 因子的部分片段，产生成 C3bBb。图 2-2 显示补体蛋白 D 将 B 剪切为 Bb，由 C3bB 形成 C3bBb。

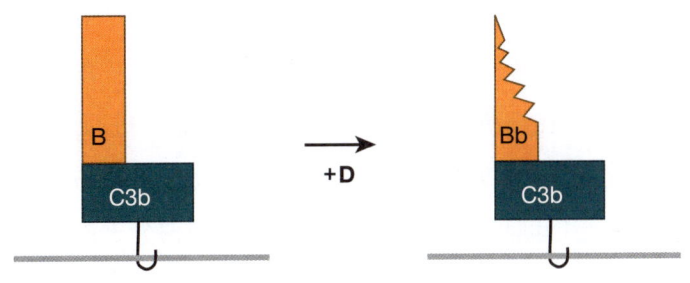

图 2-2　补体蛋白 D 将 B 剪切为 Bb，由 C3bB 形成 C3bBb 示意

一旦细菌将这种 C3bBb 分子黏在表面，好戏就开始了，因为 C3bBb 的功能就像一把"电锯"，能够切割其他的 C3 蛋白并将其转化为 C3b。之后，附近的 C3 分子也就不一定再需要等待自发裂解才能转化为 C3b 了，因为 C3bBb 分子（一种 C3 的转化酶）能够非常快速有效地来完成这个任务，结果会使邻近的 C3 分子不经过自发裂解也可形成 C3b。一旦其他的 C3 分子被剪切，那么它产生的 C3b 也能和细菌表面的氨基或羟基进行结合。图 2-3 显示 C3bBb 分子可以剪切 C3 形成 C3b，并与细菌表面的另一个氨基或羟基结合。

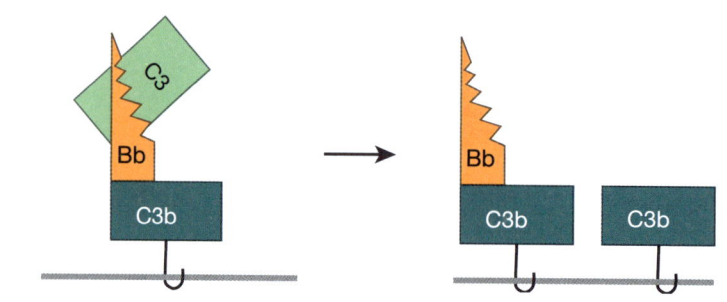

图 2-3　C3bBb 分子可以剪切 C3 形成 C3b，并与细菌表面的另一个氨基或羟基结合

这个过程可以不断地进行下去，于是很快就会有许多的 C3b 分子结合到靶细菌的表面，而且每个 C3b 分子都能形成一个 C3bBb 这种 C3 转化酶——进而去剪切更多的 C3 分子。所有这些黏附和剪切的过程，会形成一个正反馈的环路，整个过程就像滚雪球一样。图 2-4 显示 C3 被剪切为 C3b，经过与 B 蛋白结合和 D 蛋白剪切，形成 C3bBb 转化酶，以进一步剪切 C3 分子，形成正反馈循环。

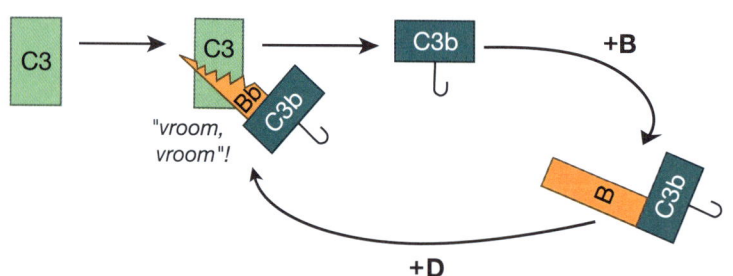

图 2-4　C3 被剪切为 C3b，经过与 B 蛋白结合和 D 蛋白剪切，形成 C3bBb 转化酶，以进一步剪切 C3 分子，形成正反馈循环

一旦 C3b 黏附在细菌表面，补体系统的级联反应也就可以进一步展开了。C3bBb 的"电锯"还能够与另一个 C3b 分子进行结合，它们可以一起把另一个补体成分蛋白 C5 分子剪切成为两个部分。其中一部分 C5b 可以与其他补体蛋白（C6、C7、C8 和 C9）共同组成攻膜复合物（membrane attack complex，MAC）。为了形成这个结构，C5b、C6、C7 和 C8 必须形成一个花梗状的结构，固定在细菌细胞膜的表面。然后 C9 蛋白分子就会加入，形成一个通道，在细菌的表面打开一个孔洞。一旦在细菌表面打开一个孔洞，我们就可以庆祝细菌要被消灭了！图 2-5 显示细菌表面的 C5b、C6、C7、C8 和 C9 组成 MAC，在细菌表面打孔，破坏细菌完整性进而杀伤细菌。

我把细菌作为我们感染病原体的典型，实际上补体系统也能够保护我们免受其他类型病原微生物的入侵，如寄生虫，甚至还包括一些病毒。例如，补体蛋白分子能在病毒表面形成 MAC，在包膜病毒（如 HIV）的表面打孔。

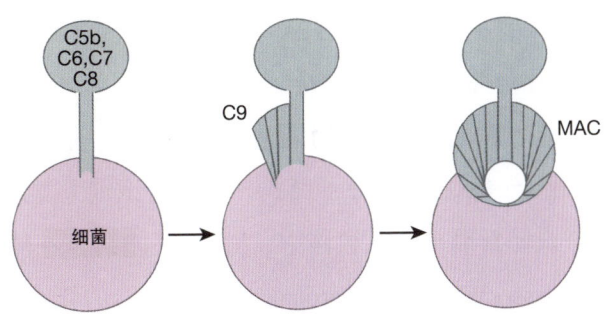

图 2-5　细菌表面的 C5b、C6、C7、C8 和 C9 组成 MAC，在细菌表面打孔，破坏细菌完整性进而杀伤细菌

现在，你可能会想：既然补体系统像"手榴弹"一样能随处引爆，那为什么它们不会在我们自身的细胞表面形成 MAC 呢？答案是：人类的细胞存在许多避免这种情况发生的保护机制。实际上，控制补体系统的蛋白质分子和补体系统本身的蛋白质分子一样多！例如，补体成分 C3b 也能被血液中的其他蛋白质剪切成无活性的结构，这种剪切过程会被一种存在于人类细胞表面上的酶（MCP）加速。另外，人类细胞上还有一种被称为衰变加速因子（decay accelerating factor，DAF）的蛋白质，DAF 能够加速血液中其他蛋白质对 C3 转化酶 C3bBb 分子的破坏。这能够避免正反馈环路的启动。其他一些细胞表面蛋白分子如 CD59（也称为保护素），也能阻止 C9 分子嵌入到新生的 MAC 中而形成孔洞。

下面我想通过一个很有趣的故事来阐明这些保护措施的重要性。大家知道因为没有足够的人体器官来满足患者的移植需求，所以外科医师正在考虑使用动物器官。猪是现在非常热门的器官供体候选者之一，主要是因为猪的饲养成本很低，而且猪的器官和人的器官大小差不多。随着人体器官移植的需求日益增多，外科医师决定将一个猪的器官移植到狒狒身上，但这个实验并没有获得成功！原因是狒狒的免疫系统几乎在移植完成后的瞬间就启动了免疫攻击，移植的器官在数分钟内就变得血肉模糊了。谁是凶手呢？答案是补体系统。事实证明来源于猪的 DAF 和 CD59 不能控制灵长类的补体系统，所以，这个未受到保护的猪器官就很容易遭到狒狒补体系统的攻击。

这个故事阐述了补体系统的两个重要特点：第一，补体系统的反应非常快。补体蛋白在血液和组织中的浓度很高，它们随时都在准备着抵御表面富含氨基或羟基的入侵者。第二，表面没有受到保护的细胞会遭到补体系统的攻击。实际上，你应该有这样一个概念：补体系统不停地投掷手榴弹，而那些表面没有任何保护措施的细胞都将成为它轰炸的目标。在这个体制下，死亡就是默认的选项！

### 2. 凝集素激活途径

补体的激活途径除了经典途径（抗体依赖的）和旁路途径（抗体非依赖的）外，还有最近发现的第三种途径，它也可能是最重要的激活途径：凝集素激活途径。这条途径的核心成分是一种主要在肝脏中合成的蛋白质，它在血液和组织中的浓度不高不低，恰到好处。这个蛋白质被称为甘露糖结合凝集素（mannose-binding lectin，MBL）。凝集素是一种能够与糖类分子结合的蛋白质，而甘露糖则是一种存在于许多常见病原体表面的碳水化合物分子。例如，人们曾观察到，

MBL 可以与酵母菌（如白念珠菌）、病毒（如 HIV-1 和甲型流感病毒）、许多细菌（如沙门菌和链球菌），以及寄生虫（如利什曼原虫）等相结合。但是，MBL 却不能与正常细胞和组织表面的碳水化合物进行结合。这是固有免疫系统所采用的重要战略中的一个例子：固有免疫系统主要识别常见病原微生物表面碳水化合物和脂肪的分子模式，而不会识别人类细胞表面的分子。

MBL 激活补体系统的方式非常简单。在血液中，MBL 还能结合一种称为 MBL 相关丝氨酸蛋白酶（mannose-binding lectin-associated serine protease，MASP）的蛋白质。然后，当 MBL 抓住它的目标（如细菌表面的甘露糖）时，MASP 就开始发挥转化酶的功能，剪切补体蛋白 C3，产生 C3b。由于 C3 在血液中的含量非常丰富，因此这个途径的启动会非常高效。随后，C3b 片段就会结合到细菌表面，从而启动我们刚才讨论的补体级联反应。所以，旁路激活途径是自发的，可以被看作是补体手榴弹到处随机地去破坏那些未被保护的细胞表面，而凝集素激活途径则可以被认为补体系统里通过 MBL 进行瞄准的"智能炸弹"。

### 3. 补体系统的其他功能

除了组成 MAC，在固有免疫系统中补体系统还有两个重要功能：①当 C3b 附着到入侵者的表面时，它能被血清蛋白剪切，产生一个小的片段——iC3b。这个前缀"i"表示这个剪切蛋白目前在形成 MAC 时是没有活性的。但是，它仍然可黏附在入侵者身上，以类似于抗体调理入侵者的方式，为吞噬入侵者做好准备工作（即可以调理它）。②在吞噬细胞（如巨噬细胞）表面有能结合 iC3b 的补体受体。被 iC3b 结合调理的入侵者更容易被它们吞噬，这是一个十分重要的功能，因为许多入侵者的表面非常"黏滑"，这就使得巨噬细胞很难捕获它们。然而，当这些入侵者光滑的表面被补体成分包裹时，吞噬细胞就能很好地将它们捕捉。因此，补体的第二个功能就是修饰入侵者的表面，从而在调理过程中充当"穷人的抗体"。

补体系统还有第三个重要功能：补体蛋白的片段能充当化学引诱物，即能把免疫系统的其他成员吸引到战场的化学物质。例如，C3 和 C5 裂解时除了生成 C3b 和 C5b 外，还会分别产生 C3a 和 C5a 裂解片段（没有任何浪费）。这两个片段并不与入侵者的表面结合，而是以自由态存在于组织中，用于吸引巨噬细胞和中性粒细胞并激活这些细胞，从而使它们成为更有潜力的杀伤细胞。有趣的是，像 C3a 和 C5a 这种类型的片段都被称为过敏毒素，因为它们能引发过敏性休克。有关这部分的内容我将在以后的课程中讲解。

因此，补体系统是一个多功能系统：它可以通过形成 MAC 来消灭入侵者，可以标记入侵者使其被吞噬细胞消灭，还可以向其他细胞发出信号，并指挥它们到达战斗的现场，也可以帮助它们活化。最重要的是，它可以非常迅速地完成上述所有的事情。

## 三、专职吞噬细胞

专职吞噬细胞是固有免疫系统的第二大武器。这些细胞被称为"专职细胞"，因为它们主要的生存方式就是吞噬其他细胞或物质。巨噬细胞和中性粒细胞是最重要的专职吞噬细胞。

## 1. 巨噬细胞：免疫系统的"哨兵"

巨噬细胞一般在皮肤下面发挥保护作用，防止入侵者穿过皮肤屏障（如由伤口或烧伤引起）进入组织。同时它们也存在于肺部，抵御那些被吸入的微生物。还有一些巨噬细胞存在于肠道周围的组织中，它们就在那里等待着那些被你摄入的，但却逃离肠道范围并进入组织的微生物入侵者。确实，巨噬细胞作为免疫系统的"哨兵"，可以在身体所有暴露在外部位的表面下方找到它们的身影，这些部位也是微生物感染的主要目标。巨噬细胞在出生前就已经存在于大多数组织中了，所以它们在婴儿出生时，就已经在"值班"了。随后，机体为了应对感染，这些组织中的巨噬细胞能够进行增殖，单核细胞也可以从骨髓中被招募至受感染的组织中，并分化成熟为巨噬细胞。

巨噬细胞有 3 种存在状态。大多数时间，巨噬细胞只是在组织中闲逛，而且增殖也比较缓慢，这个状态被称为静息状态，在此期间巨噬细胞的主要功能是作为一个"清洁工"，缓慢吞噬着周围所有可能的有害物质，并保持组织中没有垃圾。一个成年人体内，每秒钟大约有 100 万个细胞死亡，所以巨噬细胞有很多的清理工作要进行。垂死的细胞会发出"来找我"的信号来吸引巨噬细胞，把它们吸引到离死亡细胞表面足够近的地方来识别"吃掉我"的信号。此外，健康的细胞会在其表面释放"别吃我"的信号，以保护它们免受巨噬细胞的吞噬。

当巨噬细胞处于静息状态时，它们的表面只会表达很少量的 MHC Ⅱ 类分子，所以此时它们不太擅长把抗原提呈给辅助性 T 细胞，这是合理的。可是它们为什么要提呈垃圾呢？对于普通的巨噬细胞而言，生活是相当乏味的。它们在组织中生活了好几个月，却一直在做着收集垃圾的工作。图 2-6 显示静息状态下的巨噬细胞在缓慢地收集组织中的"废物"。

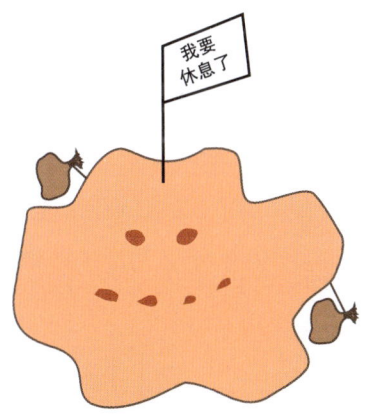

图 2-6　巨噬细胞处于静息状态

然而，偶尔一些静息的巨噬细胞会收到警报信号，提醒它们防御屏障已被穿透，并且该区域存在入侵者。当这种情况发生的时候，巨噬细胞就会被激活（免疫学家称其为致敏）。在这种情况下，巨噬细胞的吞噬功能就会增强并上调 MHC Ⅱ 类分子的表达。这样，被激活的巨噬细胞能发挥抗原提呈细胞的作用，当它吞噬入侵者的时候，就能利用其表达的 MHC Ⅱ 类分子向辅助性 T 细胞提呈抗原。尽管许多不同的信号都能致敏静息状态的巨噬细胞，但是其中研究最为充分的是一种被称为干扰素 -γ（IFN-γ）的细胞间通信分子（细胞因子）。这种细胞因子主要由辅助性

T细胞和自然杀伤细胞产生。图2-7显示IFN-γ激活静息状态下的巨噬细胞，帮助其吞噬更多的"废物"并上调MHC Ⅱ类分子的表达。

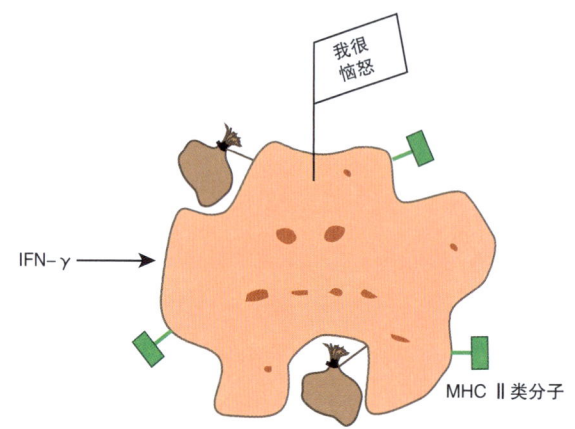

图2-7　巨噬细胞处于致敏状态

在致敏状态下，巨噬细胞既是很好的抗原提呈细胞，也是非常好的"杀手"。不过，巨噬细胞还有一种更高级别的功能状态，即"超活化状态"，当巨噬细胞遇到直接来自入侵者的信号时，就可以达到这种状态。例如，脂多糖（lipopolysaccharide，LPS）分子就可以传递这种信号。LPS是革兰氏阴性细菌（如大肠杆菌）细胞壁外层的一种组分，可以从这些细菌上脱落下来，并结合到致敏态巨噬细胞表面的受体上。巨噬细胞表面也有甘露糖的受体，当巨噬细胞表面的受体与LPS或甘露糖等"危险信号"结合时，巨噬细胞就能确切地知道有入侵了。一旦意识到这点，巨噬细胞会停止增殖，并集中精力去杀伤入侵者。在超活化状态下，巨噬细胞体积会变大，吞噬速度也会加快。实际上，巨噬细胞变得如此之大而且具有如此强的吞噬能力是为了吞噬那些像单细胞寄生虫一样大的入侵者。被超活化的巨噬细胞还可以产生和分泌另外一种细胞因子——肿瘤坏死因子（tumor necrosis factor，TNF）。TNF能杀死肿瘤细胞和被病毒感染的细胞，也能辅助激活其他免疫细胞。图2-8显示IFN-γ和LPS激活致敏巨噬细胞，使其体积变大、吞噬能力增强，转变为超活化巨噬细胞；超活化巨噬细胞产生并分泌大量的TNF。

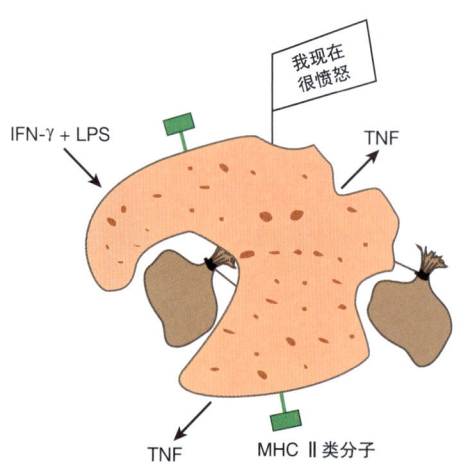

图2-8　巨噬细胞处于超活化状态

在超活化的巨噬细胞内，溶酶体的数量增加，因此对于摄入的入侵者的毁灭能力会变得更加有效。此外，超活化的巨噬细胞内活性氧分子（如过氧化氢）的产生也会增加。如果你知道过氧化氢对头发的作用，你就可以想象它对细菌的作用了！最后，超活化的巨噬细胞可以将其溶酶体中的内容物"倾倒"在多细胞寄生虫身上，从而消灭那些因体型太大而不能直接被吞噬的入侵者。从这个角度讲，超活化的巨噬细胞就是一台"杀戮机"。

所以巨噬细胞是一种多功能细胞。根据激活水平的不同，它既可以作为"清洁工"、抗原提呈细胞，又可以作为一个凶狠的"杀手"。然而，你不应该认为巨噬细胞只有这三个"档位"，因为免疫学没有"档位"的概念。巨噬细胞的激活状态是一种连续的状态，实际上这取决于它接收到激活信号的类型和强度。

巨噬细胞通常能够应对小规模的攻击。然而，当入侵者的数量非常庞大时，巨噬细胞就有被压制的风险。在这种情况下，巨噬细胞就需要获得援助。在战斗中，最常见的巨噬细胞援军就是另外一种被称作中性粒细胞的白细胞。实际上，尽管巨噬细胞的多功能性是无敌的，但在专职吞噬细胞中最重要的也许是中性粒细胞。

### 2. 中性粒细胞：免疫系统的"步兵"

我们的所有细胞都要从血液中吸收营养物质，因此每一个细胞到血管的距离都不会超过指甲的厚度。如果一个细胞离血管的距离比这更远，那么它就会饿死。由于我们的组织中布满了血管，所以血液是将援军带到身体受攻击部位的完美载体。在我们的静脉和动脉中循环着大约200亿个中性粒细胞。与被视为"哨兵"的巨噬细胞不同，中性粒细胞更像一个"步兵"。它们的工作是杀戮和破坏，就像我们的武装部队一样，并且它们非常擅长这份工作。

中性粒细胞的寿命非常短暂。实际上，它们从骨髓中产生出来以后平均5天之内就会发生程序性死亡。不同于巨噬细胞，中性粒细胞不是抗原提呈细胞，它们只是随叫随到的"职业杀手"。

中性粒细胞一旦被召集，只需要大约半小时就可以离开血液并且被完全激活。在这种状态下，中性粒细胞具有超强的吞噬能力，一旦它们的猎物被吞入细胞，一整套强大的化学物质就会等待着招待这些不幸的"客人"。中性粒细胞还会产生战斗性细胞因子（如TNF），这些细胞因子能聚集和激活其他免疫细胞。更重要的是，活化的中性粒细胞在需要的时候，还会释放预先生产好的毁灭性化学物质，这些化学物质可以将组织液化成"毒汤"，从而杀死入侵的微生物。事实上，中性粒细胞是独一无二的，它们是唯一一种被"允许"溶解细胞和结缔组织的免疫细胞。

我的朋友Dan Tenen是研究中性粒细胞的，而另一个研究T细胞的朋友Linda Clayton经常喜欢嘲弄Dan Tenen："Dan，你不觉得研究中性粒细胞很枯燥吗？它们所做的只是潜入脓液然后死去！"当然，Linda说的没错。脓液主要是由死亡的中性粒细胞组成的。然而，Dan却提醒Linda："如果没有你那些奇妙的T细胞，人类可以生存很长时间；但如果没有中性粒细胞，人类就可能在几天内死于感染。"

现在，你觉得是什么原因让巨噬细胞长寿，而中性粒细胞却只能存活几天呢？这不是一种浪费吗？为什么不让中性粒细胞也像巨噬细胞一样长寿呢？其实如果真那样的话就太危险了。中性粒细胞从血管中出来就已经准备好了杀戮，这对正常组织非常危险。所以，为了降低这些附带的损害，中性粒细胞的寿命就不能太长。如果战斗需要更多的中性粒细胞，那么人体可以从血液中招募，因为血液中储存着大量的中性粒细胞。实际上，中性粒细胞的数量约占总循环白细胞数量的70%。相反，由于巨噬细胞的任务是充当"哨兵"，监视入侵者并发出进攻的信号，所以巨噬细胞在组织中能够存活很久也是有道理的。

人们早就知道中性粒细胞是贪婪的吞噬细胞，它们可以释放出既破坏入侵者又损害自身组织的化学物质。然而，最近的研究发现，在某些条件下，一些垂死的中性粒细胞可以释放被称为中性粒细胞胞外陷阱（neutrophil extracellular trap，NET）的网状结构。这些NETs是由蛋白质包裹的细胞DNA所组成的，这些蛋白质是由中性粒细胞储存的可进行破坏性工作的化学物质的颗粒衍生而来的。在实验室中，研究者们发现NETs可以捕获或杀死细菌、病毒、真菌和寄生虫。然而，目前尚不清楚的是，触发中性粒细胞释放NETs的原因，也不清楚NETs对体内免疫防御的重要性。尽管NETs可能在保护我们免受某些入侵者的侵害方面发挥作用，但中性粒细胞的功能通常受到严格的控制以避免不必要的组织损伤。因此，如果说NETs引起的炎症和组织损伤是一件好事，这似乎有悖常理。确实，大部分关于NETs的研究都集中在了NETs引发的炎症和组织损伤在疾病发生与发展过程中的作用。

### 3. 中性粒细胞如何离开血液

你可能会感到有点疑惑：如果中性粒细胞真的有那么危险，它们是如何知道何时应该离开血液，然后又前往何处呢？可以肯定的是，中性粒细胞不会总是在同一个地方被激活并离开血液，而事实也的确不会这样，而且它的工作方式非常巧妙。在血管内，中性粒细胞处于非活化状态，并且以每秒约1 mm的速度随着血液流动。想象一下如果你和中性粒细胞一样大小，你就明白这是多么快的速度了！

在下图中，你会注意到有一种叫作细胞间黏附分子（intercellular adhesion molecule，ICAM）的蛋白质在血管内皮细胞表面表达。中性粒细胞表面还表达另一种被称为选凝素配体（selectin ligand，SLIG）的黏附分子。然而，这两种黏附分子并不是"好伙伴"，因此它们不会相互结合，中性粒细胞可以随血液的流动而自由移动。图2-9显示因为ICAM和SLIG的相互排斥，中性粒细胞在血液中高速穿行。

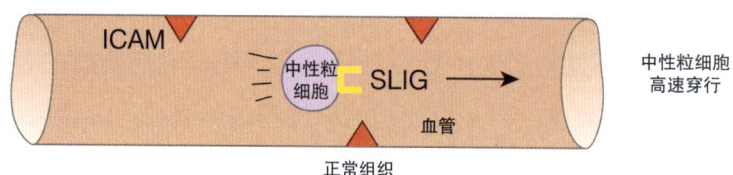

图2-9　ICAM和SLIG的相互排斥，中性粒细胞在血液中高速穿行

现在想象一下，如果一个玻璃碎片扎伤了你的大脚趾，碎片上的细菌激活了守卫在你脚组织中的巨噬细胞。这些活化的巨噬细胞会释放出细胞因子——白细胞介素-1（interleukin-1，IL-1）和TNF，从而发出了"入侵已经开始"的信号。当邻近的血管内皮细胞收到这些警报信号后，它们开始在表面表达一种叫作选凝素（selectin，SEL）的新蛋白质分子。通常情况下，制造出这种蛋白质并将其运输到内皮细胞表面大约需要6小时。SEL是SLIG的黏附伴侣，所以当SEL在血管内皮细胞表面表达时，它能像"魔术贴"一样捕获那些飞奔而过的中性粒细胞。然而，SEL与其配体之间的这种相互作用只能让中性粒细胞减速，并使其沿着血管内表面进行滚动。图2-10显示炎症组织中激活的巨噬细胞分泌IL-1和TNF，使血管内皮细胞上调SEL的表达，与中性粒细胞的SLIG结合后，可捕获血流中的中性粒细胞，使其流速减缓，并沿着血管内表面滚动。

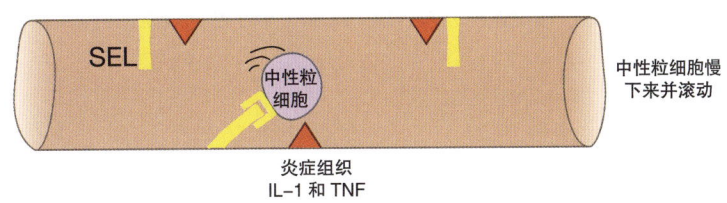

图2-10　炎症组织中激活的巨噬细胞分泌IL-1和TNF，使血管内皮细胞上调SEL的表达，与中性粒细胞的SLIG结合后，可捕获血流中的中性粒细胞，使其流速减缓，并沿着血管内表面滚动

中性粒细胞滚动时，它会"用鼻子闻气味"。它"闻"的是一种表明组织中正在发生战斗（炎症反应）的信号。补体片段C5a和细菌细胞壁成分LPS，是中性粒细胞可以识别的两种炎症信号。中性粒细胞一旦收到信号，就会快速产生出一种叫作整合素（integrin，INT）的新蛋白质分子并转移到表面。中性粒细胞为了尽可能快速地在表面表达INT，会预先合成许多这种蛋白质，并储存在细胞内以备不时之需。这种快速反应非常重要，因为在这个过程中，中性粒细胞并没有停止滚动。如果中性粒细胞滚动得太远了，它就会离开表达SEL的区域，然后再次开始随着血液快速流动。

当INT出现在中性粒细胞表面时，就会与在内皮细胞表面表达的结合伴侣分子ICAM发生强烈的相互作用，这样就可以使中性粒细胞停止滚动。图2-11显示炎症组织中的C5a和LPS信号促进中性粒细胞表面INT表达上调，与内皮细胞表面的ICAM结合后，中性粒细胞停止滚动。

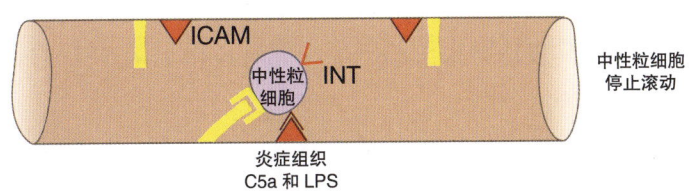

图2-11　炎症组织中的C5a和LPS信号促进中性粒细胞表面INT表达上调，与内皮细胞表面的ICAM结合后，中性粒细胞停止滚动

当中性粒细胞停止漂流后，在化学趋化因子的影响下，它会穿过血管内皮细胞进入组织并迁移到炎症位置。这些化学趋化因子包括补体片段C5a及被称为甲酰甲硫氨酸（formyl methionine，f-met）肽的细菌蛋白片段。所有细菌蛋白都起始于f-met的特别启动子氨基酸，而在人体细胞中，只有线粒体使用f-met作为起始氨基酸生产蛋白质，因此其在人体蛋白中的含量不超过0.1%。巨

噬细胞吞噬细菌之后会吐出 f-met 肽。因此，C5a 和 f-met 肽就像是一个"来找我"的信号，帮助吞噬细胞（如中性粒细胞）定位那些已经被固有免疫系统识别为入侵者的细胞。另外，像 TNF 之类的细胞因子也能激活在组织中漂流的中性粒细胞，使它们到战场展开杀戮。图 2-12 显示中性粒细胞离开血液后通过追踪补体片段 C5a 和 f-met 肽的线索，进入组织并迁移至炎症部位。

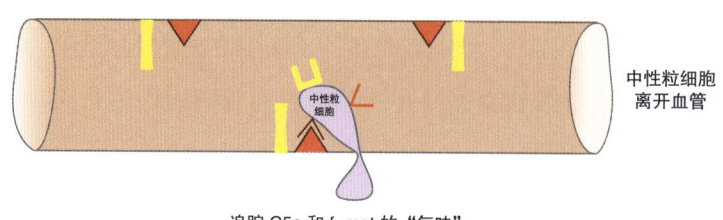

图 2-12　中性粒细胞离开血液后通过追踪补体片段 C5a 和 f-met 肽的线索，进入组织并迁移至炎症部位

### 4. 中性粒细胞的逻辑

中性粒细胞以一种阶梯式机制离开血液。SEL-SLIG 的结合可以实现中性粒细胞滚动，而 INT-ICAM 的相互作用可以使中性粒细胞停止滚动，以及有些化学趋化因子和它们在中性粒细胞上的受体结合又可以促进中性粒细胞离开血液，这看起来让整个系统非常复杂。如果这三件事都让一对黏附分子（如 SEL-SLIG）来做是否会变得简单点呢？是的，的确会更简单，但同时也可能非常危险。人体大约有 1000 亿个内皮细胞，如果其中的一个细胞发生了异常并在其表面开始大量表达 SEL，再加上与 SEL 的结合是唯一的触发条件，那么中性粒细胞就会全部从血液中进入正常组织中，这将造成巨大的破坏。所以在中性粒细胞离开血液及被激活之前，必须表达这三种分子才会使这个系统更加安全。

前面我提到过的第一种上调的细胞黏附分子 SEL，其完全表达完成的过程大约需要 6 小时，你是否认为这有点儿慢呢？如果巨噬细胞觉察到危险信号，就立即开始从血液中招募中性粒细胞，是否会更好呢？答案是不一定。其实你需要确认存在非常严重的攻击后才能开始招募援军。假如只有零星的几个入侵者，巨噬细胞通常不需要援助就能在短时间内自行处理，招募中性粒细胞只会导致不必要的组织损伤。相反，大规模的入侵需要很多巨噬细胞而且战争也可能得持续好几天。许多参与战斗的巨噬细胞会持续表达警报细胞因子，同时还得上调 SEL 的表达量，这样才能确保援军只有在真的需要时才被招募。

在血液细胞中并不只有中性粒细胞需要离开血液进入组织。例如，嗜酸性粒细胞和肥大细胞也都必须离开血液到达寄生虫感染的部位才能参与防御作用；单核细胞成熟后也需要在适当的地方离开血液才能最终分化成熟为组织中的巨噬细胞；另外，T 细胞和 B 细胞也必须离开血液进入淋巴结才能被激活，而且一旦被激活，这些细胞就必须很快被派遣至感染部位。整个过程就像一个邮递系统，其中有数万亿个"包裹"（免疫系统细胞）需要被投递到正确地址，这个投递的问题也可以利用中性粒细胞所使用的策略来解决。免疫系统的这种"邮递服务"具有一个重要特点：能让细胞滚动和停止的那些黏附分子随着细胞的类型和投递地址的不同而变化。因此，这些细胞黏附分子的作用类似于"邮政编码"，以确保细胞被投递到正确地址。事实上，SEL及其配体属于不同的家族，只有这两个家族中的特定成员才能配对。INT-ICAM也是一样的。由于这种两位数的"邮政编码"（SEL、INT类型）有足够多的"地址"可以把不同免疫系统细胞投递到正确地址，机体只需要通过给免疫系统细胞及预定的目标地址配备不同的黏附分子及其配体分子，就可以保证不同类型的免疫系统细胞准确地滚动、停止并在正确的位置离开血液。

## 四、免疫系统的"哨兵"如何识别入侵者

在免疫系统细胞（如巨噬细胞）开始行动之前，它们必须首先识别出入侵者。但是它们是如何做到的呢？答案是免疫系统细胞配备了一套模式识别受体（pattern-recognition receptor，PRR），这些受体被设计用来识别与微生物攻击相关的危险信号。总的来说，超过20种不同的PRR由不同类型的免疫系统细胞表达。当它们的PRR探测到入侵者时，像巨噬细胞这样的战争细胞被激活，产生战争细胞因子去警告并激活其他免疫系统细胞。

一些PRR可以发现一大类入侵者特征性的病原体相关分子模式（pathogen-associated molecular pattern，PAMP）。而这些PRR中最广为人知的是Toll样受体（Toll-like receptor，TLR）。截至目前，已经发现了10种人类TLR，不同的细胞会表达不同组合类型的TLR。一些在细胞表面表达的TLR可以对细胞外的入侵者做出快速反应。例如，巨噬细胞利用TLR4来感知LPS的存在。TLR4被锚定在巨噬细胞的细胞膜上，并指向细胞外以感知外部环境中的细菌入侵者。

其他PRR存在于细胞内。这些PRR可以发现细胞内的RNA和DNA，而这些RNA和DNA在健康细胞中是不存在的。例如，当入侵者被吞噬后，它们最终会进入吞噬溶酶体中，并在溶酶体内被破坏，在这个破坏过程中，它们的"外衣"会被剥去，露出里面的RNA或DNA。一些TLR（如TLR7和TLR9）定位于吞噬溶酶体的膜上。这些PRR向内指向吞噬溶酶体，以便提醒细胞存在已被吞噬的病毒或细菌。TLR7可以识别病毒（如流感病毒或HIV）的单链RNA，而TLR9则能识别细菌和单纯疱疹病毒的双链DNA。

这些PRR可以识别出各种入侵者的一般特征，而不仅仅是单一的入侵者。例如，LPS是不同细菌细胞膜的常见成分，单链RNA存在于许多病毒中。因此，TLR4可以识别出很多不同类型的细菌（细胞膜中含有LPS的细菌）的入侵，TLR7可以提醒细胞注意许多不同病毒（以单链RNA形式携带遗传信息的病毒）的攻击。因此，不同于对每个入侵者都具有特异性的B细胞受体和T细胞受体，PRR的识别是"经济实惠的"，因为每个模式识别受体都可以识别出许多种不同的病原体。

PRR的另一个重要特征是：它们能识别出对病原体非常重要的且具代表性的结构特征，所以病原体不能轻易地通过突变而改变它们的特性以避免被PRR识别。例如，TLR4识别的LPS分子所在的区域对于细菌外膜的结构来说是必不可少的。因此，如果LPS分子所在的部分发生突变以试图逃避TLR4的识别，那么细菌本身的生存就会有大麻烦了。

还有其他的PRR可以识别损伤相关的分子模式（damage-associated molecular pattern，DAMP）。具有DAMP功能的分子通常在细胞内，但垂死细胞（如被病毒杀死的细胞）可以释放这些分子。

因此，DAMP 可以提醒免疫系统注意与感染相关的广泛细胞死亡。DAMP 是非常重要的，因为它们促使免疫系统细胞对没有特定 PRR 的病原体造成的损害做出反应，包括以前从未遇到过的新病原体。

## 五、固有免疫系统如何对付病毒

当病毒感染人类细胞时，它会接管宿主细胞的组织并利用这些组织生产出更多的病毒拷贝。最终，新产生的病毒会从被感染的细胞中冲出来，并继续感染邻近的其他宿主细胞。我们已经讨论过固有免疫系统可以用来防御细胞外病毒的一些武器。例如，补体系统的蛋白既可以调理"病毒"以便于巨噬细胞和中性粒细胞的吞噬，又能在病毒表面组成膜攻击复合物并在包膜上打孔。然而，一旦病毒进入宿主细胞内并开始它的增殖周期，这些武器也就失效了。

### 1. 干扰素系统

幸运的是，我们的固有免疫系统还有其他非常有效的对抗病毒感染的细胞武器。事实上，病毒最害怕的固有免疫系统武器是干扰素系统。这种防御是非常强大的，以至于大多数病毒已经进化出试图对抗干扰素系统的方法——至少能够争取到足够长的时间让病毒繁殖并感染新的宿主。

当 PRR 识别到病毒的攻击时，细胞就会产生被称为 α 干扰素（interferon alpha，IFN-α）和 β 干扰素（interferon beta，IFN-β）的"警告性蛋白"，这些蛋白可以干扰病毒的繁殖。与前面提到的 IFN-γ 不同，IFN-α 和 IFN-β 是 Ⅰ 型干扰素，而 IFN-γ 是 Ⅱ 型干扰素。大多数人类细胞在受到病毒攻击时，都会迅速产生 Ⅰ 型干扰素，并且这些细胞的表面也具有这些干扰素蛋白的受体。因此，这些细胞产生的干扰素实际上也可以与受感染细胞本身的受体结合。这种结合可以介导数百种抗病毒蛋白质分子的产生，这些蛋白质可以减少感染所产生的病毒数量。更好的是，Ⅰ 型干扰素也可以作为"警示蛋白"发挥作用。当被病毒感染的细胞产生的 IFN-α 和 IFN-β 与邻近细胞的干扰素受体结合时，这些细胞就会得到警告：该部位有病毒，它们可能很快就会受到攻击。这种早期预警的结果是受到警告的细胞开始表达抗病毒基因，并准备在病毒感染它们时自杀。

干扰素预警系统的精妙之处在于，尽管干扰素与其受体的结合为未感染的细胞做好了应对病毒攻击的准备，但除非病毒真的攻击，否则该细胞会继续正常工作。受到警告的细胞也只有在被病毒感染时才会自杀。此外，如果攻击没有到来，受到警告的细胞最终会退出这种准备状态。

对于被感染的细胞来说，自杀是一种利他行为。因为细胞和其中的病毒一起死亡，这种有益的自杀阻止了病毒繁殖和感染其他细胞。

尽管很多类型的细胞可以产生 Ⅰ 型干扰素，但迄今为止，"干扰素之王"是一种被称为浆细胞样树突状细胞（plasmacytoid dendritic cell，pDC）的白细胞。人类 pDC 利用 TLR7 和 TLR9 分别识别病毒的 RNA 和 DNA，当这两种 PRR 中的任何一种发挥作用时，pDC 将会分配一半以上的蛋白质生产能力用于生成干扰素。因此，pDC 每天产生的 Ⅰ 型干扰素是其他任何类型细胞所产生的

Ⅰ型干扰素的 1000 倍之多！pDC 不仅产生干扰素的数量多，而且产生速度非常快——通常在病毒感染后大约 4 小时内产生。有趣的是，pDC 缺乏可以识别细菌感染的 TLR。所以 pDC 是一种特殊的用来对付病毒感染的武器。这些"干扰素工厂"在固有免疫系统对病毒的防御中起着至关重要的作用，尤其是在病毒感染的早期。图 2-13 显示 pDC 被病毒感染后，产生的 IFN-α 和 IFN-β 与邻近细胞的干扰素受体结合，使这些细胞得到附近存在病毒的警示。如果病毒攻击了这些细胞，它们会自杀；而如果攻击没有到来，它们会退出这种准备状态，继续正常工作。

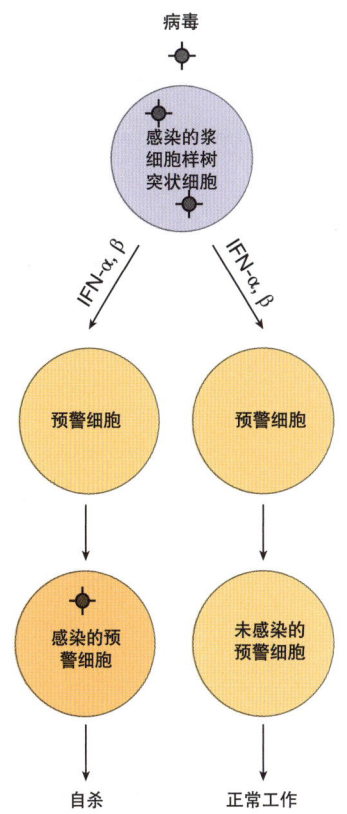

图 2-13　pDC 被病毒感染后，产生的 IFN-α 和 IFN-β 与邻近细胞的干扰素受体结合，使这些细胞得到附近存在病毒的警示

### 2. 自然杀伤细胞

固有免疫系统的团队中还有另外一个能够帮助机体抵御病毒感染的重要成员——自然杀伤细胞（natural killer cell，NK cell）。确实，患有遗传缺陷而导致 NK 细胞功能缺陷的人，在控制疱疹病毒和人乳头瘤病毒的感染方面存在着很大的困难。

NK 细胞在骨髓中发育成熟，当不需要它们应对感染时，其寿命很短，半衰期大约只有 1 周。大多数 NK 细胞存在于血液、脾脏或肝脏（两个储存血液的器官）中，而未受到攻击的组织中几乎没有 NK 细胞。所以与中性粒细胞类似，NK 细胞大多处于待命状态。此外，NK 细胞可以利用"滚动、停留、退出"的方式离开血液，并进入感染部位的组织中——一旦进入组织中，NK 细胞就会迅速增殖以增加它们自身的数量。

当 NK 细胞到达战场时，它们在保护我们免受感染的方面会扮演两种重要角色：首先，它们会释放出有助于防御的细胞因子，如 IFN-γ；其次，NK 细胞可以破坏那些肿瘤细胞、被病毒感染的细胞、细菌、寄生虫和真菌。它们可以通过诱导细胞自杀的方式来消灭这些细胞。在某些情况下，NK 细胞会使用"注射系统"，即利用穿孔素把"自杀"酶（如颗粒酶 B）输送到靶细胞内部。在另外一些情况下，NK 细胞通过其表面的一种被称为 Fas 配体的蛋白与靶细胞表面一种被称为 Fas 的蛋白相互作用，从而给靶细胞传递自杀信号。

NK 细胞像巨噬细胞一样，也能被激活。当它们第一次进入组织时，NK 细胞能产生一些细胞因子且具备一定的杀伤能力。被激活后，NK 细胞会产生更多的细胞因子，而且杀伤能力变得更强。NK 细胞能被一些信号激活，而且这些信号都是在机体遭到攻击时才产生的。例如，NK 细胞能被警示蛋白如 α 干扰素和 β 干扰素所激活，这些蛋白质只有在细胞被特定病毒攻击时才会释放。当细菌入侵时，NK 细胞的表面受体识别到 LPS 时，它们也会被激活。

NK 细胞识别靶标的方法与 CTL 明显不同，NK 细胞没有通过基因重排所形成的 TCR。NK 细胞识别靶细胞的表面受体有两种：第一种是活化受体，当它被激活时，能促使 NK 细胞杀死目标；而另一种是抑制受体，当它被激活时，会抑制 NK 细胞的杀伤作用，保证自身免疫耐受。图 2-14 显示 NK 细胞表面不同受体与靶细胞不同配体相互作用，产生"杀伤"或"不杀伤"的信号以调节 NK 细胞功能。

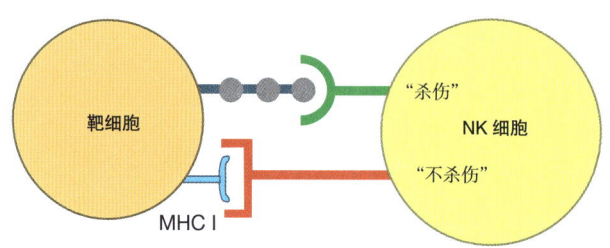

图 2-14　NK 细胞表面不同受体与靶细胞不同配体相互作用，产生"杀伤"或"不杀伤"的信号以调节 NK 细胞功能

"不杀伤"信号是通过抑制性受体传递的，这种受体能识别出潜伏在靶细胞表面的 MHC Ⅰ类分子。我们身体中的大多数健康细胞的表面，都会表达数量不同的 MHC Ⅰ类分子。因此，MHC Ⅰ类分子的存在意味着细胞可以正常工作。相反，"杀伤"信号涉及 NK 细胞表面的活化受体与靶细胞表面异常的糖类或蛋白质分子之间的相互作用。这些奇怪的表面分子"旗帜"，暗示着靶细胞受到了"重点"关注，而这种压力通常是因为它已经被病毒所感染或者正在发生癌变。NK 细胞通过控制"测量""杀伤"和"不杀伤"信号的相对强度，评估细胞的健康状况，并决定该细胞是否应该被破坏。

现在，为什么你会认为让 NK 细胞破坏那些不表达 MHC Ⅰ类分子的细胞是个好主意呢？你应该还记得，CTL 能够通过识别 MHC Ⅰ类分子所提呈的多肽来查看细胞内部是否出了问题。但是，假如一些聪明的病毒关闭了其所感染细胞的 MHC 分子的表达以躲避 CTL 的识别，那么它们就会躲过一劫。但是机体也不笨，在这种情况下，更好的处理方式是能有一种细胞去杀死那些表面不表达 MHC 分子的被病毒感染的细胞，这也正是 NK 细胞要做的事情。NK 细胞之所以被称为自然杀伤细胞，是因为它们不需要事先激活即可杀死不表达 MHC 分子的细胞。

## 六、固有免疫系统——协同努力

为了让固有免疫系统有效地运行，其团队各成员间的协作必不可少。例如，血液中的中性粒细胞会随时待命，但谁会召唤它呢？答案是固有免疫的"哨兵"细胞——巨噬细胞。所以，我们有一个防御的策略，就是在机体需要时，"清洁工"巨噬细胞就会发出警报给"专职杀手"中性粒细胞，提醒血液里的中性粒细胞它们需要增援。事实上，巨噬细胞和中性粒细胞之间的合作对于有效地抵抗入侵的微生物是必需的。如果没有巨噬细胞召集中性粒细胞前往受攻击的部位，中性粒细胞就只会在血液中到处闲逛；反之，如果没有中性粒细胞的帮助，巨噬细胞在处理大规模的感染过程中也会处境艰难。

同样，在细菌感染期间，NK 细胞表面的受体会结合像 LPS 一样的分子，这表明攻击已经开始，NK 细胞随后会产生大量的 IFN-γ 并展开反击（图 2-15）。

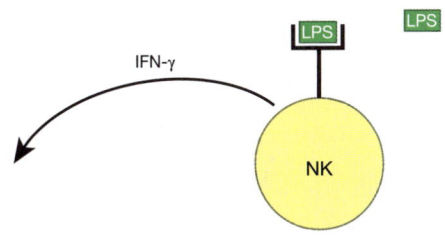

图 2-15　在一次细菌感染过程中，NK 细胞表面的受体会结合像 LPS 一样的分子，这表明攻击已经开始，NK 细胞随后会产生大量的 IFN-γ 并展开反击

NK 细胞产生的 IFN-γ 能致敏巨噬细胞，此时如果巨噬细胞受体与 LPS 也发生结合作用，巨噬细胞就会被超活化（图 2-16）。

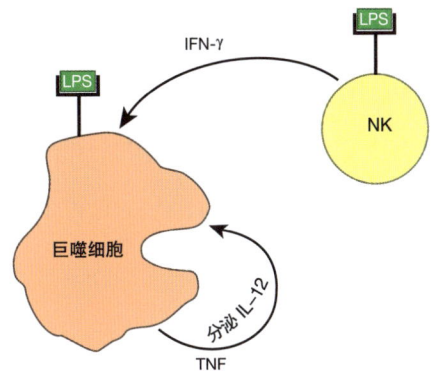

图 2-16　巨噬细胞被超活化示意

超活化的巨噬细胞会产生并分泌大量的 TNF。重要的是，其受体也存在于巨噬细胞的表面，当 TNF 与巨噬细胞表面的受体结合时，巨噬细胞就开始分泌 IL-12。TNF 和 IL-12 共同影响 NK 细胞，促进 NK 细胞分泌 IFN-γ。产生的 IFN-γ 越多，被致敏的巨噬细胞就越多，形成一个正反馈循环（图 2-17）。

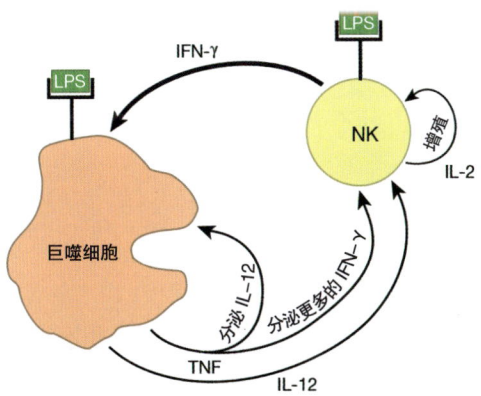

图 2-17　产生的 IFN-γ 越多，被致敏的巨噬细胞就越多，形成一个正反馈循环

这里还发生着其他一些有趣的事情。NK 细胞会产生一种叫作 IL-2 的生长因子。在正常情况下，NK 细胞不表达 IL-2 受体，因此它们不会响应这种细胞因子而发生增殖，即使 NK 细胞会分泌 IL-2。然而，在感染过程中，巨噬细胞产生的 TNF 会上调 NK 细胞表面 IL-2 受体的表达，这样 NK 细胞就能对巨噬细胞产生的 IL-2 做出反应，并开始增殖。由于这种增殖作用，很快就会产

生更多的 NK 细胞来抵抗入侵，并帮助激活更多的巨噬细胞。因此，巨噬细胞和 NK 细胞可以通过不同的合作方式来加强固有免疫系统对入侵的防御反应。

专职吞噬细胞和补体系统也会通力合作。正如我们之前提到的，补体蛋白片段（如 iC3b）可以标记那些需要被吞噬细胞吞噬的入侵者。但是，在激活巨噬细胞方面，补体的调理作用也具有重要的意义。这是因为修饰入侵者的 C3 片段与其在巨噬细胞表面受体结合后，巨噬细胞就会收到一个类似于 LPS 的激活信号。这确实是一个非常好的主意，因为对于那些不产生 LPS 的入侵者来说，可以通过补体的调理作用而使其被巨噬细胞识别。

补体系统和吞噬细胞之间的合作并不是单方面的。实际上，激活的巨噬细胞也能产生几种最重要的补体蛋白：C3、B 因子和 D 因子。因此，当战斗白热化时，组织中的补体蛋白可能会被耗尽，而巨噬细胞还能为补体系统提供"补给"。另外，在感染过程中，巨噬细胞分泌的化学物质能增加附近血管的通透性，使更多的补体蛋白被释放到组织中。

巨噬细胞、NK 细胞和补体蛋白之间的这些相互作用是固有免疫系统的成员们以多种方式进行协作的典型例子。只有通过合作，固有免疫系统团队中的各个成员才能对入侵者做出快速而强劲的应答。

## 七、适度的应答

在对攻击做出应答时，我们的"部队"将会尽力按照威胁程度的大小安排适度的应答。这种适度的应答可以确保：一方面，资源不会因过度反应而浪费；另一方面，可以产生足够强烈的免疫反应来完成工作。免疫系统也设置了一个针对微生物入侵的适度应答模式。例如，参与战斗的巨噬细胞数量取决于攻击的规模，同时也决定了应该释放多少化学物质来招募中性粒细胞或激活 NK 细胞。因此，入侵越严重，参与的巨噬细胞越多，中性粒细胞和 NK 细胞被调动的也就越多。因此，细菌入侵的规模越大，也将会有更多的像 LPS 这样的危险分子出现在战斗中，随之而来的就是更多的 NK 细胞被激活，从而生产更多的战争因子（如 IFN-γ）以帮助激活巨噬细胞。因为免疫系统应答的强度与入侵者攻击的严重性直接联系，所以机体便进化出了"量刑定罪"。

### 回顾

补体蛋白参与构建能穿孔并消灭入侵病原体的攻膜复合物。补体蛋白既能标记由专职吞噬细胞吞噬的入侵者，也能作为化学催化剂帮助招募去战场的吞噬细胞。

补体蛋白在血液和组织中的浓度很高，所以时刻准备着发挥自己的作用。补体系统最终的特征就是反应迅速。然而，补体系统发挥功能的前提是它被激活。通过旁路（自发）途径来激活补体系统，只需要一个补体蛋白的片段 C3b 与入侵者表面的氨基或羟基结合即可。因为这些化学基团无处不在，所以系统中的默认选项是死亡：任何暴露的表面一旦被补体片段结合后都会被当作毁灭的目标。幸运的是，我们有很多机制使人类细胞免受补体攻击。

我们可以把旁路激活途径想象成到处爆炸的"手榴弹"。除这个途径外，我们还讨论了第二个更直接的补体激活途径：凝集素激活途径。在这个途径中，一种叫作甘露糖结合凝集素的蛋白起着"导航系统"的作用，它将补体"炸弹"瞄准那些表面上带有各种糖类的入侵者。

我们也谈到了两种专职吞噬细胞：巨噬细胞和中性粒细胞。在组织中，巨噬细胞的寿命相对较长。这是有道理的，因为巨噬细胞扮演着"哨兵"的角色。大多数时间，巨噬细胞仅吞噬那些死亡细胞和碎片。然而，如果它们在巡视过程中发现了入侵者，它们就会被激活。在激活状态，它们可以提呈抗原至T细胞，并发出信号招募其他免疫系统细胞来帮忙，在战争中它们会变成凶神恶煞的"杀手"。

与作为"哨兵"的巨噬细胞不同，大部分中性粒细胞待在血液中，一旦遇上攻击就可以"随叫随到"。巨噬细胞功能多种多样，但是中性粒细胞则主要做一件事——杀戮。在发生炎症的部位，中性粒细胞利用细胞黏附分子离开血管后便可以被激活成为"杀手"。幸运的是，这些细胞只能存活大约5天。一旦入侵者被消灭，这就限制了它们损害我们的健康组织。此外，如果攻击持续的时间很长，我们也有足够多的中性粒细胞从血液中出来帮助巨噬细胞解决入侵者。

免疫系统的细胞都配备了PRR，可以检测到所有类别的常见细菌和病毒的特征。一些PRR还能识别垂死细胞发出的信号。当检测到这些危险信号时，像巨噬细胞这样的前哨细胞会产生警告细胞因子，警告其他细胞，让它们做好防御的准备。

作为对病毒感染的反应，体内大多数细胞的PRR可以触发I型干扰素（IFN-α或IFN-β）的产生。这些蛋白质可以与产生它们的细胞上的干扰素受体结合，这种结合导致数百种基因的表达，这些基因可以限制病毒在受感染细胞内繁殖。IFN-α和IFN-β也可以作为警示蛋白。当它们与邻近未受感染的细胞上的干扰素受体结合时，它们促使这些细胞为可能到来的病毒攻击做好准备。受到警示的细胞不仅会产生阻止病毒复制的蛋白，干扰素预警还会让未受感染的细胞在受到攻击时自杀。这是一种利他行为，因为受感染的细胞和其中的病毒都被破坏了，从而限制了病毒感染其他细胞。作为机体的"哨兵"细胞之一，当浆细胞样树突状细胞被病毒感染时，它们会产生大量的I型干扰素。因此，在固有免疫系统抵御病毒攻击的过程中，pDC扮演着非常重要的角色。

NK细胞是从血液中调用的固有免疫团队的另一成员。这些细胞是CTL细胞和Th细胞的整合体。NK细胞既可以像辅助性T细胞一样分泌细胞因子影响固有和适应性免疫系统的功能，也可以像CTL一样直接破坏被感染的细胞。CTL通过测量MHC I类分子提呈的抗原多肽片段来选择他们的目标，相比之下，NK细胞专攻杀死那些不表达MHC I类分子的细胞，特别是由于感染病毒而失去了MHC I类分子表达的细胞。

吞噬细胞和补体蛋白能立即发起进攻，因为这些武器早就严阵以待了。随着战争继续进行，固有免疫系统释放的信号能从血液中招募更多的防御者，固有免疫系统的"战士们"通力合作来加强防御。通过协同工作，固有免疫系统团队的成员们对普通的入侵者做出了迅速有效的反应。重要的是，该系统设计了一种应答，既能引起足够的防御，又可避免过度反应，足以完成任务。

## 总结图

在这张图中，我总结了本节课程中谈论过的一些概念。为了能更清楚地说明，我选择了巨噬细胞作为专职吞噬细胞的代表，细菌代表了存在于人体细胞外的入侵者，病毒代表了必须进入人体细胞内才能完成其生命周期的入侵者。在接下来的第3讲、第4讲和第6讲的结尾中，我会逐步扩展这张图，包括来自适应性免疫系统的玩家（图2-18）。

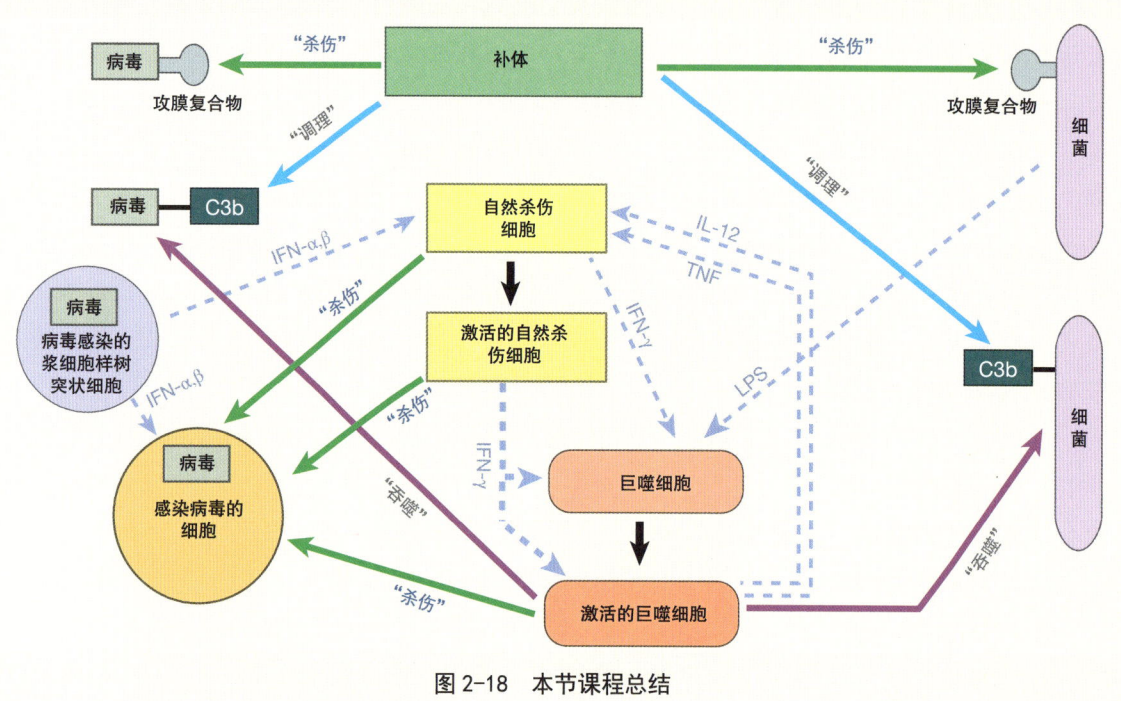

图2-18 本节课程总结

## 已知与未知

1. 中性粒细胞胞外陷阱在保护机体免受疾病侵害方面可能发挥何种作用？
2. 自然杀伤细胞如何评估"杀伤"和"不杀伤"信号，以确定它们是否应该摧毁靶细胞？

## 思考题

1. 在补体系统的激活方式上，旁路途径和凝集素途径的根本区别是什么？
2. 巨噬细胞和自然杀伤细胞如何区分敌人和朋友（即它们如何选择目标）？
3. 想象一下，一个木屑扎伤了你的大脚趾，革兰氏阴性细菌入侵了伤口周围的组织，描述一下固有免疫系统团队中不同成员对这种细菌入侵做出的应答及应答的先后顺序。
4. 讨论固有免疫系统防御病毒攻击的方式。
5. 列举几个固有免疫系统团队成员之间相互协作的例子，并说明这种协作的重要性。

（程琦 译，杜燕 审）

# 第3讲　B细胞和抗体

> **注意!**
>
> B细胞及其产生的抗体是适应性免疫系统的重要组成部分。B细胞在产生抗体之前必须先被激活。为了防止B细胞的异常激活，免疫系统设置了多层"安全防护"机制。克隆选择原则确保了只有那些针对特定入侵者并能够产生合适抗体的B细胞被激活和动员。B细胞的抗体基因通过一种"混合搭配"机制构建，且在免疫应答过程中，B细胞能够对其产生的抗体进行升级，以建立更精确的防御反应。

## 一、引言

细菌和病毒等微生物总是在不断突变。正如细菌的突变可能使其对某些抗生素产生耐药性一样，突变也会改变微生物，使其更能抵抗免疫防御。当这种情况发生时，免疫系统必须适应这一变化，通过产生新的对抗武器来阻止突变微生物的扩散。实际上，这种博弈已经持续了数百万年，动物的免疫系统不断升级，以应对微生物攻击者不断推出的新型武器。

大约2亿年前，免疫系统发生了最显著的一次升级。当时在鱼类中，进化产生了一种可称为终极防御的前体系统——它具有高度的适应性，原则上可以抵御任何可能的入侵者。这种防御机制，即适应性免疫系统，在人类身上达到了最复杂的形态。实际上，若没有一个能够识别并对付特殊入侵者的免疫系统，我们也不可能生活得如此安逸。

本节课程将聚焦适应性免疫系统中最重要的一个成员：B细胞。与所有其他血细胞一样，B细胞起源于骨髓，由造血干细胞分化而来。人类一生中每天会生成大约十亿个B细胞，因此，即使是老年人也依然有大量新生的B细胞。在B细胞的早期发育阶段，它们会选择编码BCR的两个蛋白基因片段，随后这些受体定位于B细胞的表面。抗体分子与B细胞受体几乎完全相同，只是缺少重链顶端将BCR锚定在细胞膜外的蛋白序列。由于缺少这种锚定结构，抗体分子能够从B细胞中分泌出来，自由穿行于体内，执行其防御功能。

## 二、B 细胞受体

简单介绍一下 BCR 基因片段选择的过程。如果你特别喜欢赌博，那就会发现该过程特别有趣。BCR 由两种蛋白构成：重链（Hc）和轻链（Lc）。每种蛋白都由基因片段组合编码。组成最终重链基因的基因片段位于第 14 号染色体上，而每个 B 细胞都拥有两条第 14 号染色体（一条来自母亲，一条来自父亲）。这带来了一个小问题，正如我们之前所讨论的，每个 B 细胞只产生一种抗体。因此，有两套重链片段，需要使一条染色体上的基因片段沉默，以防止一个 B 细胞生成两种不同的重链蛋白。当然，自然界本可让其中一条染色体成为空染色体，那么另一条染色体将始终被使用，但实际上并非如此。相反，大自然选择了一种更巧妙的方案，我们把它比作一场以两条染色体为玩家的纸牌游戏。这是一场胜者全得的游戏，每位玩家都会不断重新排列手中的"牌"（基因片段），直到找到有效的组合，第一个成功完成重排的玩家获胜（图 3-1）。

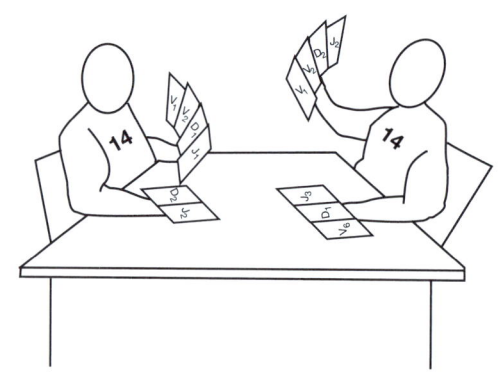

图 3-1　BCR 基因片段选择示意

在第 1 讲中我们提到过，完整的重链蛋白是通过拼接 4 个独立的基因片段（V、D、J 和 C）组装而成的。在第 14 号染色体上，排列着多组不同的、稍有差异的片段类型（图 3-2）。

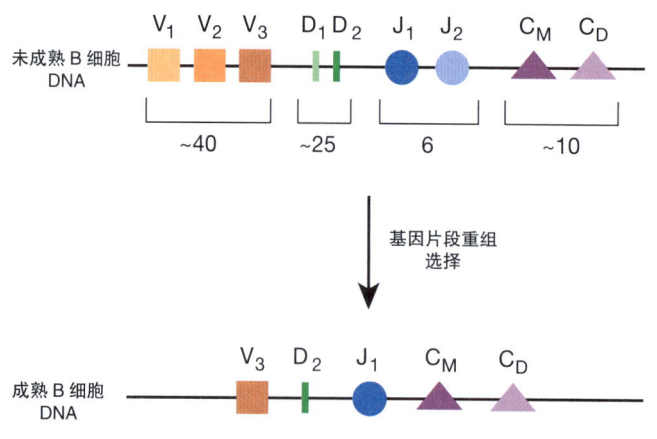

图 3-2　B 细胞成熟过程中基因重组示意

在这场纸牌游戏中，每位玩家首先从可能的 D 和 J 片段中各选择一个，并通过删除中间的 DNA 序列将它们连接在一起。接着，从多个 V 片段中选择一个"牌"，并将其通过删除间隔 DNA 与 D、J 片段拼接。紧邻 J 片段的是一组编码不同恒定区的基因片段（如 CM、CD 等）。在初始 BCR 中，默认选择 IgM 和 IgD 的恒定区，因为它们位于队列的最前端。免疫学家将这些拼接在一起的基因片段称为基因重排，但这实际上更像是剪切和粘贴而非真正的重排。最终，选定的 V、D 和 J 片段与恒定区片段相邻排列在染色体上。

在蛋白翻译过程中，当核糖体遇到 3 种终止密码子之一时，翻译就会停止。因此，如果基因片段没有恰当地接合（即没有正确的阅读框），蛋白翻译机制将会在重链的某处遇到终止密码子并结束装配。这种情况下，只会翻译出一段短小的无用蛋白质。事实上，每位玩家成功拼接出能够生成全长重链蛋白的基因片段组合的概率大约只有 1/9。免疫学家将这种基因片段的组合称为有效重排。如果某条染色体在这场游戏中拼接出了有效的重排组合，该染色体将被用于构建最终的重链蛋白。这种重链蛋白随后会被转运至细胞表面，在那里它会向失败的染色体发出游戏结束的信号。尽管目前仍不清楚该信号是如何传递的，也不清楚如何阻止另一条染色体上的基因片段重排，但研究人员认为，这可能涉及改变失败染色体 DNA 的构象，使其不再对剪切与粘贴机制开放。

既然每条染色体成功重排的概率只有 1/9，你可能会好奇，如果两条染色体都未能拼出有效的重排组合会发生什么？答案是 B 细胞会自行凋亡。这是一个高风险的游戏，因为无法表达受体的 B 细胞完全没有作用。

如果重链成功重排，新生的 B 细胞会短暂增殖，随后轻链参与进来。轻链重排的规则与重链相似，但增加了一项获胜的必要条件：重链和轻链必须正确配对，才能生成完整的抗体。如果 B 细胞未能有效重排重链和轻链，或者重链和轻链无法正确匹配，B 细胞同样会自我凋亡。

这场竞赛的结果是，尽管每个 B 细胞表面可能展示多达 10 万个 BCR，每个成熟 B 细胞却只产生一种特定类型的 BCR 或抗体，这种抗体由一种特定的重链和轻链构成。然而，由于每个 B 细胞的重链和轻链基因最终都是通过混合搭配策略生成的，不同 B 细胞的受体呈现出极高的多样性，因此整体上，B 细胞几乎可以识别任何可能存在的有机分子。当您想到潜在分子的数量时，这种简单机制所创造的多样性，实在令人叹为观止。

## 三、B 细胞受体如何传递信号

免疫学家们将 BCR 识别的抗原称为同源抗原，而 BCR 实际结合同源抗原的微小区域称为表位。例如，如果 B 细胞的同源抗原是流感病毒表面的蛋白，那么表位就是该蛋白与 BCR 实际结合的部分（通常是 6～12 个氨基酸）。当 BCR 识别到匹配的表位时，它必须将该信号传递到 B 细胞的细胞核，以便启动或关闭激活 B 细胞的相关基因。但 BCR 如何将找到的表位信号传递到细胞核呢？从外观上看，这似乎存在一定难度，因为重链穿透细胞膜并延伸到细胞内部的部分只有几个氨基酸，远不足以进行有效的信号传递（图 3-3）。

为了使 BCR 的胞外部分能够传递识别信号，B 细胞配备了两个辅助蛋白，Igα 和 Igβ，这两者与重链蛋白结合，并延伸到细胞内部。因此，完整的 B 细胞受体实际上由两部分组成：一部分是位于细胞外，负责识别抗原的重链/轻链部分，但不能传递信号；另一部分是 Igα 和 Igβ 蛋白，它们虽然无法识别抗原，但能传递信号。

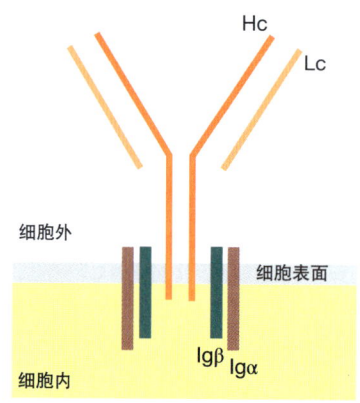

图 3-3　BCR 信号传递示意

要生成激活信号，多个 BCR 必须在 B 细胞表面靠近并聚集。当 BCR 像这样聚集时，免疫学家们称之为交联——尽管受体并没有真正连接在一起。比如，当一个抗原能与 B 细胞受体结合的表位重复出现时（如氨基酸序列多次重复的蛋白），B 细胞受体便可能发生聚集（图 3-4）。

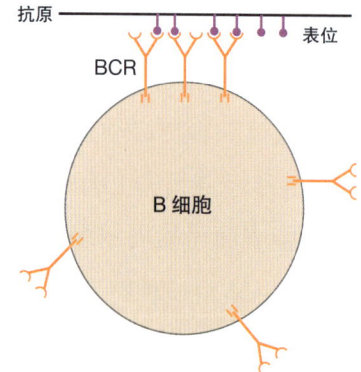

图 3-4　当一个抗原能与 B 细胞受体结合的表位重复出现时（如氨基酸序列多次重复的蛋白），
B 细胞受体便可能发生聚集

当 BCR 结合到入侵者表面相邻的抗原表位时，也会导致受体交联。事实上，大多数细菌、病毒和寄生虫的表面由数种不同的蛋白组成，且每种蛋白常以多个拷贝的形式存在。因此如果 B 细胞受体识别到这些蛋白的一个表位，许多 BCR 就会聚集。交联机制也成为 B 细胞专注于常见敌人的一种方式。此外，B 细胞受体还可通过结合聚集在一起的抗原上的表位而聚集起来（如蛋白团簇）。无论是何种方式，B 细胞受体的交联对于 B 细胞激活至关重要，原因如下。

Igα 和 Igβ 蛋白的尾部与细胞内的信号分子相互作用。当足够多的此类分子聚集于某一区域时，酶促链反应就开始启动，向细胞核发出"BCR 已激活"的信号。因此，传递此信息的关键是将大量的 Igα 和 Igβ 分子聚集在一起——而 B 细胞受体的交联正是这样实现的。BCR 的聚集使得足够多的 Igα 和 Igβ 分子汇集，从而引发链式反应，传递"BCR 已激活"的信号，因此 BCR 的交联至关重要。

在上一节课程中，我们提到补体蛋白片段可以结合（调理）入侵者，这一标记表明入侵者已被固有免疫系统识别为危险，并吸引巨噬细胞等固有免疫成分摧毁被调理的入侵者。由补体片段调理的抗原同样可以激活适应性免疫系统，其机制如下。

除了 B 细胞受体及其相关信号分子外，B 细胞表面还有另一种可以在信号传递中发挥重要作用的蛋白。这种蛋白是一种受体，能够与装饰在入侵者表面的补体片段结合。因此，对于一个被调理的抗原，B 细胞表面有两个受体可以结合抗原：BCR 负责识别抗原上的特定表位，而补体受体识别补体"装饰"的抗原。当该情况发生时，被调理的抗原就像一个"夹钳"，将 BCR 和补体受体聚集在 B 细胞表面（图 3-5）。

当被调理的抗原使 BCR 和补体受体结合时，BCR 传递的信号被大大放大。这意味着传递"受体已激活"信号所需的 BCR 聚集数量减少了至少 100 倍。由于补体受体能够显著增强信号，因此被称为共受体。在攻击的初始阶段，当能够促使 B 细胞受体交联的抗原数量有限时，这种共受体的功能就显得尤为重要。B 细胞的共受体识别被调理的入侵者，使 B 细胞对已经被固有免疫系统识别为危险的抗原格外敏感。这也是固有免疫系统指导性功能的一个绝佳例子。的确，通常判断入侵者是否危险的决定权在于固有免疫系统而非适应性免疫系统。

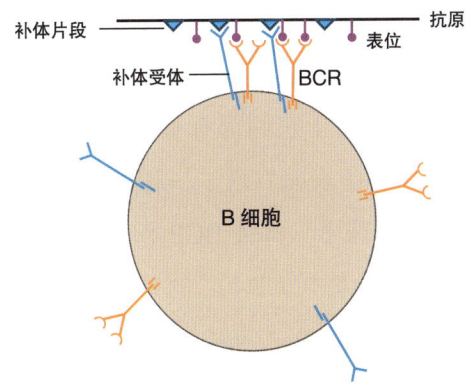

图 3-5　被调理的抗原就像一个"夹钳"，将 BCR 和补体受体聚集在 B 细胞表面

## 四、怎样激活 B 细胞

B 细胞必须先被激活才能产生抗体。从未接触过同源抗原而被激活的 B 细胞称为初始 B 细胞。例如，能识别天花病毒的 B 细胞，如果宿主从未暴露于天花病毒，它就保持初始状态。相反，那些已接触到同源抗原并被激活的 B 细胞称为成熟 B 细胞。初始 B 细胞可以通过两种激活方式来抵御入侵者：一种完全依赖于辅助性 T 细胞的帮助（T 细胞依赖的活化），另一种基本上独立于 T 细胞帮助（非 T 细胞依赖的活化）。

### 1.T 细胞依赖的活化

激活初始 B 细胞需要两个信号。第一个信号是 B 细胞受体及其相关信号分子的聚集。然而，单靠受体交联还不足以完全激活 B 细胞——还需要一个共刺激信号。在 T 细胞依赖的激活中，第二信号由辅助性 T 细胞提供。研究最深入的共刺激信号涉及 B 细胞和 Th 细胞之间的直接接触。

激活的 Th 细胞表面表达一种被称为 CD40L 的蛋白。如果 B 细胞受体被交联，且 CD40L 与 B 细胞表面的 CD40 蛋白（配体）结合，将激活该 B 细胞（图 3-6）。

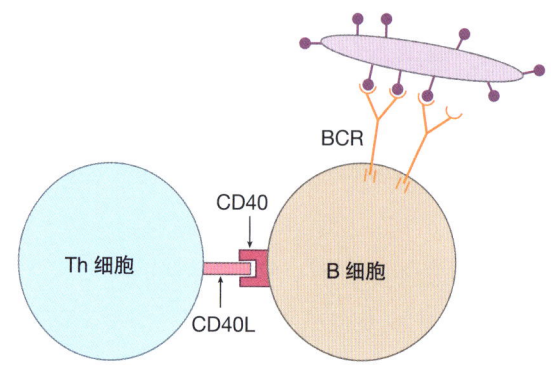

图 3-6　如果 B 细胞受体被交联，且 CD40L 与 B 细胞表面的 CD40 蛋白（配体）结合，将激活该 B 细胞

这种 CD40 与 CD40L 之间的相互作用对 B 细胞的激活非常重要。人类中若出现这两种蛋白之一的基因缺陷，就无法形成 T 细胞依赖的抗体防御系统。

### 2. 非 T 细胞依赖的活化

对于某些抗原，初始 B 细胞几乎在无需 T 细胞的帮助下也能被激活，这种激活方式称为 T 细胞非依赖的活化。此类抗原的共同之处在于它们都有重复的表位，能够大规模交联 B 细胞受体。这类抗原的一个典型例子就是在许多细菌表面发现了一种糖类。一个糖类分子由多个重复单元组成，就像一串串珠子一样。如果每个"珠子"都被 BCR 作为表位识别，那么这串"珠子"就能交联很多 BCR。大量 BCR 的交联可以部分替代 CD40L 的共刺激作用，使 B 细胞增殖。然而，初始 B 细胞要完全激活并产生抗体，还必须接收第二信号。

对于非 T 细胞依赖的激活，第二把"钥匙"是一种明确的危险信号，能够很清楚地提示有入侵事件发生。例如，除 BCR 之外，B 细胞还表达 Toll 样受体（TLR），这些 TLR 可向 B 细胞发出危险信号，并提供非 T 细胞依赖的激活所需的第二把"钥匙"。这里的关键在于，如果 B 细胞的 BCR 能识别带有重复表位的分子（如自体 DNA），它可能会增殖，但幸运的是不产生抗 DNA 抗体。因为免疫系统并没有与自体 DNA 作战，所以不会提供必要的共刺激危险信号。此外，如果固有免疫系统正在与细菌感染作战，B 细胞受体就会识别细菌入侵者表面的糖类抗原，那 B 细胞会产生抗体——因为来自战场的危险信号可以提供完全激活所需的第二把"钥匙"。当然，与 T 细胞依赖的激活一样，非 T 细胞依赖的活化也是抗原特异性的：只有具有能够识别重复表位受体的 B 细胞才会被激活。

非 T 细胞依赖激活的一个优势在于 B 细胞可以立即参战，而无须等待辅助性 T 细胞的激活，因而抗体反应更为迅速。大多数通过非 T 细胞依赖激活的 B 细胞存在于脾脏中。这些无须辅助的 B 细胞通过制造识别细菌多糖荚膜的 IgM 抗体，迅速抵御如肺炎链球菌类的细菌。这种非 T 细胞依赖激活的重要性也体现在摘除脾脏的人类易感肺炎链球菌和其他带荚膜的细菌方面。

这里还有其他重要的事情。辅助性 T 细胞只识别蛋白抗原——由 MHC Ⅱ 类分子提呈的多肽。因此，如果所有的 B 细胞被激活都需要 T 细胞辅助，那么整个适应性免疫系统将专注于蛋白质。这就不太好，因为许多常见的入侵者表面都有糖类或脂肪，而这些糖类或脂肪在人体细胞表面是找不到的。因此，这些糖类和脂肪也是免疫系统识别的极好目标。允许一些抗原在没有 T 细胞辅助下激活 B 细胞是一件好事：它增加了适应性免疫系统对抗抗原的范围，不仅包括蛋白，还包括糖类和脂类。

### 3. B 细胞活化的逻辑

你可能会问：为什么 B 细胞的激活需要两个信号？如果仅依赖受体交联就能激活，岂不是更快？确实，这样可能会加速抗体的生成，但也会带来极大的风险。由于 B 细胞受体的多样性，它们几乎可以识别任何分子——包括我们自身的蛋白、糖类和脂肪。大多数能识别自身分子的 B 细胞会在骨髓中生成后不久被消除（详见第 9 讲）。然而，这一筛选过程并非 100% 有效，体内存在一些自体反应性 B 细胞，如果它们生成抗体（自体抗体），则可能导致自身免疫病。为了防范这种情况，免疫系统设置了一道安全机制，只有在明确的危险存在时才允许 B 细胞被激活。对于 T 细胞依赖的激活，B 细胞和 Th 细胞必须一致认为存在威胁，B 细胞才会接收到第二信号。而在非 T 细胞依赖的激活中，第二信号则必须是明确的入侵信号，确保 B 细胞的激活是基于真实的危险情境。

### 4. 多克隆活化

除 T 细胞依赖和非 T 细胞依赖的激活，B 细胞还存在一种非自然的激活方式。此时，抗原（通常称为丝裂原）结合在 B 细胞表面非 BCR 的分子上，使这些分子聚集。当这种情况发生时，BCR 也会被带动聚集。与前两种活化方式不同，多克隆活化并不依赖 BCR 所识别的同源抗原——BCR 只是"随行"。因此，单一丝裂原可以激活多个特异性不同的 B 细胞。免疫学家喜欢使用丝裂原，因为它能同时激活大量 B 细胞，使得研究激活过程中的事件更加容易。

丝裂原的一个例子是某些寄生虫表面的结构高度重复。在寄生虫感染的过程中，这些结构可以与 B 细胞表面的丝裂原受体结合并聚集细胞。当丝裂原受体以这种方式聚集时，BCR 也会被拉拢在一起，结果导致 B 细胞的多克隆激活。那么，为什么免疫系统会通过激活无法识别寄生虫的 B 细胞来应对寄生虫的攻击呢？原因是：这并非免疫系统设计的目标！通过激活产生无关抗体的大量 B 细胞，寄生虫试图分散免疫系统的注意力，使其无法集中力量消灭入侵者。因此，丝裂原诱导的 B 细胞多克隆活化实际上是免疫系统失灵的一个例子，我们将在后续课程中深入讨论这个主题。

## 五、抗体类别转换

一旦 B 细胞被激活，它们就会进入生命中的下一个阶段：成熟。成熟过程大致分为 3 个步骤：类别转换（即 B 细胞改变其所产生抗体的类别）、体细胞高频突变（即 B 细胞受体的重排基因发生突变以提高 BCR 对同源抗原的亲和力）、职业决策 [ 在此阶段 B 细胞决定是成为"抗体工厂"（浆细胞）还是记忆 B 细胞 ]。这些成熟步骤的顺序可能有所不同，某些 B 细胞甚至可能跳过一个或多个步骤。

当初始 B 细胞首次被激活时，主要产生 IgM 抗体——这是默认的抗体类别。B 细胞也能产生 IgD 抗体。但是 IgD 抗体仅占人类循环抗体的一小部分，目前尚不清楚它们是否在免疫防御中具有重要功能。你可能还记得，抗体的类别由其重链的恒定区（Fc 区域，即抗体分子的"尾部"）决定。有趣的是，IgM 和 IgD 都是由相同的重链 mRNA 产生的，但 mRNA 的不同剪接方式分别生成 M 型和 D 型恒定区。

随着 B 细胞的成熟，其抗体类别可以从 IgM 转换为其他抗体类别：IgG、IgE 或 IgA。IgM 恒定区基因片段旁边紧接着排列了 IgG、IgE 和 IgA 的恒定区基因片段。因此，B 细胞类别转换的关键在于剪切掉 IgM 恒定区 DNA，并粘贴上其他恒定区（删除中间的 DNA 序列）。这种剪切和粘贴操作依赖位于恒定区片段之间的特殊转换信号。例如，当 B 细胞从 IgM 恒定区（CM）转换到 IgG 恒定区（CG）时，过程如下（图 3-7）。

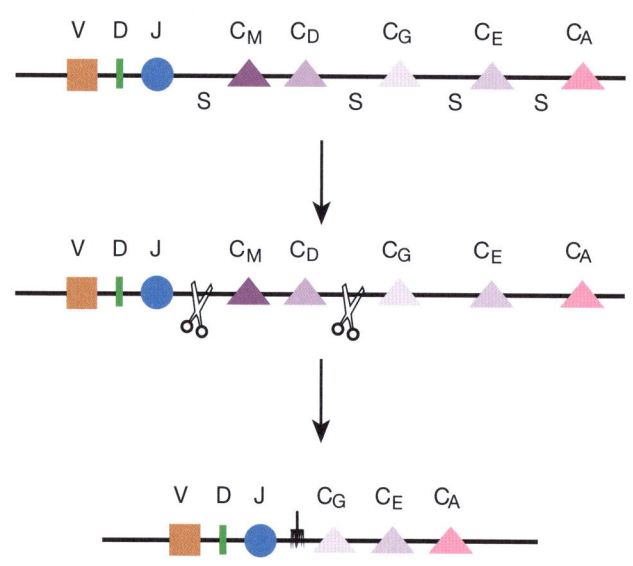

图 3-7　B 细胞从 IgM 恒定区（CM）转换到 IgG 恒定区（CG）示意

类别转换的最终结果是，尽管抗体结合抗原的部分（Fab 区域）保持不变，但抗体能获得新的 Fc 区域。这一改变十分重要，因为恒定区决定了抗体的功能。

## 六、抗体的类别及其功能

让我们来了解一下 4 种主要抗体的类别：IgM、IgA、IgG 和 IgE。你将会发现，每种抗体类别因其恒定区的独特结构而特别适合完成特定的免疫任务。

### 1. IgM 抗体

IgM 抗体是最早进化出的抗体类别，即使是低等脊椎动物的适应性免疫系统也会产生 IgM 抗体。因此，当人类的初始B细胞首次被激活时，主要生成的是IgM抗体。你可能记得，IgG抗体的结构通常呈现"Y"形（图3-8）。

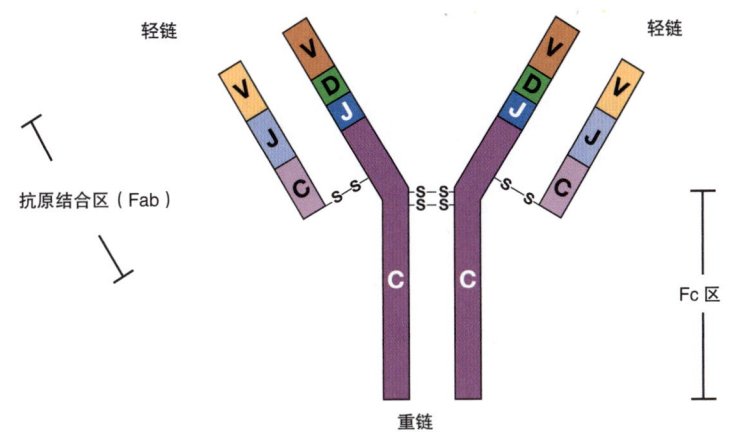

图3-8　IgG抗体的"Y"形结构

相比较而言，IgM抗体就像5个IgG抗体分子聚合在一起，体积非常庞大（图3-9）。

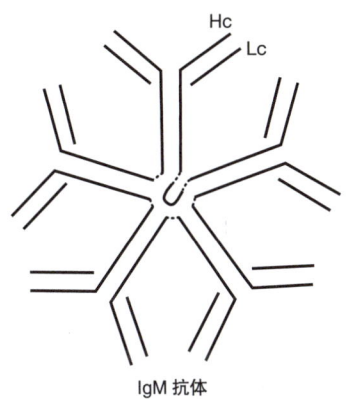

图3-9　IgM抗体结构示意

在感染早期，生成IgM抗体是一个聪明的策略，因为IgM抗体非常擅长激活补体级联反应（免疫学家称之为补体固定）。具体机制如下。

在血液和组织中，约30种补体蛋白结合形成一个大的复合体，称之为C1。尽管C1体积庞大，但因其与抑制分子结合，无法自行激活补体级联反应。但是如果2个或更多C1复合体靠近，其抑制分子就会脱落，随后C1分子便可启动一系列级联化学反应，生成C3转化酶。一旦生成了C3转化酶，补体系统就被激活，C3转化酶将C3转化为C3b，形成一个扩增循环，产生越来越多的C3b。因此，通过这种经典的（抗体依赖的）补体激活途径，需要让2个或多个C1复合体靠得足够近，而IgM抗体的聚合结构正好能做到这一点。

一旦IgM抗体的抗原结合区与入侵者结合，C1复合体便可与抗体的Fc区结合。因为每个IgM抗体由5个紧邻的Fc区聚合在一起（这是关键点），而2个C1复合体可以结合到同一IgM抗体的Fc区上，使得C1复合体彼此靠得足够近，从而触发补体级联反应。具体的步骤是：IgM

抗体首先结合入侵者，随后几个 C1 分子与 IgM 抗体的 Fc 区结合，抑制分子被释放，C1 分子在入侵者表面触发补体链式反应。

经典激活途径之所以有效，是因为某些狡猾的细菌进化出了抵抗补体蛋白附着的外壳，B 细胞可以产生抗体来结合几乎任何细菌可能拥有的外壳，从而帮助补体蛋白附着在这些细菌表面，扩展了补体系统的作用范围。这是固有免疫系统（补体蛋白）与适应性免疫系统（IgM 抗体）共同合作消灭入侵者的一个典型实例。事实上，"补体"一词正是免疫学家首次发现抗体在有其他补体蛋白辅助时能更有效对抗入侵者而命名的。

我们在上一节课程中讨论的另一种补体激活途径是替代（自发）途径，它完全不具有特异性：任何未受保护的表面都可能成为目标。而经典（抗体依赖）激活途径则非常特异：只有抗体结合的抗原会成为补体攻击的目标。在这一系统中，抗体负责识别入侵者，补体蛋白则完成实际的攻击任务。

某些 IgG 抗体的亚类也能够固定补体，因为 C1 复合体可以与这些抗体的 Fc 区结合。但是每个 IgG 抗体仅有一个 Fc 区，所以为了使 2 个 C1 复合体靠得足够近，通常需要 2 个 IgG 抗体在入侵病原体的表面紧挨着结合，而这种情况通常只有在大量 IgG 存在时才可能发生。因此，在感染早期，当抗体刚开始生成时，IgM 抗体相对于 IgG 抗体具有明显优势，因为 IgM 抗体在固定补体方面非常高效。此外，IgM 抗体在中和病毒方面也很出色，通过与病毒结合可以阻止其感染细胞。由于这些属性，IgM 抗体是防御病毒或细菌感染的第一道抗体防线，极其适合担任初始免疫防御任务。

### 2. IgG 抗体

IgG 抗体包含多个不同的亚类，每个亚类的 Fc 区稍有不同，因此功能也有所差异。例如，人类 IgG 抗体的一个亚类 IgG1 非常善于结合入侵者并调理它们，便于被专业吞噬细胞摄取。这是因为巨噬细胞和中性粒细胞在其表面有可以与 IgG1 抗体 Fc 部分相结合的受体，当 IgG1 抗体与入侵者结合后，这些细胞可以识别并吞噬被标记的病原体。

另一个 IgG 亚类 IgG3 在固定补体方面优于其他 IgG 亚类。此外，自然杀伤细胞（NK 细胞）表面也有可以结合 IgG3 Fc 区的受体，因此 IgG3 能够通过其 Fab 区结合靶细胞（如被病毒感染的细胞）并通过其 Fc 区与 NK 细胞结合，在靶细胞和 NK 细胞之间形成桥梁。这不仅使 NK 细胞更接近其目标，而且在与 NK 细胞的 Fc 受体结合时会激活 NK 细胞，使其具备更强的杀伤力。这个过程称为抗体依赖细胞介导的细胞毒作用（antibody dependent cell-mediated cytotoxicity，ADCC），其中 NK 细胞负责杀伤，而抗体则用于识别目标（图 3-10）。

像 IgM 抗体一样，IgG 抗体也在中和病毒方面表现优异。此外，IgG 抗体具有独特的能力，可以通过胎盘经母体血液传递给胎儿，为胎儿提供 IgG 抗体，直到其自身开始产生抗体——通常是在出生后几个月。这种延长的保护作用得益于 IgG 抗体的寿命长，其半衰期约为 3 周，而 IgM 抗体的半衰期仅约为 1 天。

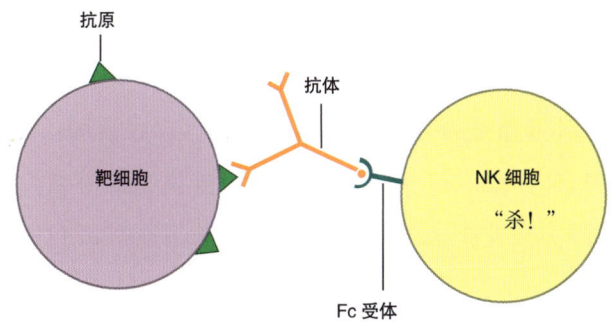

图 3-10　抗体依赖细胞介导的细胞毒作用（ADCC）示意

IgG 中的"G"代表"γ"（gamma），因此 IgG 抗体有时被称为 γ 球蛋白。如果有可能接触到感染因子（如甲型肝炎病毒），医师可能会建议接种 γ 球蛋白注射液。这种注射液是从大量人群中收集抗体制备的，其中一些人已感染过甲型肝炎病毒，因而会生成针对该病毒的抗体。希望这些"借来的"抗体能够中和大部分暴露的病毒，帮助控制感染，直至你自身的免疫系统被激活。

### 3. IgA 抗体

有个问题：人体内最丰富的抗体类别是什么？答案并不是 IgG，而是 IgA。这是一个"陷阱"问题，因为虽然 IgG 是血液中最丰富的抗体类别，但人体合成的 IgA 抗体总量远超所有其他抗体类别的总和。为什么需要这么多 IgA 抗体呢？因为 IgA 是主要防护体内黏膜表面的抗体，而人体大约有 400 m² 的黏膜表面需要保护，包括消化道、呼吸道和生殖道。因此，尽管血液中循环的 IgA 抗体数量不多，但在黏膜表面却有大量的 IgA 抗体提供保护。事实上，大约 80% 的 B 细胞位于这些黏膜表面之下，主要产生 IgA 抗体。

IgA 抗体之所以能高效抵御那些试图穿透黏膜屏障的入侵者，原因之一是每个 IgA 分子的结构类似由"夹子"固定在一起的 2 个 IgG 分子（图 3-11）。

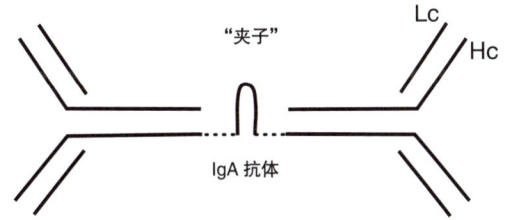

图 3-11　IgA 分子结构示意

IgA 抗体在防御试图穿透黏膜屏障的入侵者方面表现优异，其中一个原因是每个 IgA 分子就像是 2 个 IgG 分子通过"连接夹"连接在一起。这种连在一起的尾部结构赋予了 IgA 抗体一些重要特性。"连接夹"的作用就像"通行证"，能够帮助 IgA 抗体穿过排列在肠道的上皮细胞进入肠腔。此外，这种独特的结构使 IgA 抗体对消化道中的酸和酶具有抗性。一旦进入肠腔，IgA 抗体可以包裹入侵的病原体，阻止它们附着在肠细胞上。此外，与每个 IgG 分子只有 2 个抗原结合区域不同，二聚体的 IgA 分子有 4 个 Fab 区可以结合抗原。因此，二聚体 IgA 抗体非常善于将病原体聚集成团，让其足够大，以便可以通过黏液或粪便排出体外。实际上，被排出的细菌约占正常粪便的 30%。

综合这些特性，IgA 抗体非常适合守卫在肠道或肺部等黏膜表面。重要的是，IgA 抗体是哺乳期女性母乳中分泌的主要抗体类型，这些 IgA 抗体覆盖婴儿的肠道黏膜，保护其免受摄入病原体的侵害。这也符合常理，因为婴儿接触的大多数微生物都是通过口腔进入的——婴儿喜欢把一切东西放进嘴里。

虽然 IgA 抗体在防御黏膜入侵者方面非常有效，但它完全不参与补体固定：C1 复合体甚至不会与 IgA 抗体的 Fc 区结合。这再次说明抗体的恒定区决定了其类别和功能。IgA 缺乏补体固定活性其实是件好事。如果 IgA 抗体能够激活补体反应，我们的黏膜表面将会因为对致病和非致病微生物的持续反应而不断发炎。显然，长期肠道发炎并不是理想状态。因此，IgA 抗体主要起主动防御的作用，阻止入侵者附着在黏膜表面，并将这些不受欢迎的入侵者排出体外。

### 4. IgE 抗体

在 4 种主要抗体类别（IgM、IgG、IgA 和 IgE）中，IgE 抗体在人体中含量最少。但是这种抗体的发现历史极具趣味。20 世纪初，法国医师 Charles Richet 与摩纳哥的 Albert 王子（Grace Kelly 的公公）一起航行。王子对 Richet 提到，某些人对葡萄牙僧帽水母毒素的剧烈反应非常奇特，值得研究。

Richet 接受了王子的建议，回到巴黎后，他进行了首次实验，测试杀死一只狗所需的毒素剂量。别问我他为什么选择狗做实验，也许当时流浪狗多，或是他不喜欢用小鼠。无论如何，实验非常成功，他确定了毒素的致死剂量。然而，许多实验狗因未达到致死剂量而存活。为了不浪费这些存活者，Richet 再次给它们注射毒素，期待这些狗能对毒素产生免疫，即首次注射能为二次注射提供保护（预防）。出乎意料的是，所有狗都死了，甚至那些接受了微量毒素的狗也未能幸免。由于首次注射产生了相反的效果，Richet 创造了"过敏反应（anaphylaxis）"一词来描述这一现象（"ana" 是一个前缀，意为"相反"）。Richet 继续研究过敏性休克（anaphylactic shock），并于 1913 年因这一研究获得诺贝尔奖。这告诉我们，如果一位王子建议你研究某事，你可能需要认真考虑他的建议！

免疫学家现已知过敏性休克是由肥大细胞脱颗粒导致的。肥大细胞与巨噬细胞类似，是驻扎在皮肤下或黏膜下的白细胞，能在组织中存活数年。它们潜伏在那里，等待着在屏障防御被突破时保护我们免受寄生虫感染。

肥大细胞内部安全地储存了大量预活化的药理活性化学物质，最著名的即为组胺。事实上，肥大细胞中充满了这些颗粒，其名称源于德语中的"mastung"，意为"营养充足"。当肥大细胞遇到寄生虫时，它会将这些颗粒释放到寄生虫上，杀死入侵者。不幸的是，肥大细胞的脱颗粒不仅能杀死寄生虫，还会引发过敏反应，严重时甚至导致过敏性休克，过程如下。

能引发过敏反应的抗原（如僧帽水母的毒素）被称为过敏原。在首次接触过敏原时，部分人会大量生成针对该过敏原的 IgE 抗体。肥大细胞表面带有 IgE 抗体的受体,可以结合这些抗体的 Fc 区,这使肥大细胞像等待引爆的炸弹一样(图 3-12)。

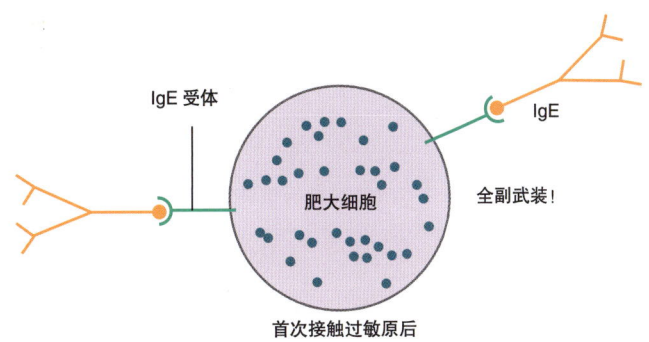

图 3-12　首次接触过敏原,肥大细胞像等待引爆的炸弹

在二次接触该过敏原时,已经结合在肥大细胞表面的 IgE 抗体与过敏原结合。由于过敏原是具有重复序列的蛋白,它会跨过肥大细胞表面的许多 IgE 分子,将 IgE 受体拉拢在一起。这种 IgE 受体的聚集类似于 B 细胞受体的交联,将这些受体聚集在一起,就会发出信号。在这种情况下,信号会传达脱颗粒命令,肥大细胞随即将其颗粒内容物释放到周围组织中以应答(图 3-13)。

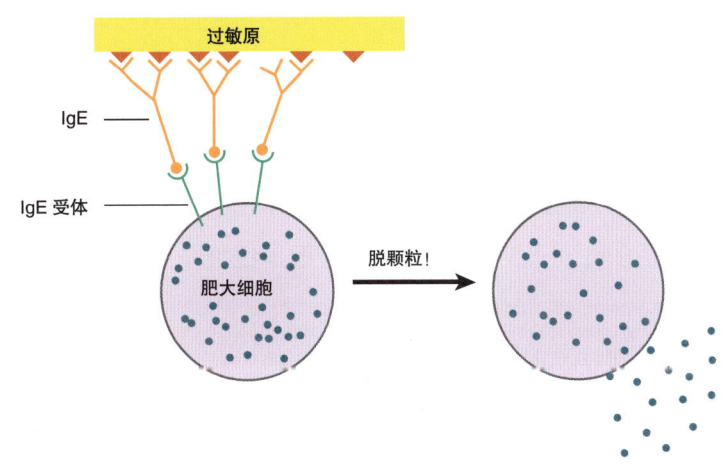

图 3-13　再次接触过敏原,肥大细胞通过将其颗粒内容物释放到周围组织中以应答

组胺和其他从肥大细胞颗粒中释放的化学物质会增加毛细血管的通透性,使得液体从毛细血管渗入组织中——这就是过敏反应时会出现流鼻涕和流泪的原因。通常,这种反应是局部的,但如果毒素扩散至全身并引发大量肥大细胞的脱颗粒,后果可能会很严重。在这种情况下,血液中的液体大量渗入组织,可导致血容量显著减少,心脏无法有效泵血,最终可能引发心搏骤停。此外,颗粒中的组胺还会导致气管周围的平滑肌收缩,使呼吸变得困难。在极端情况下,这种收缩甚至可能强到引起窒息。大多数人不必担心被葡萄牙僧帽水母蜇伤,但对于某些对蜂毒产生大量 IgE 抗体的人来说,一次蜜蜂蜇伤也可能是致命的。据统计,美国每年约有 1500 人因过敏性休克而死亡。

### 5. 抗体类别转换的逻辑

这引出一个有趣的问题:为什么允许 B 细胞切换其产生的抗体类别?坚持使用可靠的 IgM 抗

体不是更安全吗？我不这么认为。假设你感染了呼吸道病毒导致感冒，仅仅产生 IgM 抗体足够吗？显然不够，你会希望有大量的 IgA 抗体分泌到呼吸道黏液中，以结合病毒来清除它们。此外，如果感染了寄生虫（如蠕虫），你会希望体内产生 IgE 抗体，因为 IgE 抗体能够引发肥大细胞等脱颗粒反应，使寄生虫难以生存。因此，这一系统的优势在于，不同类型的抗体能够针对不同的病原体产生特定的防御效果（表 3-1）。

表 3-1 抗体类别与抗体特性

| 抗体类别 | 抗体特性 |
| --- | --- |
| IgM | ✓ 极佳的补体固定剂<br>✓ 良好的调理剂<br>✓ 产生的第一类抗体 |
| IgA | ✓ 耐胃酸<br>✓ 保护黏膜表面<br>✓ 分泌到乳汁中 |
| IgG | ✓ 良好的补体固定剂<br>✓ 良好的调理剂<br>✓ 有助于 NK 细胞杀伤（ADCC）<br>✓ 可穿过胎盘 |
| IgE | ✓ 防御寄生虫<br>✓ 导致过敏性休克<br>✓ 引起过敏 |

假设你的免疫系统能够在大脚趾感染时产生 IgG 抗体，感冒时分泌 IgA 抗体，或者在寄生虫感染时生成 IgE 抗体，那是多么完美呀！事实上，这正是免疫系统的实际运作方式。那么它是如何实现的呢？

抗体类别转换由 B 细胞在转换时遇到的细胞因子调控：特定的细胞因子或细胞因子组合能够引导 B 细胞转换为某种特定类型的抗体。例如，当 B 细胞处于富含 IL-4 和 IL-5 的环境中时，它们倾向于从 IgM 转换到 IgE 抗体，这正适合对抗寄生虫感染。而如果周围存在大量的 γ 干扰素（IFN-γ），B 细胞则会转换产生 IgG3 抗体，这种抗体对细菌和病毒非常有效。此外，如果在类别转换过程中出现转化生长因子 β（TGF-β），B 细胞则更可能将 IgM 转换为 IgA 抗体，适合抵御感冒。因此，为了确保抗体反应能够适应特定的入侵者，只需要在 B 细胞转换类别时提供适合的细胞因子环境即可。那么，这又是如何实现的呢？

你还记得，辅助性 T 细胞是指导免疫反应的"四分卫"，通过产生细胞因子来引导 B 细胞生成合适的抗体类别，以对抗特定入侵者。为了了解 Th 细胞是如何知道要产生哪些细胞因子的，我们将在接下来的 3 节课程中讨论抗原提呈和 T 细胞的激活及功能。但现在，我会先告诉你结果：在 Th 细胞产生的细胞因子作用下，B 细胞可以从生产 IgM 抗体切换到生产其他类别的抗体。因此，适应性免疫系统能够针对每种入侵者（如细菌、流感病毒或寄生虫）产生量身定制的抗体反应。还有什么比这更理想的呢？

## 七、体细胞高频突变

如果类别转换还不能达到防御要求的话，在 B 细胞成熟过程中，还会发生另一件十分有趣的事情。通常情况下，人体细胞中的 DNA 突变率非常低——在每次的 DNA 复制周期中，每 1 亿个碱基中只有 1 个会发生突变。若突变率不是如此之低，我们都可能会像科幻电影里的角色那样，有 3 只眼睛和 6 只耳朵。然而，在 B 细胞的染色体中存在非常特定的区域——即包含 V、D 和 J 基因片段的区域，突变率会异常之高。实际上，突变率高达每 1000 个碱基出现 1 个突变。这是严重的突变！这种高突变率被称为**体细胞高频突变**，它发生在 V、D 和 J 片段已经选择之后，因此是 B 细胞成熟过程中的较晚阶段。通常生成 IgM 抗体的 B 细胞尚未经历体细胞高频突变。

体细胞高频突变的作用是改变抗体基因中编码抗原结合区域的部分。根据突变的情况，可能有 3 种结果：抗体分子与其特异性抗原的亲和力保持不变、增强或减弱。接下来是有趣的部分：为了让成熟的 B 细胞持续增殖，它们必须不断接受来自辅助性 T 细胞的刺激。那些 BCR 亲和力较高的 B 细胞在争夺有限的 T 细胞帮助时更具竞争优势，因此它们增殖得更快、更频繁。最终，体细胞高频突变的结果是形成一群 BCR 对特异性抗原的结合力更强的 B 细胞。

通过体细胞高频突变改变 BCR 中抗原结合区的结构，并利用结合力和增殖率的提升来优先选择那些突变后亲和力增加的 B 细胞，B 细胞受体得以进行"精细调控"。最终结果是一群 B 细胞的受体对其特异性抗原的平均亲和力更高。整个过程称为**亲和力成熟**。

因此，B 细胞可以通过类别转换改变其恒定区（Fc 区），通过体细胞高频突变改变其抗原结合区（Fab 区），从而生成更适合应对入侵者的 B 细胞。这两种修饰通常都需要辅助性 T 细胞的帮助。因此，那些不用 T 细胞辅助就能激活的 B 细胞（例如，响应细菌表面的糖类时）通常不会经历类别转换或体细胞高频突变。

## 八、B 细胞的职业选择

B 细胞成熟的最后一步是职业选择。其实这不会太难，因为 B 细胞的职业生涯只有两个方向：成为**浆 B 细胞**或**记忆 B 细胞**。浆 B 细胞是"抗体工厂"。一旦 B 细胞决定成为浆细胞，它就开始大量生产 BCR 的分泌形式——抗体分子。尽管浆细胞的寿命通常只有几天，但短寿浆细胞每秒钟能合成约 2000 个抗体分子。浆细胞能够迅速制造如此多的抗体，使免疫系统得以应对细菌和病毒等快速繁殖的入侵者。

尽管 B 细胞的另一个职业选择（成为记忆 B 细胞）似乎不如成为浆细胞那样令人印象深刻，但也至关重要。记忆 B 细胞能够记住人体首次接触的某种病原体，帮助抵御后续的感染。免疫学家尚未完全明白 B 细胞是如何选择成为记忆细胞或浆细胞的，但已知辅助性 T 细胞表面共刺激分子 CD40L 与 B 细胞表面 CD40 的相互作用在记忆细胞的生成中起着关键作用。实际上，如果 B 细胞未在 T 细胞辅助下被激活，通常不会生成记忆 B 细胞。

## 回顾

B细胞受体就像细胞的"眼睛",由两个部分组成:识别部分(由重链和轻链蛋白构成)和信号传导部分(由Igα和Igβ两种蛋白组成)。识别部分的最终编码基因是通过基因片段的混合和搭配生成的。其结果是一组B细胞的受体高度多样化,几乎可以识别宇宙中任何有机分子。为了使B细胞受体传递所识别的信息,必须聚集多个B细胞受体(BCR),即交叉连接。这种交叉连接将与重链相关的Igα和Igβ信号分子紧密靠近,当足够多的Igα和Igβ分子以这种方式聚集时,"受体已被激活"的信号就会传递到B细胞的细胞核中。

B细胞的表面还带有共受体分子,可以识别已被调理的抗原。当B细胞的受体和共受体同时被抗原激活时,BCR交叉连接以启动活化的必要数量显著减少。因此,这些共受体将B细胞的注意力集中在已被固有免疫系统识别为危险的和被调理的抗原上。

要激活初始B细胞,需要两把"钥匙"。B细胞受体的交叉连接是第一把"钥匙",但还需要第二把"钥匙"——共刺激信号。这个共刺激信号通常由辅助性T细胞提供,涉及细胞间的直接接触,其中辅助性T细胞表面的CD40L分子与B细胞表面的CD40蛋白结合。B细胞也能在没有T细胞帮助下激活,这种独立于T细胞的活化首先要求大量B细胞受体被交叉连接,通常发生在入侵者表面含有大量B细胞受体识别的抗原(即同源抗原)时。然而,光是大量受体的交叉连接还不够,还需要第二个共刺激信号。这种共刺激是一种危险信号,确实存在威胁。在激活B细胞前必须提供两把"钥匙",这一故障安全机制有效防止了B细胞的不当激活。

IgM抗体是B细胞首次遇到病原体时产生的首批抗体。然而,随着B细胞成熟,它能选择产生其他类型的抗体,如IgG、IgA或IgE。这种抗体类别转换不会改变抗体的抗原结合区(Fab区),因此抗体在类别转换前后仍能识别相同的抗原。

类别转换期间变化的是重链的Fc区,它决定抗体的功能,而不同功能的抗体更适合对抗不同的入侵者。例如,IgM和IgG抗体能够激活补体系统,对抗细菌和某些病毒时尤其有效。相反,IgA抗体无法激活补体级联反应,因此在需要保护黏膜表面的场合,IgA抗体则更为适宜,因为补体在这些部位被激活不利于身体健康。值得注意的是,抗体类别的选择取决于B细胞所处局部环境中的细胞因子,因此,免疫系统通过在特定部位调控细胞因子的产生,能够诱导产生恰当的抗体类别以应对特定入侵者。

随着B细胞的进一步成熟,还可能发生体细胞高频突变。与类别转换(抗体获得不同的Fc段)不同的是,体细胞高频突变会改变抗体的抗原结合区。由于B细胞的增殖机会取决于其BCR对抗原的亲和力,因此这些突变在增加BCR结合亲和力的同时,细胞发生增殖的概率会更大。结果是产生一组B细胞,其BCR能比原始未突变的BCR更紧密地结合入侵者。这些升级后的B细胞在作为记忆细胞时特别有用,因为其亲和力成熟的BCR对少量抗原更敏感,在再次感染时,即便在病原体数量尚少的情况下也能被迅速重新激活。

尽管 B 细胞在有或没有 T 细胞帮助的情况下都可以被激活，但这两种情况通常会产生不同的结果。独立于 T 细胞的 B 细胞活化通常导致 IgM 抗体生成，而依赖于 T 细胞的 B 细胞活化则可导致亲和力成熟的 IgG、IgA 或 IgE 抗体生成。产生这种差异的原因之一在于类别转换和体细胞高频突变都需要与 B 细胞的 CD40 蛋白连接，这一信号通常由激活的辅助性 T 细胞表面的 CD40L 蛋白提供。

随着 B 细胞成熟，它们必须决定是成为短寿浆细胞以产生大量抗体，还是留存为长寿记忆 B 细胞。记忆 B 细胞负责产生那些让我们在遭遇同一病原体的二次攻击时获得保护的抗体。

## 总结图

现在，我们的总结图涵盖了上一节课程中所讲的固有免疫系统和这一节课程中的 B 细胞及抗体（图 3-14）。

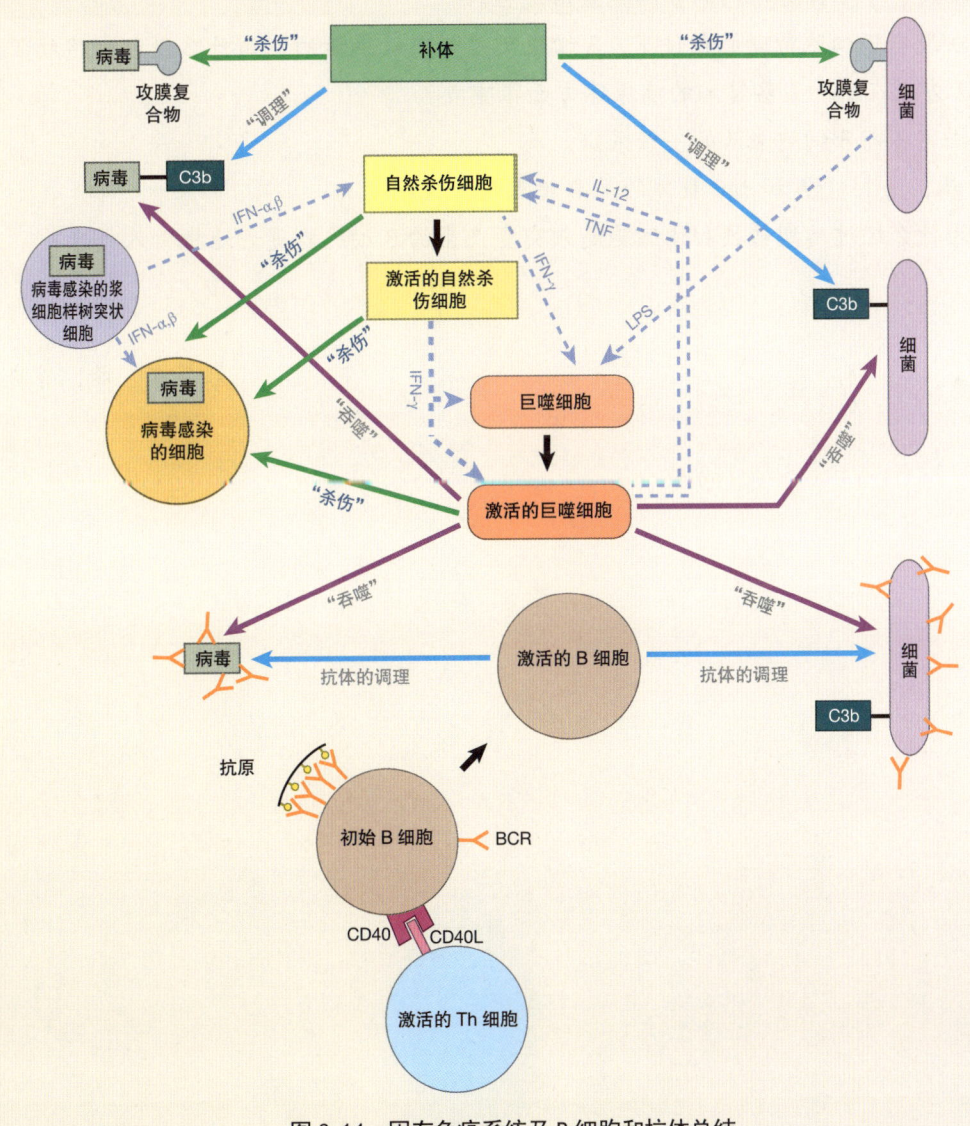

图 3-14　固有免疫系统及 B 细胞和抗体总结

## 已知与未知

1. 将体细胞高频突变机制靶向抗体基因并保护基因组其余部分免受这种高突变率的精确机制仍然是一个谜。

2. B 细胞如何决定是成为浆细胞还是记忆 B 细胞？

## 思考题

1. 请详细解释一下产生 B 细胞所依据的克隆选择原则。
2. 描述一下 T 细胞依赖的 B 细胞激活过程。
3. 在没有 T 细胞帮助的条件下，B 细胞又是如何被激活的？为什么说 B 细胞的 T 细胞依赖激活方式在防御某些特定的病原体方面很重要？
4. 描述参与 B 细胞激活的安保系统。
5. IgM、IgG、IgA 和 IgE 抗体的主要特点是什么？
6. 为什么经过类型转换和体细胞高频突变产生的 B 细胞能更好地抵御入侵者？

（朱灵江　译，鲁晓勇　审）

# 第4讲　抗原提呈的奥秘

> **注意！**
>
> T 细胞表面的受体识别特定抗原提呈细胞表面 MHC 分子提呈的蛋白质片段是其活化的前提。通常，MHC Ⅰ类分子提呈抗原可以让杀伤性 T 细胞"窥视"细胞，以确定它们是否被感染并应否被消灭。通过 MHC Ⅱ类分子提呈抗原，可以向免疫系统发出警报，提醒免疫系统识别那些会感染细胞的入侵者，而协助确保部署强大的适应性免疫系统启动的决定并非由单个细胞做出的。在人类群体中，许多 MHC 分子的基因略有不同。因此，至少有一些人的 MHC 分子可以提呈来自任一病原体的蛋白质片段。

## 一、引言

在免疫系统的所有概念中，抗原提呈是最优雅且最出乎意料的：一个细胞向另一个细胞提呈蛋白质片段。正如你所看到的，抗原提呈是适应性免疫系统功能的核心，而向 T 细胞提呈抗原的细胞——抗原提呈细胞（APC），在其中扮演着关键角色。让我们先来讨论一下 APC 上实际进行提呈的"广告牌"：MHC Ⅰ类分子和 MHC Ⅱ类分子。

## 二、MHC Ⅰ类分子

其实，科学家们已经对 MHC Ⅰ类分子和 MHC Ⅱ类分子的结构进行了深入研究与分析，使得免疫学家能够详细了解这些分子的相关结构。MHC Ⅰ类分子有一个两端封闭的结合槽，因此，它们所提呈的小蛋白片段（肽）必须适合结合槽的范围（也可以说是"包"样结构）。事实上，当免疫学家从 MHC Ⅰ类分子中撬出肽并对其进行测序时，他们发现大多数肽的长度是 8～9 个氨基酸。这些肽链在Ⅰ类分子的两端被锚定，长度上的细微变化则是通过让肽链在中心部分稍微凸起来适应。

每个人的 6 号染色体上都有 3 个 MHC Ⅰ类蛋白基因（*HLA-A*、*HLA-B* 和 *HLA-C*）。因为我们有两条 6 号染色体（一条来自妈妈，一条来自爸爸），所以我们每个人共有 6 个 MHC Ⅰ类基因。每个 HLA Ⅰ类蛋白都会与另一种叫作 β2-微球蛋白的蛋白质配对，构成完整的 MHC Ⅰ类分子。

在人类中，编码 3 种 HLA Ⅰ类蛋白的基因共有约 1500 种略微不同的组成形式。这些 *HLA-A*、*HLA-B* 和 *HLA-C* 基因变体编码的蛋白质形状大致相同，但它们之间存在一个或几个氨基酸的差异。免疫学家则把这种同时具有多种形态分子的性质称为多态性，HLA Ⅰ类蛋白无疑符合这一描述。与之相反的是，我们所有人的 β2-微球蛋白基因都是相同的。

MHC Ⅰ类分子因为多态性的存在而具有不同的结合模体，能够提呈末端具有不同种类氨基酸的多肽。例如，一些 MHC Ⅰ类分子会与一端含有疏水氨基酸的肽结合，而其他 MHC Ⅰ类分子则更倾向于锚定末端碱性氨基酸。由于人类可表达 6 种不同的 MHC Ⅰ类分子，因此我们的 MHC Ⅰ类分子可以提呈多种不同的多肽链。此外，尽管 MHC Ⅰ类分子在与多肽末端的某些氨基酸结合时非常挑剔，它们在选择蛋白质片段中心的氨基酸时却相当随意。因此，一个特定的 MHC Ⅰ类分子能够结合并提呈大量不同的肽链，每种肽链都存在着与特定Ⅰ类分子结合槽两端吻合的特定氨基酸。

## 三、MHC Ⅱ类分子

与 MHC Ⅰ类分子类似，MHC Ⅱ类分子（由 6 号染色体 HLA-D 区域基因编码）也具有极大的多态性。在人类群体中，约有 700 种不同的 MHC Ⅱ类分子。与 MHC Ⅰ类分子不同，MHC Ⅱ类分子的结合槽两端是开放的，因此肽可以悬挂在结合槽外。根据这一特点，与Ⅱ类分子结合的多肽比占据Ⅰ类分子封闭结合槽的多肽要长 13～25 个氨基酸。此外，对于 MHC Ⅱ类分子来说，锚定肽的关键氨基酸沿结合槽分布，而不是集中在两端。

## 四、MHC Ⅰ类分子的抗原提呈

MHC Ⅰ类分子类似于表达在细胞表面的"广告牌"，能够结合并展示细胞制造的蛋白质多肽片段。免疫学家称之为内源性蛋白质，包括酶和结构蛋白等普通细胞蛋白，以及可能感染细胞的病毒和其他微生物编码的蛋白。例如，当病毒进入细胞时，它会利用细胞的生物合成机制来生产由病毒基因编码的蛋白质。然后，这些病毒蛋白质的样本会与所有正常细胞蛋白质的样本一起被 MHC Ⅰ类分子展示出来。因此，MHC Ⅰ类分子展示的是细胞内所有正在制造的蛋白质的样本。人体中几乎每一个细胞的表面都会表达 MHC Ⅰ类分子，但分子数量因细胞而异。杀伤性 T 细胞 [也称为细胞毒性 T 细胞（CTL）] 会检查 MHC Ⅰ类分子展示的蛋白质片段。因此，几乎每个细胞都是"一本打开的书"，CTL 可以对其进行检查，以确定它是否已被病原体入侵并应予以摧毁。一个典型的人体细胞表面大约有 10 万个Ⅰ类分子，它们每隔一天都会被新产生的 MHC Ⅰ类分子取代——这样，MHC Ⅰ类分子就能保证展示最新的蛋白质片段。

内源性蛋白质被加工并装载到 MHC Ⅰ类分子上是一个有趣的过程。mRNA 在细胞质中被翻译为蛋白质的过程中，经常会出现错误翻译。这些错误的翻译会导致大量不能正确折叠的无用蛋白质产生。此外，蛋白质还会因正常磨损而损伤。因此，为了确保我们的细胞中不会充满有缺陷的蛋白质，细胞质中功能类似于碎木机的蛋白质破坏"机器"会把有缺陷或损伤的蛋白质破坏。

这些蛋白质"切割机"被称为蛋白酶体，它们能够将蛋白质切割成多肽。然后这些肽大部分会被进一步分解成单个氨基酸，并被重新用于制造新的蛋白质。而蛋白酶体产生的一些肽会由特定的转运蛋白（TAP1 和 TAP2）携带，穿过内质网膜进入内质网（endoplasmic reticulum，ER）——细胞内的一个囊状结构，也是大多数需要转运至细胞表面的蛋白质的合成起点（图4-1）。

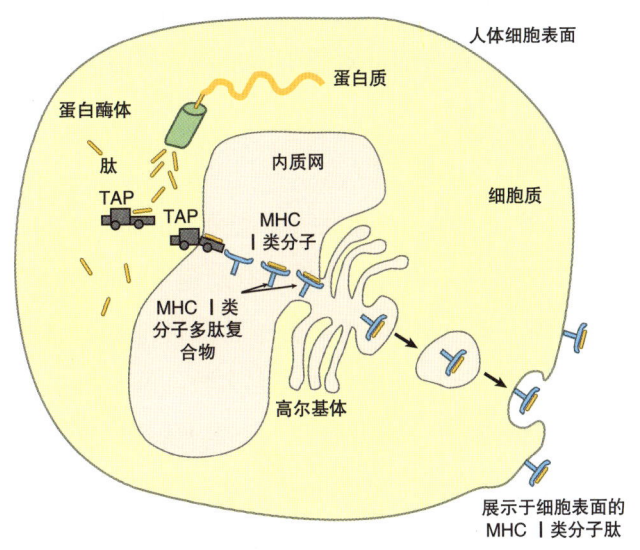

图4-1　内源性蛋白质被加工并装载到MHC Ⅰ类分子上的过程

一旦进入 ER，一些肽就会被选中装入 MHC Ⅰ类分子的结合槽中。至于为什么这里会说被选中，是因为我们之前已经讨论过，并不是所有的多肽都能被装入。首先，肽链必须具有合适的长度——大约 9 个氨基酸。其次，多肽两端的氨基酸必须与 MHC 分子结合槽两端的锚定氨基酸相匹配。显然，并非所有由蛋白酶体制备的"碎片"都具备这些特征，不具备这些特征的"碎片"会被降解或从细胞质中运回 ER。一旦 MHC Ⅰ类分子装载了多肽，将被运送并展示于细胞表面。因此，MHC Ⅰ类分子处理并展示多肽总共有 3 个步骤：蛋白酶体生成多肽、TAP 转运体将多肽转运到 ER、多肽与 MHC Ⅰ类分子的结合槽结合。

在肝细胞和心肌细胞等正常细胞中，蛋白酶体的主要功能是处理错误折叠的蛋白质。因此，可以想象，这些细胞中的"切割机"并不太讲究蛋白质的切割方式——它们只是随意地"砍"。这使得有些多肽适合用于 MHC 提呈，但大多数并不适合。相反，在巨噬细胞等专职提呈抗原的细胞中，这种切割并不那么随意。例如，IFN-γ 与巨噬细胞表面的受体结合后，会上调 LMP2、LMP7 和 MECL1 蛋白质的表达。这些蛋白取代了正常蛋白酶机制中的 3 种"库存"蛋白。这种替换的结果则导致了"定制"的蛋白酶体会优先切割疏水或碱性氨基酸后的蛋白质。你可能会问：为什么会这样？因为 TAP 转运体和 MHC Ⅰ类分子都偏爱那些在 C 端末尾具有疏水性或碱性的肽段。因此，在抗原提呈细胞中，标准蛋白酶体会被改造，从而产生"定制"的多肽，提高 MHC Ⅰ类分子的展示效率。

蛋白酶体看起来并不关心其所制造的肽链长度，由于 MHC Ⅰ类分子提呈的多肽长度约为 9 个氨基酸，因此可以想象 ER 中充斥着大量过长或者过短的无用肽段。然而，事实证明，TAP 转运体对长度为 8～16 个氨基酸的肽具有最高的亲和力。因此，TAP 转运体会筛选蛋白酶体产生的多肽，并优先转运那些具有特异 C 端且长度大致合适的多肽。候选多肽被转运到 ER 后，其中的酶会修剪掉多余的 N 端氨基酸，调整多肽链的大小，使之适合与 MHC Ⅰ类分子结合。

而这种"切碎和提呈"系统的一个重要特点是，大部分由蛋白酶体切碎的蛋白质是结构上存在缺陷的蛋白质，并非需要回收利用的陈旧蛋白质。因此，MHC Ⅰ类分子提呈的大多数肽都是来自新合成的蛋白质，从而使得免疫系统能够对感染做出快速反应。

## 五、MHC Ⅱ类分子的抗原提呈

与 MHC Ⅰ类分子将蛋白质片段提呈给杀伤性 T 细胞不同的是，MHC Ⅱ类分子主要向辅助性 T 细胞提供蛋白质片段。MHC Ⅰ类分子表达在几乎所有细胞上，而 MHC Ⅱ类分子只在免疫细胞上表达。这一表达差异也是有道理的。MHC Ⅰ类分子特征性地提呈细胞内制造的蛋白质，因此 MHC Ⅰ类分子的普遍存在使得 CTL 有机会检查体内大多数细胞是否受到感染。与之相反，MHC Ⅱ类分子就像"广告牌"一样宣传细胞表面的情况，时刻提醒辅助性 T 细胞注意环境中可能的危险。因此，执行这项任务所需的表达 MHC Ⅱ类分子的细胞数量相对较少——仅够对身体各部位的微环境进行监测。

构成 MHC Ⅱ类分子的两种蛋白质（α 链和 β 链）均在细胞质中产生，并被转移至 ER 中，与第三种被称为不变链的蛋白质结合。这种不变链蛋白具有多种功能：首先，它位于 MHC Ⅱ类分子的结合槽中，以防止其在 ER 中搭载其他多肽。这一点非常重要，因为 ER 中充满了经过蛋白酶体处理后装载到 MHC Ⅰ类分子上的内源性多肽。如果这些蛋白质片段被装载到 MHC Ⅱ类分子上，那么 MHC Ⅰ类和 MHC Ⅱ类分子就会提呈由同一种细胞内蛋白质制成的内源性多肽。其次，由于 MHC Ⅱ类分子的目的是提呈来自细胞外的蛋白质片段（外源性多肽），因此不变链发挥了重要作用：它就像一个"伴侣"，确保"不合适的求婚者"（内源性多肽）不会被 ER 中的 MHC Ⅱ类分子选中。

不变链还有一个功能是引导 MHC Ⅱ类分子通过高尔基体进入细胞质中，被称为内体的特殊囊泡。MHC Ⅱ类分子正是在内体中装载肽段的。目前观点是：当 MHC Ⅱ类分子从 ER 进入内体时，在细胞外游荡的蛋白质被包裹在吞噬体中，并被带入细胞。然后，吞噬体与内体合并，内体中的蛋白酶将外源蛋白质分解成肽段。在这一过程中，体内的酶还会破坏所有不变链，除了被称为 CLIP 的部分（这一结构也是 MHC 分子结合槽的"护卫"）。令人惊讶的是，虽然外源蛋白质和不变链被内体中的酶破坏得支离破碎，但 MHC Ⅱ类分子却不会被破坏。这大概是因为 MHC 分子巧妙地折叠在一起，使酶无法进入它们特定的裂解位点。

与此同时，同样进入体内的细胞蛋白质 HLA-DM 能够催化 CLIP 的释放。这样，外源性多肽就能被装入 MHC Ⅱ类分子的空结合槽中。但是，HLA-DM 的作用不仅仅是将 CLIP 踢出，为多肽腾出空间，它还能与多种多肽链竞争与 MHC Ⅱ类分子结合的位点，确保只有紧密结合的多肽才能被呈现出来。最后，MHC 与多肽的复合体被运送到细胞表面进行提呈（图 4-2）。

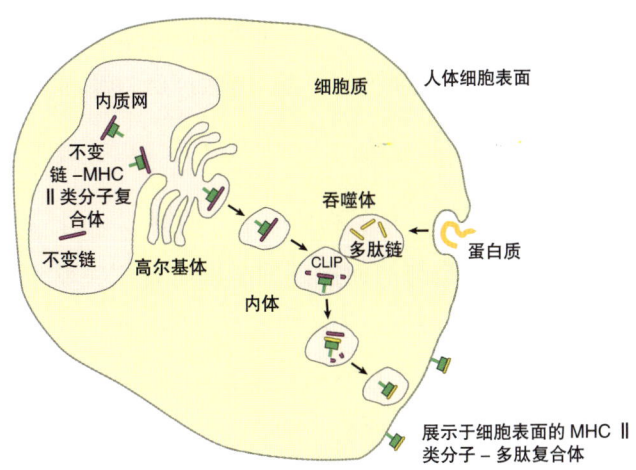

图 4-2　MHC 与多肽的复合体被运送到细胞表面进行提呈

必须认识到，MHC Ⅰ类和 MHC Ⅱ类分子存在着两种不同的装载位点和途径。正是这种装载位点和途径的分离，使得 MHC Ⅰ类分子能够提呈细胞内发生的事情（针对杀伤性 T 细胞），而 MHC Ⅱ类分子则能够提呈细胞外发生的事情（针对辅助性 T 细胞）。

## 六、抗原提呈细胞

在杀伤性 T 细胞发挥杀伤作用或者辅助性 T 细胞发挥辅助作用之前，必须先被活化。为此，T 细胞必须识别由另一个细胞表面的 MHC 分子提呈的同源抗原。但这对于 T 细胞的激活还不够，它还必须接收第二个共刺激信号。只有部分细胞具备同时表达 MHC Ⅰ类、MHC Ⅱ类分子，以及**共刺激分子**的能力，这部分细胞就被称为**抗原提呈细胞（APC）**。

由于抗原提呈细胞的工作是激活杀伤性和辅助性 T 细胞，这些细胞也能够被叫作"T 细胞激活细胞"。这样就可以避免与体内的常规细胞混淆，因为常规细胞不具有激活 T 细胞的能力，但可以通过 MHC Ⅰ类分子将这些细胞内的抗原提呈给杀伤性 T 细胞。在你看来，免疫学家是不是喜欢把事情搞得一团糟？我有时是这么认为的。总之，简单来说，只需记住"抗原提呈细胞"一词始终是指那些能够提供高水平 MHC 蛋白和 T 细胞活化所需的辅助刺激分子的特殊细胞。

共刺激信号通常涉及抗原提呈细胞表面的 B7 分子，这一分子能够与 T 细胞表面的 CD28 分子对接，为 T 细胞的活化提供共刺激信号（图 4-3）。

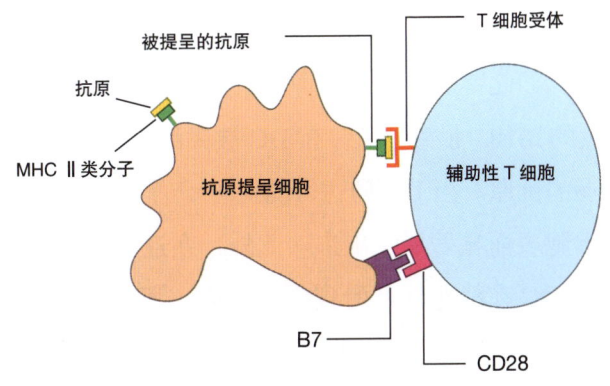

图 4-3　辅助性 T 细胞活化的双信号示意

目前已经确认的有 3 种抗原提呈细胞：活化的树突状细胞、活化的巨噬细胞、活化的 B 细胞。这些抗原提呈细胞都是白细胞，会随着血细胞的不断生成而得到相应的补充。

### 1. 活化的树突状细胞

树突状细胞（DC）具有海星样形状，其名称来源于"树突"一词，该词通常用来描述神经细胞上的突起。值得注意的是，这些细胞与前面提到的浆细胞样树突状细胞（pDC）有很大不同，pDC 的主要功能是在病毒攻击时产生大量 α 干扰素和 β 干扰素。虽然它们被称为 DC，但静止的 pDC 与 B 细胞和 T 细胞一样是圆形的，只有当它们被病毒感染而激活后，才会呈现出 DC 的海星样形状。DC 的功能曾一度存在争议。然而，现在人们逐渐意识到这类细胞是最重要的一类 APC——因为 DC 可以通过激活初始 T 细胞来启动免疫反应。以下是这类细胞的工作原理。

最早被描述的 DC 是星形的朗格汉斯细胞，存在于皮下组织中。从那时起，DC 被逐渐发现遍布全身。目前已经明确的是，这些 DC 是"哨兵"细胞，它们占据着代表我们第一道防线的上皮细胞屏障下的位置。在正常组织（未受感染的组织）中，DC 就像"品酒师"。虽然它们每小时可以吸收大约 4 倍于自身体积的细胞外液，但大多数细胞外液都只是被吸进去再吐出来。在这种"静息"状态下，DC 表面会表达少量 B7 分子和较低水平的 MHC 分子。此时它们不能很好地向 T 细胞（尤其是初始 T 细胞）提呈抗原。这是因为初始 T 细胞需要大量 MHC-肽复合物与受体交联及强大的共刺激信号才能被激活。

当机体受到外来微生物入侵时，DC 驻留的组织会成为战场，DC 就会被激活。DC 可被其他参与战斗的免疫系统细胞释放的信号激活。例如，中性粒细胞和巨噬细胞在试图消灭攻击者时都会释放肿瘤坏死因子（TNF），这一细胞因子可以激活 DC。此外，被病毒感染的细胞释放的 α 干扰素或 β 干扰素也能触发 DC 的活化。最后，DC 具有模式识别受体（如 Toll 样受体），可识别各类入侵者特有的分子模式。这些模式识别受体接收到的信号也在激活 DC 方面发挥重要作用。

### 2. 树突状细胞迁移

当 DC 被战斗细胞因子、濒死细胞释放的化学物质、模式识别受体或这些信号的组合激活时，这些"品酒师"的生活方式就会发生巨大变化。DC 不再"啜一口，吐一口"，它会"吞下"它所吸收的东西。通常情况下，DC 在激活后会在组织中停留约 6 个小时，收集具有代表性的抗原样本。此后，巨噬细胞的吞噬作用逐渐停止，活化的 DC 离开组织，通过淋巴系统到达最近的淋巴结。树突状抗原提呈细胞之所以如此特别，正是因为它被激活后具有迁移能力。

静息的 DC 中储备着大量的 MHC Ⅱ 类分子。在 DC 被激活并开始成熟时，这些 MHC Ⅱ 类分子就会开始装载来自战斗现场的抗原。当 DC 到达目的地时（通常需要一天时间），这些装载了抗原的 MHC Ⅱ 类分子就会在细胞表面显著展示出来。此外，在迁移过程中，DC 还会上调其 MHC Ⅰ 类分子的表达。因此，如果 DC 在战斗现场受到病毒感染，那么当它到达淋巴结时，病毒蛋白质的片段也会展示在 DC 的 MHC Ⅰ 类分子上。同时，在行进过程中，DC 会增加 B7 共刺激蛋白的表达。所以，当成熟的 DC 到达淋巴结时，它已经具备了激活初始 T 细胞所需的所有条件：高水平的 MHC Ⅰ类和 MHC Ⅱ类分子，其中含有适当的肽段，以及大量的 B7 蛋白（图 4-4）。

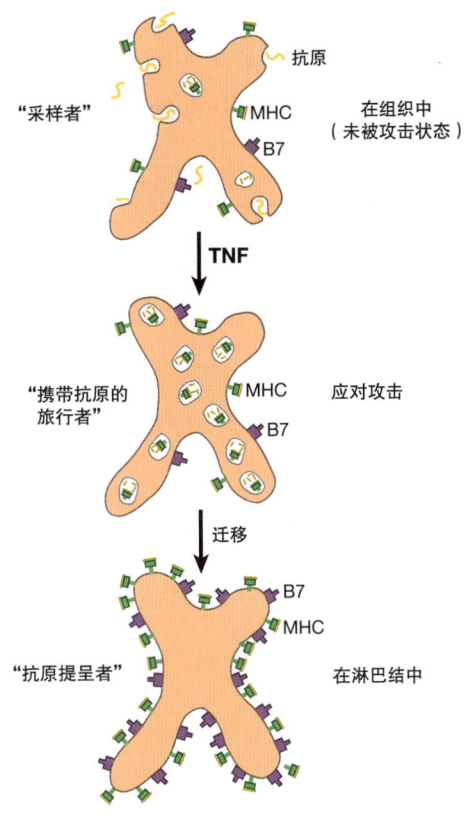

图 4-4 树突状细胞生命周期的 3 个阶段

现在，你觉得为什么 DC 在组织中广泛摄取抗原，而一旦开始前往淋巴结的旅程，便会停止摄取了呢？因为，DC 会"抓拍"前线正在发生的情况，并将这个"照片"带到淋巴结——即初始 T 细胞聚集的地方。在那里，迁移中的 DC 会激活那些初始 T 细胞，这些 T 细胞的受体能够识别"照片"中的入侵者。战斗细胞因子如 TNF 会触发 DC 迁移到淋巴结，这一事实也完全讲得通。毕竟，你希望只有在战斗打响时 DC 才会成熟、迁移到淋巴结并提呈抗原。

一旦 DC 到达淋巴结，它的寿命就只剩下 1 周左右。起初，这短暂的寿命可能看起来有些奇怪。毕竟，这并没有给 DC 太长的时间与"合适的"初始 T 细胞相遇，而这些 T 细胞正在淋巴结中循环，寻找与之相匹配的抗原。然而，DC 每小时可与数百甚至数千个 T 细胞发生作用，这确保了 DC 在短暂的寿命途中能够携带最新的战斗快照。此外，DC 在被激活后及开始迁移之前，会产生特殊的细胞因子（趋化因子），促使被称为单核细胞的白细胞离开血液，进入组织，分化成为 DC。因此，活化的 DC 能够自行招募替代细胞。这些新招募的 DC 可以随着战斗的持续，源源不断地将新的战斗图像带到淋巴结。

DC 寿命短还有另一个原因。我在第 2 讲中提到过，免疫反应的程度与攻击的严重性成正比是非常重要的。DC 寿命短有助于实现这一点。具体方法如下。

在微生物攻击期间，被活化的 T 细胞数量取决于将战斗消息带到附近淋巴结的成熟 DC 的数量。如果攻击微弱，交战的巨噬细胞产生的战斗细胞因子就会相对较少，只有少量 DC 带着它们的抗原被派出。由于这些 DC 到达淋巴结后只能存活很短的时间，因此只有少量 T 细胞会被激活——只够对付有限的微生物入侵者。此外，如果感染严重，就会产生许多战斗细胞因子，许多 DC 会被激活并前往附近的淋巴结，从血液中招募更多的 DC，大量的 T 细胞也会因此而被激活。因此，DC 寿命短的一个结果是，某一时刻淋巴结中的 DC 数量将反映战斗地点的感染情况，免疫反应的大小将与感染的严重程度成正比。

因此，DC 是在组织中对抗原进行取样的"哨兵"细胞。如果发生入侵，DC 就会被激活并前往附近的淋巴结。在那里，它们向辅助性 T 细胞和细胞毒性 T 细胞提呈在战斗现场收集到的抗原，从而启动适应性免疫应答。活化的 DC 寿命很短，这些细胞的快速更替确保了它们带给淋巴结的图像不断更新。此外，从组织中派出的 DC 数量和招募的替代 DC 数量将取决于攻击的严重程度。因此，免疫系统能够根据入侵的危险程度做出相应的反应。你还能想象出更巧妙的系统吗？我认为没有！

DC 被归类为固有免疫系统的一部分，因为它们的受体是"硬连接"的，不像 B 细胞和 T 细胞那样具有适应性。然而，我相信你现在已经明白，DC 实际上是固有免疫系统和适应性免疫系统之间的一座"桥梁"。

### 3. 活化的巨噬细胞

巨噬细胞也是一种"哨兵"细胞，守卫着人体暴露于外界的区域。它们可以充当垃圾收集器、APC 或凶猛的"杀手"——这取决于它们从所处的微环境中接收到的信号。在静息状态下，巨噬细胞擅长清理垃圾，但并不擅长提呈抗原。这是因为巨噬细胞只有在被战斗细胞因子（如 IFN-γ）激活或其模式识别受体被入侵病原体连接后，才会表达足够的 MHC 和共刺激分子，从而发挥 APC 的功能。

因此，巨噬细胞与 DC 相似，只有当存在危险的东西需要被提呈时，它们才会有效地提呈抗原。不过，我们必须认识到，DC 不会杀伤，而巨噬细胞也不会迁移。事实上，可以把树突状抗原提呈细胞想象成"摄影记者"，它们不携带武器，仅拍摄战斗现场的快照，然后离开战场进行报道。相反，巨噬细胞则是全副武装的"士兵"，必须驻扎在那里战斗。毕竟，巨噬细胞是我们早期抵御入侵者的主要武器之一。然而，巨噬细胞缺乏流动性却引发了一个有趣的问题：如果活化的巨噬细胞无法到达初始 T 细胞所在的淋巴结，那么它提呈抗原的能力又该如何发挥作用呢？答案就在这里。

一旦被 DC 激活，T 细胞就会离开淋巴结，经过血液循环，进入发炎的组织帮助战斗。然而，这些"经验丰富"的 T 细胞必须不断受到刺激，否则它们就会认为已经获得战斗胜利，从而回到静止状态或因疏忽而死亡。这就是活化巨噬细胞的作用所在。在组织中，巨噬细胞充当着"加油站"的角色，使经验丰富的 T 细胞保持活跃，从而能够持续参与战斗。因此，成熟的 DC 会激活初始 T 细胞，而活化的组织巨噬细胞则主要起到重新刺激活化有经验的 T 细胞的作用。

### 4. 活化的 B 细胞

第三种 APC 是活化的 B 细胞。初始 B 细胞并不擅长提呈抗原，因为它只表达低水平的 MHC Ⅱ 类分子及少量的 B7 蛋白（或根本不表达 B7 蛋白）。然而，一旦 B 细胞被激活，其表面的 MHC Ⅱ 类分子和 B7 蛋白水平就会急剧上升。因此，经验丰富的 B 细胞能够充当辅助性 T 细胞的 APC。在感染的最初阶段，B 细胞并不发挥 APC 的作用，因为那时它们还是幼稚的，还没有被激活。但是，在感染的后期或后续感染中，有经验的 B 细胞在提呈抗原时会发挥重要作用。这是因为 B 细胞与其他 APC 相比有一个很大的优势：B 细胞可以集中抗原进行提呈。当 B 细胞的受体与它们的同源抗原结合后，BCR 加抗原的整个复合体就会从细胞表面移除并被拖入细胞内。在那里，抗原经过处理，被装载到 MHC Ⅱ 类分子上，并被运回细胞表面进行提呈。

B 细胞受体对抗原有很高的亲和力，它们就像"磁铁"一样，能高效收集抗原并呈现给 Th 细胞。由于在激活 Th 细胞之前，必须有一定数量的 T 细胞受体被提呈的抗原交联，因此，与其他 APC 相比，活化的 B 细胞在激活辅助性 T 细胞方面具有 100～10 000 倍的优势，而此时周围的抗原相对较少。此外，B 细胞提呈抗原的速度也非常快，从抗原被 B 细胞受体捕获到抗原被 MHC Ⅱ 类分子展示在细胞表面所用的时间不到半小时。

总之，当首次遇到入侵者时，所有能够识别该特定入侵者的 B 细胞都是未经激活的初始细胞，此时最重要的 APC 是被激活的 DC。随后，在战斗激烈进行时，前线的被激活的巨噬细胞向战斗中的 T 细胞提呈抗原，以保持它们的激活状态。在感染后期或者如果再次遇到相同的入侵者，有经验的 B 细胞则成为极其重要的 APC——因为它们可以通过集中少量抗原进行提呈，从而迅速激活辅助性 T 细胞（图 4-5）。

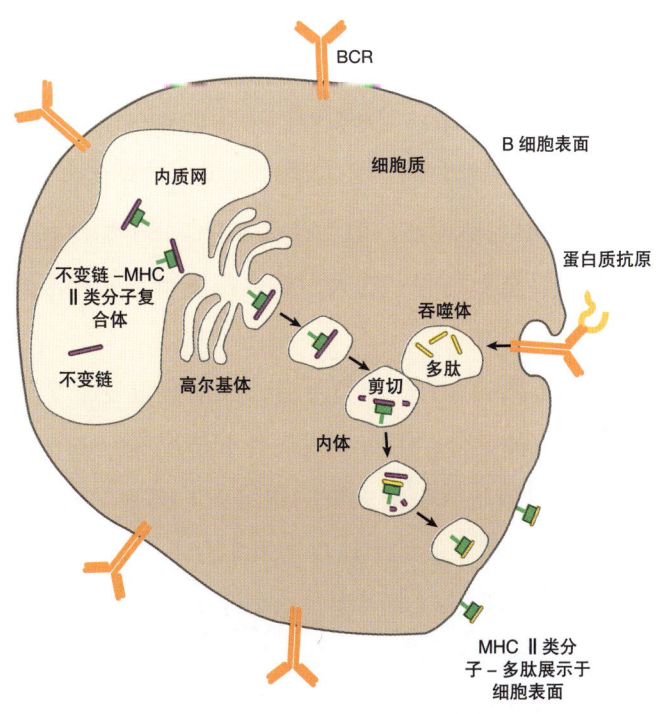

图 4-5 活化的 B 细胞表达高水平 MHC Ⅱ 类分子提呈抗原激活 Th 细胞

## 七、MHC Ⅰ类分子的抗原提呈逻辑

想要真正理解为什么抗原提呈是大自然母亲最伟大的发明之一，我们需要思考一下这种神奇活动背后的逻辑。我们需要提出一个问题：为什么要使用MHC提呈呢？为什么不让T细胞受体像B细胞受体那样识别未提呈的抗原呢？这实际上是一个由两部分组成的问题，因为我们谈论的是两种明显不同的提呈方式：Ⅰ类和Ⅱ类。接下来，让我们逐一进行讨论。

MHC Ⅰ类分子提呈的目的之一是将杀伤性T细胞的注意力集中在受感染的细胞上，而不是细胞外血液和组织中的病毒和其他病原体。只要病原体还在我们的细胞外，抗体就能标记它们，然后由专业的吞噬细胞将其消灭，防止它们引起感染。每个浆细胞每秒可产生约2000个抗体分子，这些抗体是一种"廉价"的武器，能有效地对付细胞外的入侵者。然而，一旦微生物进入细胞，抗体就无法对付它们了。这时就需要专门用于摧毁受感染细胞的高科技"昂贵"武器，即杀伤性T细胞来帮忙了。杀伤性T细胞主要识别感染细胞上MHC Ⅰ类分子所提呈的抗原，这就保证了CTL不会浪费时间去对付那些细胞外的入侵者，因为抗体可以有效消灭这些入侵者。

此外，让未提呈的抗原发出T细胞杀伤信号是极其危险的。试想一下，如果未感染细胞的表面恰好黏附有死亡病毒的残骸，而杀伤性T细胞识别出这种未提呈的抗原并杀死这些无辜的旁观者细胞，那将是多么可怕的事情。这肯定是不行的。

MHC Ⅰ类分子提呈信号的另一个特别重要的原因是，受病原体感染的细胞产生的大多数蛋白质都停留在细胞内，从未表达在细胞表面。因此，如果没有MHC Ⅰ类分子的提呈，许多受病原体感染的细胞就不会被杀伤性T细胞发现。实际上，MHC Ⅰ类分子提呈抗原的神奇之处在于，入侵病原体的每种蛋白质原则上都可以被MHC Ⅰ类分子分解并展示出来，供杀伤性T细胞识别。

最后，由于B细胞的受体能识别未经破碎和提呈的"原始"抗原，因此B细胞实际上是处于劣势的，因为大多数蛋白质必须经过折叠才能正常地发挥作用。由于这种折叠的存在，B细胞受体能够识别的许多表位都是无法看到的——因为它们位于折叠蛋白质分子的内部。相反，当蛋白质被切成短片段并由MHC Ⅰ类分子提呈时，这些表位就无法被杀伤性T细胞识别。

MHC Ⅰ类分子的提呈逻辑很容易理解，但为什么MHC分子如此多态呢？毕竟，在人类群体中存在着如此多的不同形式，以至于我们中的大多数人都继承了6种不同的Ⅰ类分子基因。这是不是有点过了？

那么，假设人类只有几种不同的MHC Ⅰ类蛋白，如果病毒发生变异，其产生的多肽无法与这些MHC Ⅰ类分子中的任何一种结合，那将会发生什么情况呢？——这可能会导致全人类的灭绝，因为没有杀伤性T细胞可以被激活来消灭被病毒感染的细胞。因此，多态的MHC分子的存在至少能让人群中的某些人在"狡猾"的病原体攻击下幸存下来。

但为什么我们有6个MHC Ⅰ类蛋白基因呢？这似乎太多了，尤其是MHC Ⅰ类蛋白还具有如此丰富的多态性。答案是，"拥有"6种不同MHC Ⅰ类分子增加了我们每个人至少有1种MHC Ⅰ类分子适合特定病原体蛋白片段的概率。与只有5个或更少不同MHC Ⅰ类分子编码基因的人

相比，继承了最多（6个）不同MHC Ⅰ类分子的HIV-1感染者的平均寿命要长得多。这里的想法是，随着HIV-1的变异，拥有更多不同的MHC Ⅰ类分子会增加变异病毒蛋白出现的概率。那为什么是6个而不是10个MHC Ⅰ类分子基因？我也不知道！

## 八、MHC Ⅱ类分子的抗原提呈逻辑

好了，既然MHC Ⅰ类分子的提呈具有重大意义，那么MHC Ⅱ类分子提呈呢？乍一看，APC的这种双重提呈（Ⅰ类和Ⅱ类）似乎过于复杂。但我们必须认识到，许多病原体并不会感染人类细胞：它们非常喜欢在细胞外的组织或血液中生存和繁殖。如果APC只能提呈感染机体细胞的病原体所产生的蛋白质，那么许多危险微生物的情报就永远不会到达淋巴结的指挥中心。通过利用MHC Ⅱ类分子展示战斗前线的总体环境中的某些状况，辅助性T细胞就能获得各种类型入侵者的情报。

但是，难道说，辅助性T细胞不可以去识别未被提呈的抗原吗？毕竟，它们不是杀手，所以不存在误杀旁观者的问题。当然，确实如此，但是这里仍然存在着安全性的问题。抗原提呈细胞只有在战斗进行的时候，才能有效地提呈抗原，辅助性T细胞经过了严格的筛选以确保它们不会对我们自己的蛋白质发生应答。因此，在辅助性T细胞被激活之前，辅助性T细胞和抗原提呈细胞都必须"认定"确实已经发生了入侵事件。因此，辅助性T细胞只能识别被提呈的抗原，这个要求可以确保，启动有致命风险的适应性免疫系统的决定不会是由单一细胞草率做出的。

此外，和Ⅰ类分子一样，Ⅱ类分子提呈的也是蛋白质小片段。因此，辅助性T细胞在抗原提呈过程中能"看到"的靶点数量，远远超过了那些存在于巨大的、并被折叠起来的蛋白质中可识别目标的数量。这种靶点数量增加的结果导致了更加强烈、更加多样化的免疫应答。在免疫应答过程中，许多不同的辅助性T细胞将会被活化——这些辅助性T细胞的受体能够识别出构成入侵者抗原的许多不同表位。

## 九、交叉提呈

尽管Ⅰ类和Ⅱ类分子抗原提呈途径的分离是"法则"规定的，但事实证明，APC的某些亚群也可以吸收外源性抗原，并将其转入Ⅰ类途径，由MHC Ⅰ类分子提呈。这种对Ⅰ类提呈的"非法"利用被称为交叉提呈。我们的观点是，如果一种聪明的病原体（如病毒）找到了避免感染APC的方法，但仍能感染体内其他细胞并在其中繁殖，那么交叉提呈将给免疫系统提供一个激活CTL来对抗这种病原体的机会。迄今为止，交叉提呈的规则和相关机制尚未明确。此外，MHC Ⅰ类分子交叉提呈从APC外部摄取的抗原对人体免疫系统的正常运作是否具有重要作用也不得而知。

## 十、非典型MHC分子和脂质提呈

MHC Ⅰ类和MHC Ⅱ类分子被称为经典MHC分子。因此，正如你所预料的那样，也有非经典的MHC分子，其中研究得最清楚的是CD1蛋白家族。这些非经典MHC分子与MHC Ⅰ类分子相似，都是由一个长的重链蛋白与β2-微球蛋白配对组成。然而，与具有结合槽的适合结合短肽的经典MHC分子不同，CD1分子（非经典MHC分子）具有适合结合脂质的形状。CD1分子

可以从细胞内的各个区块"采样"脂质，并将这些分子呈现在 APC 的表面，从而激活 T 细胞。因此，有学者推测这些非典型 MHC 分子为 T 细胞提供了一种检测细胞脂质成分的方法，就像 MHC Ⅰ类分子允许 T 细胞检测细胞的蛋白质一样。

免疫学中的每一条规则似乎都有例外，我们在这一节课程中所讲的规则是 T 细胞只能识别由 MHC Ⅰ类和 MHC Ⅱ类分子提呈的蛋白质片段。显然，CD1 分子向 T 细胞提呈脂质是这一规则的例外。然而，到目前为止，我们还不清楚脂质提呈对免疫防御有多重要。因此，我目前坚定支持"T 细胞只识别蛋白质抗原"的规则。不过请注意，随着对 CD1 提呈脂质的研究越来越多，我们对这一规则的认识可能会发生变化。

## 十一、MHC 蛋白与器官移植

除了在抗原提呈中的天然作用外，MHC 分子在器官和组织移植的非天然环境中也发挥着重要作用。移植研究开始于 20 世纪 30 年代的小鼠肿瘤实验。当时，诱发肿瘤的方法通常是在小鼠皮肤上涂抹一些可怕的化学物质，然后长时间等待肿瘤的形成。由于制造这些肿瘤非常麻烦，生物学家们希望在小鼠死后肿瘤细胞能够存活下来以便继续进行研究。为此，他们开始把一些肿瘤细胞注射到另一只健康的小鼠体内来让这些肿瘤细胞继续生长。然而，他们观察到，只有当供体和受体来自近亲繁殖程度较高的小鼠品系时，肿瘤细胞才能成功移植。而且近亲繁殖程度越高的品系，移植存活的概率就越大。这就推动了许多近亲繁殖小鼠品系的诞生，这些品系被免疫学家们一直沿用至今。

有了近亲繁殖小鼠品系后，免疫学家开始研究将一只小鼠的正常组织移植到另一只小鼠身上。他们随即注意到，如果把一只小鼠的一小块皮肤移植到另一只小鼠的皮肤上，只要两只小鼠来自同一近亲繁殖品系，移植的新皮肤就会保持健康的粉红色并继续生长。与此相反，如果用非近亲繁殖的小鼠来做这个实验，移植的皮肤在几小时内就会变白（因为血液供应被切断了）并最终死亡。免疫学家认为，这种立即发生的移植排斥反应一定是由于基因不相容造成的，因为在具有相同基因的近亲繁殖小鼠身上不会发生这种情况。为了确定与组织相容性有关的基因，免疫学家培育出了只有几个基因不同的品系小鼠，但这些品系仍然不能进行组织移植。在他们进行实验的过程中，逐渐发现位于小鼠第 17 号染色体上的一个复合体中的基因——他们最终将这个复合体称为主要组织相容性复合体（MHC）。

因此，我们一直在讨论的抗原提呈背景下的 MHC 分子，正是造成移植器官即刻排斥反应的分子。事实证明，杀伤性 T 细胞对外来的 MHC 分子特别敏感，当它们看到这些分子时，就会攻击并杀死表达这些分子的细胞。它们最喜欢攻击的目标是一些构成捐赠器官内血管的细胞。通过破坏这些血管，CTL 会切断移植器官的血液供应，导致器官死亡。因此，移植外科医师试图让具有相同 MHC 分子的捐赠者和受者配对。然而，找到这样的配型是很困难的。事实上，据估计，即使你能获得由 1000 万个与你没有血缘关系的人捐献的器官，与你所有 MHC Ⅰ类和 MHC Ⅱ类分子完全匹配的概率也只有 50% 左右。因此，MHC 分子的多样性在保护我们免受新的或变异的入侵者侵害方面非常重要，但给器官移植带来了真正的问题。显然，免疫系统在进化过程中并没有考虑到器官移植问题！

## 回顾

MHC Ⅰ 类分子就像"广告牌"一样展示细胞内的情况。例如，当病毒感染细胞时，它会利用细胞的生物合成机制产生病毒蛋白质。其中一些蛋白质被蛋白酶体切割成小块（肽），并由 TAP 转运体带入 ER。在那里，肽被 Ⅰ 类分子"采访"。长度约为 9 个氨基酸且末端含有适当氨基酸的多肽会与 MHC Ⅰ 类分子的结合槽结合，并被运送到细胞表面。通过"扫描"细胞表面展示的 MHC Ⅰ 类分子-肽复合物，杀伤性 T 细胞可以观察细胞，确定它是否已被感染并被摧毁。

MHC Ⅱ 类分子也是"广告牌"，但它们的作用是提醒 Th 细胞：机体正在进行一场战斗。Ⅱ 类分子与 Ⅰ 类分子一样在 ER 中组装，但由于不变链蛋白占据了它们的结合槽，因此 Ⅱ 类分子不会在 ER 中拾取肽。相反，Ⅱ 类不变链复合物会被运出 ER，进入另一个被称为内体的细胞区。在那里，它们与通过吞噬作用进入细胞并被酶切割成肽的蛋白质相遇。然后，这些肽取代了保护 Ⅱ 类分子结合槽的不变链，MHC-肽复合物被运送到细胞表面，展示给 Th 细胞。通过这种巧妙的机制，Ⅱ 类分子可以捕捉到来自细胞外蛋白质的肽，从而避免捕捉到来自细胞内蛋白质的肽。

与展示完整的蛋白质相比，MHC 分子展示碎裂的蛋白质有几个优点：首先，大多数病毒蛋白通常隐藏在受感染的细胞内，不会出现在细胞表面。这些蛋白质在不被 MHC Ⅰ 类分子展示的情况下是无法被杀伤性 T 细胞看到的。其次，由于蛋白质折叠会将其大部分隐藏起来，因此将蛋白质切成小肽后，就能发现许多完整蛋白质中无法触及的潜在 T 细胞靶点。综上，MHC 的展示大大增加了 CTL 识别受感染细胞和辅助性 T 细胞警惕微生物攻击的概率。

MHC Ⅰ 类和 MHC Ⅱ 类分子都具有极高的多态性，人类拥有这两类 MHC 分子的多种基因。因此，你的 MHC 分子能够展示大多数病原体的肽，并且人群中至少有一些人的 MHC 分子能够展示任何病原体的肽。

APC 是一种特殊的免疫系统细胞，它既能表达 MHC Ⅰ 类和 MHC Ⅱ 类分子，也能提供共刺激信号。在攻击的初始阶段，最重要的 APC 是 DC，因为这种细胞可以激活初始 T 细胞。当 DC 在战斗现场检测到危险信号时，就会开始成熟，并携带战斗抗原迁移到附近的淋巴结。在那里，DC 利用 MHC Ⅱ 类分子展示它在组织中收集到的蛋白质片段，并利用 MHC Ⅰ 类分子提呈可能在战斗现场感染 DC 的病毒或细菌制造的蛋白质片段。这样，DC 就能有效地捕捉到前线发生的情况，将其带到 T 细胞大量存在的地方，然后"现身说法"，激活 T 细胞。

被危险信号激活的巨噬细胞也能起到 APC 的作用。不过，活化的巨噬细胞不会前往淋巴结提呈抗原，而是留在组织中与入侵者作战。因此，在适应性免疫系统被激活后，巨噬细胞对提呈抗原最为有用。此时，组织中的活化巨噬细胞可以让有经验的 T 细胞保持活跃，延长它们有效对付入侵者的时间。

活化的 B 细胞是第 3 种 APC，但同样，这些细胞也无法启动针对新入侵者的适应性反应。原因是，在 B 细胞发挥 APC 的功能之前，它们必须首先被辅助性 T 细胞激活，而 Th 细胞必须等待 DC 的激活。因此，直到适应性免疫应答启动之后，B 细胞才会被"认证"为 APC。尽管如此，一旦被激活，B 细胞与 DC 和巨噬细胞相比还是有很大的优势：B 细胞可以利用它们的受体作为"抗原收集器"，将少量抗原集中起来提呈给 Th 细胞。因此，在最初感染的相对晚期或随后由同一攻击者导致的感染早期，B 细胞作为 APC 发挥了重要作用。

## 总结图

在这幅图中，你会注意到，我们的总结图现在包括了 APC 及其 MHC 和 B7 分子（图 4-6）。

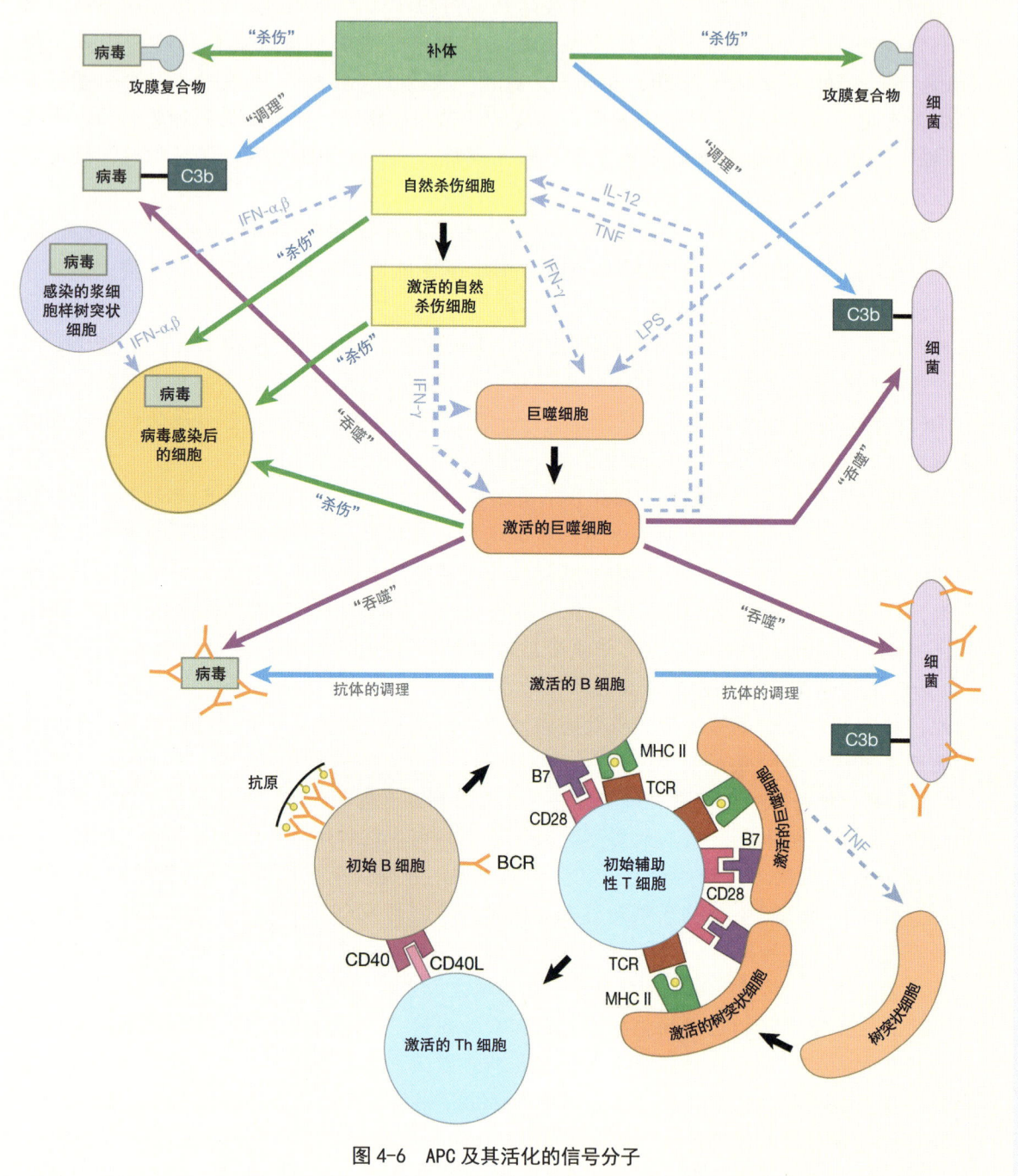

图 4-6　APC 及其活化的信号分子

## 已知与未知

1. MHC Ⅰ类分子交叉提呈从抗原提呈细胞外部摄取的抗原对人体免疫系统的正常功能有多重要?

2. 非经典的 CD1 MHC 分子向 T 细胞提呈脂质对疾病预防有多重要?

## 思考题

1. 请说明 MHC Ⅰ类分子提呈抗原对适应性免疫系统功能非常重要的原因。
2. 为什么由 MHC Ⅱ类分子提呈抗原是合理的?
3. 描述活化的树突状细胞、活化的巨噬细胞和活化的 B 细胞在感染过程中提呈抗原的不同作用。
4. 树突状抗原提呈细胞在其一生中可以是"采样者""旅行者"和"提呈者"。请说明树突状细胞在这 3 个阶段分别在做什么。
5. 有些肽的提呈比其他肽更有效。哪些因素会影响 MHC Ⅰ类和 MHC Ⅱ类分子的提呈效率?

（彭钰 译，胡凡磊 审）

# 第5讲 T细胞活化

> **注意！**
>
> T细胞在开始执行功能前，必须先被活化。这有助于确保T细胞只有在真正面临危险时才会开始行动，而且只会动员有用的武器。T细胞的活化需要T细胞受体识别入侵者、共受体分子Th细胞受体与相应的MHC Ⅰ类或MHC Ⅱ类分子结合，并由活化的抗原提呈细胞提供共刺激信号。B细胞和T细胞的活化方式有许多相似之处，但也存在重要差异。

## 一、引言

固有免疫系统储备了大量的武器。这是很有必要的，因为常见的入侵者几乎在连续不断地攻击我们的身体，而固有免疫系统就可以用这些武器有效地对付各种各样的"日常"敌人。相比之下，大约只有1/1 000 000的B细胞或T细胞具有能够识别特定入侵者的受体。由此可见，囤积B细胞或T细胞并不明智，因为我们可能终其一生都不会遇到只有某一特定的B细胞或T细胞才能抵御的入侵者。事实上，适应性免疫系统的一个重要特征就是它的武器是按需制造的：只有那些具有能识别"当前入侵者"受体的B细胞和T细胞才会被动员。调动这些武器的第一步是激活，在本节课程中，我们将重点讨论T细胞是如何被激活的，激活后的作用将在下一节课程中讨论。

## 二、T细胞受体

T细胞受体（T cell receptor，TCR）是位于T细胞表面的分子，相当于T细胞看世界的"眼睛"。如果没有这些受体，T细胞就像"盲人"一样无法感知外界的情况。TCR有2种类型：αβ型和γδ型。每种受体均由2种蛋白组成，即α和β或γ和δ。就像B细胞受体的重链和轻链一样，α、β、γ和δ的基因也是由混搭的基因片段组合而成的。实际上，B细胞和T细胞都是通过同一种蛋白（RAG1和RAG2）使染色体DNA双链断裂从而启动基因片段的剪接。因为基因片段都是混搭的，"竞争"的结果就导致了每个T细胞只会获得一种αβ受体或一种γδ受体，不会同时获得两者。一般而言，一个成熟的T细胞表面所有的TCR都是相同的，但偶尔也会有例外。

### 1. 传统 T 细胞

95% 以上的循环 T 细胞表达 αβTCR，同时还表达 CD4 或 CD8 共受体分子（稍后将详细介绍这些共受体）。这些传统 T 细胞的 αβ 受体能识别细胞表面由抗原肽和 MHC 分子组成的复合物。每个成熟的 T 细胞都有能识别与 MHC Ⅰ类分子或 MHC Ⅱ类分子结合肽段的受体。重要的是，传统 T 细胞的 αβ 受体在识别抗原肽的同时，必须能识别 MHC 分子，且与 B 细胞不同，T 细胞不能通过高频突变来改变其 TCR 对同源抗原的亲和力。

### 2. 非传统 T 细胞

除了传统 T 细胞外，人们还发现了几种非传统 T 细胞。表达 γδ 受体的 T 细胞即为非传统 T 细胞中的一种，因为与传统 T 细胞不同，大多数 γδT 细胞不表达 CD4 或 CD8 共受体分子。含 γδ 受体的 T 细胞多分布于肠道、子宫和舌头等与外界接触的区域。有趣的是，小鼠皮肤的表皮层中存在大量的 γδT 细胞，但在人类皮肤中却没有发现。这提示我们，就免疫系统而言，人类并不能被当作放大的小鼠来看。毕竟大约在 6.5 亿年前，人类和小鼠的谱系就已经分化了，人类是相对大型的动物，寿命较长。相反，小鼠体型小，寿命短。一只 2 岁的小鼠已经算是老年小鼠了！所以我们可以推测，人类和小鼠为保护自身而进化出的免疫系统虽然可能存在一定的相似之处，但并不相同。事实也的确如此。

虽然 αβTCR 与 BCR 具有相似的多样性，但 γδTCR 的多样性要少得多。此外，舌头和子宫中的 γδTCR 在重排过程中偏好某些特定的基因片段，而肠道中的 γδTCR 却偏好另一些基因片段的组合。这会让人们联想到：和固有免疫系统团队的成员一样，γδT 细胞也在前线"守岗放哨"，同时它们的受体也被调整到能识别从特定位置进入的侵略者。

关于 γδT 细胞还有很多未解之谜。例如，目前尚不清楚这些细胞在何处生长。传统 T 细胞在胸腺中成熟，尽管在胸腺中也发现了 γδT 细胞，但缺乏胸腺的裸鼠仍能产生功能性的 γδT 细胞。多数情况下，人们并不清楚 γδTCR 到底识别什么抗原，但普遍认为，与 B 细胞一样，γδT 细胞主要识别未提呈的抗原。有些 γδTCR 能识别应激细胞表面表达的蛋白（如 MICA 和 MICB）。故有学者推测 γδT 细胞主要负责杀死受微生物感染的应激细胞。但是，γδT 细胞的确切功能至今仍不清楚。

还有一种非传统 T 细胞经常被提及——NKT 细胞，但人们对它也知之甚少。在人类血液中，NKT 细胞大概只占 T 细胞的 1%。顾名思义，这种非传统 T 细胞拥有固有免疫系统中自然杀伤（natural killer，NK）细胞的某些特性，同时还有适应性免疫系统中传统 T 细胞的某些特性。NKT 细胞在胸腺中成熟，表达 αβ 受体。然而，其表达的受体种类非常有限，这与同样表达 αβ 受体的传统 T 细胞形成了鲜明的对比。此外，NKT 细胞的受体可识别非经典 CD1 MHC 分子提呈的脂肪，而不是 MHC Ⅰ类或 MHC Ⅱ类分子提呈的蛋白片段。目前认为 NKT 细胞已经进化成一种保卫我们的武器，可以抵御一些微生物，如能产生特征性脂质分子的结核分枝杆菌。然而，野生型小鼠和 NKT 细胞缺陷小鼠感染结核分枝杆菌的概率相似。到目前为止，尚不清楚 NKT 细胞在人类抗细菌感染方面起多大作用。

由于人们对传统 T 细胞的了解远远多于对非传统 T 细胞的了解，同时传统 T 细胞似乎是帮助人类抵御疾病最重要的 T 细胞，因此在本书中我们仅讨论传统类型的 T 细胞。

## 三、T 细胞受体信号转导

一旦 TCR 识别了由 MHC 分子提呈的同源抗原，紧接着就是将 T 细胞表面识别的信号传递到 T 细胞核内。T 细胞要从静息状态转变为活化状态，必须改变一些基因的表达状态，当然这些基因位于细胞核内。正常情况下，这一跨膜信号的传递涉及一种跨膜蛋白，它由两部分组成：胞外区能结合细胞外的分子（或称为配体），胞内区启动生化级联反应，将"与配体结合"的信号传递至细胞核内。这里 TCR 会遇到一点小问题。与 BCR 类似，αβTCR 有一个完美的胞外区可以结合其配体（抗原肽 -MHC 分子复合物），但 α 和 β 蛋白的胞质区尾部只有大约 3 个氨基酸的长度——这对于信号传递来说太短了（图 5-1）。

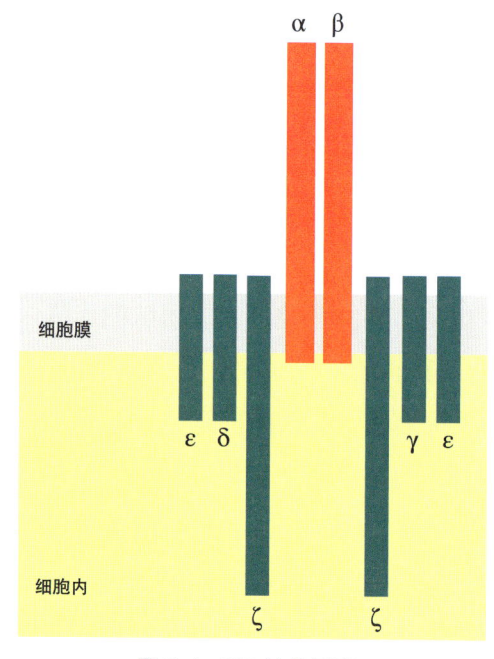

图 5-1　TCR 结构示意

为了完成信号传递，TCR 还需要一些额外的辅助：CD3 蛋白复合体。在人体中，这一信号复合体由 4 种不同的蛋白组成：γ、δ、ε 和 ζ。CD3 蛋白锚定在细胞膜上，具有足够长的胞质尾部，可以很好地传递信号。但需注意，组成 CD3 蛋白复合体的 γ 和 δ 蛋白与组成 γδTCR 的 γ 和 δ 蛋白是两码事。

整个蛋白复合体（α、β、γ、δ、ε、ζ）是作为一个整体单元被转运到细胞表面的，如果其中任何一种蛋白不能正常表达，就不能在该细胞表面形成 TCR。因此，大多数免疫学家认为，有功能的、成熟的 TCR 应该是完整的蛋白复合物。毕竟，α 和 β 蛋白虽然可以识别信号但无法传递信号；γ、δ、ε 和 ζ 蛋白虽然可以很好地传递信号，但它们无法感知细胞外的情况。两部分需要协同才能完成信号的识别与传递。与 BCR 一样，TCR 的信号传递包括将这些受体簇集在 T 细胞表面的某个区域。而后 CD3 蛋白的胞质尾部会募集一定数量的激酶，将活化信号传递入核。

当 TCR 的 α 链和 β 链首次被发现时，人们认为 TCR 只是一个"开关"，其唯一的功能就是传递活化信号。但在得知了 CD3 蛋白的存在后，你们还觉得 TCR 只是一个简单的"开关"吗？当然不是！TCR 可以根据触发的方式、时间和地点发出不同的信号，导致截然不同的结果。例如，在胸腺中，如果 TCR 识别到自身抗原肽 -MHC 分子复合物，TCR 就会诱导 T 细胞自杀以防止自身免疫。在成熟 T 细胞中，如果 TCR 识别到由 MHC 分子提呈的同源抗原，同时又没有接收到所需的共刺激信号，那么 T 细胞就会失能，无法发挥作用。当 TCR 识别到提呈的同源抗原且有共刺激信号时，TCR 就可以发出活化信号。因此，相同的 TCR 会根据不同情况发出死亡、失能或活化的信号。事实上，已有报道称只要改变所提呈抗原肽中的一个氨基酸就能使活化信号转变为死亡信号！显然，这不是一个简单的"开关"就可以解释的，免疫学家们正在努力研究 TCR 信号是如何接通的，以及哪些因素会影响信号转导的结果。

## 四、CD4 和 CD8 共受体

除了 TCR 外，还有 2 种分子参与 T 细胞的抗原识别——CD4 和 CD8 共受体。这么看来，大自然增加这些 CD4 和 CD8 共受体是不是多此一举呢？既然已经有 2 种蛋白（α 和 β）用于识别抗原了，又有 4 种蛋白（γ、δ、ε 和 ζ）负责传递信号，你不觉得这样就足够了吗？显然不够，所以免疫系统一定有一些关键的特征使得 CD4 和 CD8 共受体的存在成为必需。让我们来看看这些可能是什么。

CTL 和 Th 细胞执行 2 种不同的功能，它们分别识别 2 种不同的分子，即 MHC Ⅰ 类分子和 MHC Ⅱ 类分子，以获得抗原信息。但 CTL 如何知道应该识别由 MHC Ⅰ 类分子提呈的抗原肽，而 Th 细胞又怎么知道要扫描 APC 表面由 MHC Ⅱ 类分子提呈的抗原肽呢？毕竟，如果 CTL 错误地识别了 APC 表面的抗原肽 -MHC Ⅱ 类分子复合物并将该 APC 杀死，那就麻烦了。而这时就需要 CD4 和 CD8 了。

当 T 细胞在胸腺中开始成熟时，它们的表面会同时表达 2 种类型的共受体。免疫学家称它们为 $CD4^+CD8^+$ 或双阳性 T 细胞。关键在于，CD4 共受体只能"夹在"MHC Ⅱ 类分子上，而 CD8 共受体只能与 MHC Ⅰ 类分子相结合。因此，CD4 和 CD8 共受体可帮助 Th 细胞和 CTL 结合到相应的 MHC 分子上。最新的观点认为，双阳性 T 细胞会扫描 APC，寻找其 TCR 可以结合的 MHC 分子。如果 TCR 的形状刚好可以与 APC 表面的 MHC Ⅱ 类分子结合，CD4 共受体就会与之结合。相反，如果 TCR 的形状刚好适合与 MHC Ⅰ 类分子结合，CD8 共受体就会与之连接（图 5-2）。

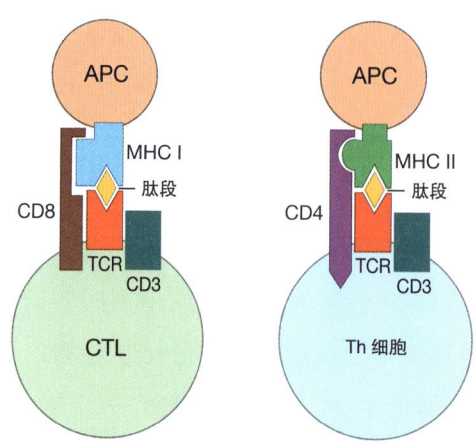

图 5-2　CTL 和 Th 细胞分别与 MHC Ⅰ类分子和 MHC Ⅱ类分子的结合示意

CD4 和 CD8 分子的尾部都跨过了 T 细胞的细胞膜，延伸到胞质中。虽然它们尾部不同，但都具有传递信号的能力。因此，当 CD4 分子结合 MHC Ⅱ类分子时，CD8 共受体的表达就会下调，T 细胞就会变成单阳性 $CD4^+$ T 细胞，发挥 Th 细胞的功能。相反，如果 CD8 共受体与 MHC Ⅰ类分子结合，CD4 的表达就会终止，该细胞就会变成 CTL。这就是阳性选择。但这些共受体分子究竟是如何帮助 T 细胞分化为 Th 细胞或 CTL 的，目前还不清楚。

### 五、共刺激

在初始 T 细胞中，细胞受体和细胞核之间的连接并不顺畅。这就好像 T 细胞有一个电路系统，在传感器（TCR）和它要调控的设备（细胞核中的基因表达）之间有一个大"电阻"。由于存在这个"电阻"，TCR 发出的大量信号在传输到细胞核的过程中会丢失。其造成的结果是，必须有极大量的 TCR 与同源抗原结合，才能使到达细胞核的信号强到足以产生影响。但是，如果在 TCR 结合后，T 细胞同时接受共刺激，那么 TCR 发出的信号就会被放大很多倍，这样只需少部分 TCR（大概少 100 倍）结合就能活化初始 T 细胞。尽管已经发现了许多可以共同刺激 T 细胞的分子，但研究最深入的还是在抗原提呈细胞表面表达的 B7 蛋白（B7-1 和 B7-2）。B7 分子通过与 T 细胞表面的 CD28 受体分子结合，为 T 细胞活化提供共刺激信号（图 5-3）。

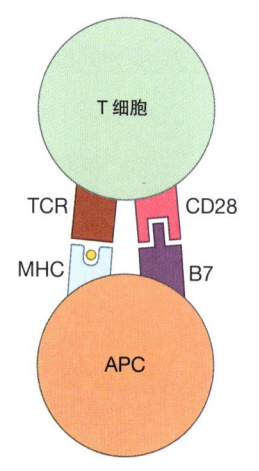

图 5-3　T 细胞活化的共刺激信号

因此，除了需要 TCR 与抗原肽-MHC 分子复合物结合，初始 T 细胞还必须接收共刺激信号才能被活化。共刺激被视为一种"信号放大器"，它可以增强 TCR 发出的"已结合"信号，从而减少必须和抗原肽-MHC分子复合物交联的TCR的阈值数量。有趣的是，一旦初始T细胞被活化，TCR 和细胞核之间的连接就会增强。就好像抗原刺激过的 T 细胞被重新连接，绕过了初始 T 细胞中存在的"电阻"。由于这种重新连接，TCR 信号的放大对于抗原刺激过的 T 细胞而言就不如对初始 T 细胞那么重要了，结果导致抗原刺激过的 T 细胞对共刺激的需求降低了。

## 六、辅助性 T 细胞活化的详细过程

在淋巴结中，Th 细胞会快速扫描 DC 以查看同源抗原是否被提呈。一个 DC 通常每小时能接受约 1000 次这样的"视察"。如果 T 细胞发现 DC 提呈其同源抗原，该 T 细胞就会"逗留"在淋巴结，因为初始 Th 细胞的完全活化通常需要几个小时。在此期间，会发生一系列重要事件。首先，DC 表面的黏附分子和 T 细胞表面的黏附分子相互结合以保持两个细胞接触。其次，T 细胞表面的 CD4 共受体分子"夹住"DC 表面的 MHC Ⅱ 类分子，促进了两个细胞之间的相互作用。此外，TCR 结合后会上调 Th 细胞表面黏附分子的表达，进一步增强 APC 和 T 细胞的结合。这一点很重要，因为 TCR 与抗原肽-MHC 分子复合物之间的初步结合实际上非常薄弱（为了能快速扫描）。所以，类似于魔术贴一样的黏附分子对 T 细胞的活化极为重要。TCR 和黏附分子在 APC 和 T 细胞的结合面聚集，形成所谓的免疫突触。

Th 细胞上 TCR 的识别结合也会上调其表面 CD40L 蛋白的表达，而当这些蛋白与 DC 表面的 CD40 蛋白结合时，就会发生一些重要的改变。虽然成熟的 DC 在首次进入淋巴结时就能表达 MHC 和共刺激分子（如 B7），但当 APC 表面的 CD40 蛋白与 Th 细胞表面的 CD40L 蛋白结合后，MHC 和共刺激分子的表达水平就会升高。此外，DC 表面 CD40 蛋白的结合还延长了 DC 的寿命。这种有用的 DC 寿命的延长是非常有意义的，它确保了正在向 T 细胞提呈同源抗原的特定 DC 能够停留足够长的时间，辅助活化更多这样的 T 细胞。因此，DC 与初始 Th 细胞之间的作用是双向的。这些细胞实际上是在相互刺激中完成活化之"舞"。该合作的最终结果是，DC 成为更强大的 APC，同时 Th 细胞活化，表达高水平的 CD40L，促进 B 细胞活化。

活化完成后的 Th 细胞和 APC 分离。然后，APC 继续活化其他 T 细胞，而刚活化的 Th 细胞就开始增殖。在感染期间，一个活化的 T 细胞在增殖的第 1 周可产生约 1 万个子细胞。这种增殖是由 IL-2 等生长因子驱动的。初始 T 细胞也可以合成 IL-2，但其表面缺乏 IL-2 受体，因此无法对 IL-2 做出应答。相反，活化的 Th 细胞会合成大量 IL-2，同时其表面可表达 IL-2 受体，因此，新活化的 Th 细胞会促进细胞的自身增殖。这种活化与生长因子受体表达上调的耦合是克隆选择的基础：那些被选择活化的 Th 细胞（因为它们的 TCR 识别入侵者）上调生长因子受体的表达并增殖，形成克隆。此外，T 细胞增殖的程度取决于 TCR 与抗原肽-MHC 分子复合物之间相互作用的程度。具有高亲和力受体的 T 细胞比那些受体不能与 MHC 分子提呈的抗原肽紧密结合的 T 细胞增殖得更多。

因此，Th 细胞活化的一系列过程是这样的：Th 细胞通过黏附分子与 APC 短暂结合，此时 TCR 识别并结合 APC 提呈的同源抗原。TCR 的结合增强了两个细胞之间的黏附并上调了 Th 细胞表面 CD40L 的表达。然后 CD40L 与 APC 表面的 CD40 结合，上调 APC 表面 MHC 分子和共刺激分子（如 B7）的表达。APC 提供给 Th 细胞的共刺激信号可放大"TCR 结合"信号，从而活化 Th 细胞。因此，B7/CD28 和 CD40L/CD40 的相互作用，使 Th 细胞和 DC 实际上是相互活化的。这对它们来说是双赢的（图 5-4）。

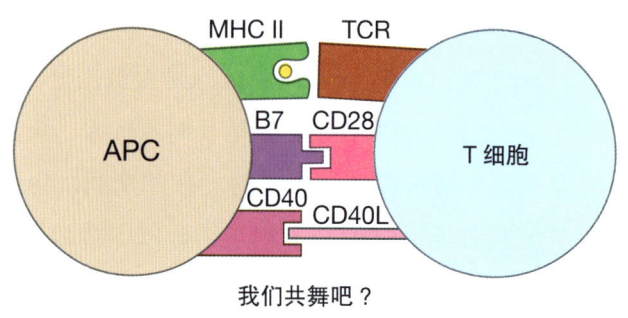

图 5-4　T 细胞的活化过程

活化完成后，两种细胞分开，生长因子与活化后的 Th 细胞表面表达的生长因子受体结合，Th 细胞在生长因子的驱动下增殖，产生 Th 细胞的克隆群，可用于识别 APC 提呈的抗原肽。

## 七、杀伤性 T 细胞的活化过程

Th 细胞的活化首先必须是其受体识别 DC 表面的 MHC Ⅱ 类分子提呈的同源抗原，同时 Th 细胞还必须接收来自同一 DC 的共刺激信号，即 Th 细胞和 DC 必须一致认为存在入侵。这可以防止激活"捣乱"的 Th 细胞——这些细胞可能会直接攻击我们自身的组织，导致自身免疫病。

虽然 Th 细胞活化的过程已经比较明确了，但初始 CTL 的活化过程却是免疫学中最重要的未解之谜之一。目前已经知道的是，初始 CTL 的完全活化需要三种细胞参与：一种是 CTL，其受体可以识别抗原肽；一种是 DC，其 MHC Ⅰ 类分子可提呈抗原蛋白片段给 CTL；还有一种是 Th 细胞，为 CTL 提供辅助。一种可能的活化方式是 DC、Th 细胞和 CTL 刚好能聚在一起。但是，这种猜测存在一个问题：在感染早期，这几种细胞的数量非常少，Th 细胞和 CTL 同时遇到能够提呈其同源抗原的 DC 的概率非常小。

目前的研究表明，在应对能够感染细胞的微生物（CTL 就是专门负责抵御这类微生物）的入侵时，CTL 的初始活化不需要 T 细胞的辅助，凭借初始 CTL 和被感染的 DC 之间的相互作用就足够了。在这一过程中，CTL 的受体识别 DC 表面的 MHC Ⅰ 类分子提呈的同源抗原，并接受来自同一个 DC 的共刺激（如通过 B7）。这意味着初始 CTL 的活化方式和初始 Th 细胞类似：只需要遇到一个活化的 DC 即可。值得注意的是，尽管 CTL 的活化可以无须 Th 细胞的辅助，但需要活化的 DC 向 CTL 提呈抗原，这也确保了不是只有一种细胞决定 T 细胞的活化。

## 第 5 讲 T 细胞活化

仅需 2 种细胞的相互作用就能活化初始 Th 细胞和 CTL，这是为了在入侵者完全占上风之前就能快速启动适应性免疫系统。然而，尽管不依赖 Th 细胞辅助活化的 CTL 也会增殖变多，并能杀死被感染的细胞，但这些无须辅助的 CTL 的杀伤效率并不高，而且寿命也很短。因此，无须辅助活化的 CTL 仅小幅增殖，以在感染早期快速处理入侵者。相反，在 Th 细胞的协助下被完全活化的 CTL 可以旺盛增殖、高效杀伤，并成为记忆性 CTL（可以抵御同种攻击者的再次入侵）。当然，这又回到了原来的问题，CTL 是如何在 3 种细胞无法同时相互作用的情况下被 Th 细胞和 DC 完全活化的？

一种可能的情况是"顺序模型"，它假设 Th 细胞被活化后，活化它们的 DC 获得了许可，可以完全激活 CTL。根据这一模型，Th 细胞的 CD40L 蛋白与 DC 的 CD40 蛋白结合后，改变（许可）了 DC，使其离开 Th 细胞时已具备了完全激活随后接触的 CTL 的能力。有学者认为，这种许可涉及 DC 表面蛋白的表达上调，它们可以结合 CTL 表面的受体蛋白，但这一点还不确定。在"顺序模型"中，DC 和 Th 细胞先相互作用，然后获得许可的 DC 和 CTL 相互作用，这样就不需要 3 种细胞同时作用。在这种情况下，Th 细胞以 DC 为中介间接发挥作用，辅助活化 CTL。一旦 CTL 被完全激活并到达战场，Th 细胞就可以通过提供 IL-2 等细胞因子直接辅助 CTL，让 CTL 尽其所长。

研究还表明，当活化的 DC 和 Th 细胞结合时，会产生趋化因子，吸引初始 CTL 到达附近，让 3 种细胞汇合更有可能发生。此外，活化的 DC 和 Th 细胞的结合通常会持续数小时。因此，细胞因子诱导的迁移和 Th 细胞-DC 相互作用时间的延长，让可识别入侵者的 CTL 更有可能参与到相互作用中来。最后，在免疫反应后期，淋巴结和其他次级淋巴器官中会存在许多活化的 DC、Th 细胞和 CTL——也许每种细胞都有足够的数量，使 3 种细胞的相互作用成为可能。

CTL 是如何被活化的？这是一个免疫学家尚未完全阐明的关键问题。这个问题举足轻重！了解 CTL 是如何被活化的对于设计疫苗和治疗 CTL 相关的疾病至关重要。

### 回顾

B 细胞和 T 细胞的活化方式有许多相似之处。BCR 和 TCR 都有延伸到胞外的识别蛋白，这些蛋白是由基因片段混搭而成的，因此具有极大的多样性。对于 BCR 而言，这些识别蛋白构成了抗体分子的轻链和重链。对于 TCR 而言，识别抗原的分子是 α 和 β 蛋白。TCR 和 BCR 在胞内的尾部太短，无法转导识别信号，因此需要额外的分子来实现这一目的。对于 BCR，这些信号蛋白被称为 Igα 和 Igβ。对于 TCR，信号传递涉及一种被称为 CD3 的蛋白复合物。

B 细胞或 T 细胞活化时，其受体必须被抗原簇集在一起，因为这种交联会在细胞表面的一小块区域内聚集许多信号分子。当信号分子的密度足够大时，链式酶促反应就会启动，将"受体结合"的信号传递到细胞核内。在细胞的"大脑中心"，相关基因的表达会根据活化信号开启或关闭。

虽然受体结合对于 B 细胞或 T 细胞的活化至关重要，但这还不够。初始 B 细胞和 T 细胞还需要抗原非特异性的共刺激信号。这种需要双信号才能激活的方式形成了一个"自动防故障系统"，可防止 B 细胞或 T 细胞被不适当地激活。B 细胞活化时，Th 细胞可以通过表面的 CD40L 蛋白与 B 细胞表面的 CD40 蛋白相互作用来提供共刺激，B 细胞还可接受"危险信号"的共刺激，包括抗原特异性分子模式或参与战斗的细胞因子。对 T 细胞而言，共刺激通常来自活化 DC 表面 B7 蛋白和 T 细胞表面 CD28 蛋白的结合。

在感染早期，B 细胞和 CTL 可以通过不依赖 Th 细胞帮助的方式激活。无须辅助激活的浆细胞只能产生 IgM 抗体，因为它们还未能发生抗体类别转换，不能产生更适合抵御特定入侵者的抗体类型。它们没有经历过体细胞高频突变，因此它们的 BCR 还没有经过微调，而且它们只能存活很短的时间。同样，无须辅助激活的 CTL 增殖能力不强，存活时间短，杀伤效率不如依赖 Th 细胞激活的 CTL。尽管无须辅助激活的 B 细胞和 T 细胞有这些缺陷，但它们可以在更"见多识广"的 B 细胞和 T 细胞产生的同时，对病原体做出快速反应。

BCR 和 TCR 都能与共受体分子联合，后者的作用是放大 BCR 和 TCR 发出的信号。对于 B 细胞，这种共受体可识别被补体调理过的抗原。如果 BCR 识别到抗原，且抗原上还结合有补体蛋白片段，那么抗原就会形成一个"夹子"，将 BCR 和补体受体一起"夹"在 B 细胞表面，从而大大增强"受体结合"的信号。因此，B 细胞更容易被补体调理过的抗原激活（需交联的 BCR 数量大大减少）。

T 细胞也有共受体。Th 细胞表面表达 CD4 共受体分子，而 CTL 表面则表达 CD8 共受体。当 TCR 结合 MHC 分子提呈的抗原时，T 细胞表面的共受体就会"夹"在 MHC 分子上。这是为了加强 TCR 向细胞核发送的信号，使 T 细胞更容易被激活（需要交联的 TCR 更少）。这些共受体只与相应的 MHC 分子相互作用：MHC Ⅰ类分子结合有 CD8 共受体的 CTL，MHC Ⅱ类分子结合有 CD4 共受体的 Th 细胞。共受体分子是聚集分子，B 细胞共受体帮助 B 细胞聚集在已被补体系统识别为危险（即被调理过）的抗原周围，CD4 共受体将 Th 细胞聚集在 MHC Ⅱ类分子提呈的抗原周围，而 CD8 共受体则将 CTL 集中在 MHC Ⅰ类分子提呈的抗原周围。

当然，B 细胞和 T 细胞识别的物质有很大的区别。BCR 识别自然状态下的抗原，即尚未被 MHC 分子加工并结合的抗原。这种抗原可以是蛋白，也可以是几乎任何其他有机分子（如糖类或脂肪分子）。相比之下，传统 T 细胞的 αβ 受体只能识别由经典 MHC 分子提呈的蛋白片段。BCR 只需要与其同源抗原结合，而 TCR 则需要同时与提呈的肽段及 MHC 分子结合。由于 BCR 可识别的抗原很广泛，包括蛋白、糖类和脂类等，因此 B 细胞比 T 细胞能应对更多种类的入侵者。此外，由于 TCR 识别的是蛋白的小片段，它就可以识别高度折叠的完整蛋白中那些 BCR 无法直接识别的片段。

B 细胞与 T 细胞的另外一个区别在于，在感染过程中，BCR 经历体细胞高频突变和选择。因此，就像打牌一样，B 细胞可以不停"抽牌"，以获得一手更好的"牌"。与此相反，TCR 无法发生高频突变，所以 T 细胞只能凑合使用最初发到的"牌"。

## 已知与未知

1. APC 和 Th 细胞是怎样共同激活初始 CTL 的?
2. 许多病毒会杀死它们感染的细胞,那么为什么 APC 在提呈病毒抗原以激活 CTL 之前没有被杀死呢?
3. "指引" T 细胞分化为 Th 细胞或 CTL 的机制是什么?

## 思考题

1. 共受体和共刺激之间的区别是什么?请举例说明,并分别说明两者对 B 细胞或 T 细胞活化的重要性。
2. 为什么细胞黏附分子在 T 细胞活化过程中很重要?这些黏附分子难道不会延缓进程吗?
3. DC 和 Th 细胞"共舞"时会发生什么?
4. 基本上,固有免疫系统和适应性免疫系统团队中的所有成员都必须先被激活,然后才能参与战斗。回顾活化级联的步骤:从携带 LPS 的革兰氏阴性细菌进入伤口开始,到产生能识别该细菌的抗体时结束。
5. 你能举出几个"自动防故障系统"用于防止适应性免疫系统被不适当激活的例子吗?

(刘泠钰 译,鲁晓勇 审)

# 第6讲 工作中的 T 细胞

> **注意！**
>
> 适应性免疫系统的两大重要武器是辅助性 T 细胞和杀伤性 T 细胞。辅助性 T 细胞能分泌特定的细胞因子组合，以协调有效的防御反应；而杀伤性 T 细胞则负责消灭被感染的细胞及胞内病原体。然而，是固有免疫系统在指导适应性免疫系统，告诉它应动员哪些武器来抵御特定的入侵者，同时这些武器应被部署在机体的哪个部位。

## 一、引言

一旦辅助性 T 细胞和杀伤性 T 细胞（CTL）被激活，它们就成为免疫学家所称的效应细胞，准备开始工作。效应 CTL 的主要任务是消灭被病毒或细菌感染的细胞。效应 Th 细胞有两个主要职责：一是驻留在血液和淋巴循环中，从一个淋巴结迁移到另一个淋巴结，辅助 B 细胞或 CTL 工作；二是离开血管，前往正在进行战斗的部位，为固有免疫和适应性免疫的"战士们"提供支持。

## 二、辅助性 T 细胞作为生产细胞因子的"工厂"

Th 细胞能够产生多种不同的细胞因子——这些蛋白分子被用于免疫系统的其他部分间的通信。Th 细胞就像免疫系统中的"四分卫"，通过细胞因子来指挥作战。涉及的细胞因子包括 TNF、IFN-γ、IL-4、IL-5、IL-6、IL-10、IL-17 和 IL-21。但是，单个 Th 细胞并不分泌上述所有不同的细胞因子。Th 细胞通常只分泌特定类型的细胞因子，以针对特定类型的入侵者协调免疫防御。迄今为止，已经确定了 3 种主要的 Th 细胞亚群：Th1、Th2 和 Th17。但这并不意味着 Th 细胞仅能分泌 3 类不同的细胞因子组合。事实上，免疫学家起初在人体中很难找到只分泌 Th1 型或 Th2 型细胞因子的 Th 细胞。显然，存在一些 Th 细胞不按照 Th1/Th2/Th17 的模式分泌细胞因子。然而，这个分类概念在理解 Th 细胞产生的细胞因子组合（即细胞因子特征）方面仍然非常有用。此外，除了这 3 种用于激活免疫系统的 Th 细胞亚群外，还有一类 Th 细胞亚群负责抑制免疫反应。我们将在后续课程中讨论这些调节性 T 细胞。

当然，所有这些都引出了一个问题：Th 细胞如何知道在特定情况下该分泌哪些特定的细胞因子呢？就像橄榄球迷们都知道的那样，每位出色的四分卫背后都有一位优秀的教练。

## 三、树突状细胞作为免疫系统的"教练"

对于 Th 细胞来说，要对产生哪种细胞因子做出明智的决定，至少需要两方面信息。首先，需要明确免疫系统当前面对的入侵者类型——是病毒、细菌、寄生虫还是真菌。其次，必须确定这些入侵病原体所在的身体部位——是在呼吸道、消化道还是脚趾？初始 Th 细胞无法直接获取这两类信息。毕竟，它们正忙于在血液和淋巴系统中循环，试图寻找其特异性抗原。此时，就需要一个已经身处战场、收集了相关信息并能将其传递给 Th 细胞的"观察者"。哪种免疫细胞能够胜任这样的"观察者"角色呢？当然是树突状抗原提呈细胞！

正如橄榄球教练会侦查对手并制订作战计划一样，树突状细胞（DC）作为免疫系统的"教练"，会收集入侵病原体的信息，并确定免疫系统应该如何反应。这也就是为什么 DC 如此重要，它不仅仅是激活初始 Th 细胞和 CTL 的媒介，更是免疫系统的"大脑"，负责处理入侵者相关信息并制订反应计划。

DC 制订作战计划需要整合哪些信息呢？主要分为两类。第一类信息通过第 2 讲中讨论过的模式识别受体（PRR）传递给 DC。这些细胞受体能够识别各类病原体特有的保守模式。例如，TLR4 能够识别革兰氏阴性细菌细胞壁成分——脂多糖（LPS），同时还能检测某些病毒产生的蛋白。TLR2 则专门识别革兰氏阳性菌的特征分子，而 TLR3 能够识别许多病毒感染过程中产生的双链 RNA。此外，TLR9 能够识别细菌 DNA 特有的未甲基化的 CpG 二核苷酸。

TLR 是最早被表征的 PRR，现在已有更多其他 PRR 家族成员被发现。机体不同部位不同类型的抗原提呈细胞（如 DC 或巨噬细胞）会表达不同的 PRR 组合，以识别常见入侵微生物的多种结构特征。通过整合不同 PRR 传递的信号，这些抗原提呈细胞（APC）能够收集关于入侵者类型的信息。

第二类信息源于 DC 表面的各种细胞因子受体。由于不同的病原体在感染期间会诱导不同的细胞因子产生，DC 可以通过感受细胞因子环境了解入侵者的特征。因此，处于前线的 DC 通过 PRR 和细胞因子受体获取入侵者的信息并解码这些信息以识别入侵病原体类型，并决定需要动员哪些武器。

机体不同部位的细胞（如皮肤细胞或肠黏膜下层细胞）在应对入侵时，会产生特定的细胞因子组合，这些细胞因子将机体被入侵部位的位置信息传递给 DC，使 DC 获得了"区域特征"的印记。这种定位记忆能力有助于 DC 将适应性免疫系统的武器输送至机体所需部位。

那么，DC 的作战计划是如何传达给直接作战的 Th 细胞呢？主要通过 2 种方式实现。首先，活化的 DC 表面表达的特定共刺激分子随入侵者类型而变化。这些共刺激分子可与 Th 细胞表面的受体结合来传递信息。B7 是其中研究最深入的共刺激分子，其他共刺激分子也已被报道，而且预计还将发现更多。其次，除了共刺激分子，活化的 DC 还会产生细胞因子，进一步将信息传递给 Th 细胞。因此，总结一下就是：DC 通过共刺激分子和细胞因子向 Th 细胞传达作战计划，并且这些分子的特异性取决于 DC 观察到的战场情况。为了更好地了解这一过程，接下来我们将具体研究 Th1、Th2 和 Th17 细胞及其产生的细胞因子。

## 四、Th1 型辅助性 T 细胞

当你因刺伤导致细菌感染，或是遭受在组织中自我复制的病毒侵袭时，驻留的 DC 会被激活。这一过程依赖于它们的 PRR，以及炎症部位巨噬细胞和其他细胞释放的战斗信号——细胞因子。这些信号促使 DC 转变为具有识别组织内细菌或病毒感染能力的 APC。尽管其详细机制尚未完全清晰，但结果是，当此类 DC 离开战场，通过淋巴系统迁移至邻近淋巴结时，它们会分泌细胞因子 IL-12。随后，分泌 IL-12 的 DC 在淋巴结中将捕获的抗原提呈给未受刺激的初始 Th 细胞，进而诱导 Th 细胞产生经典的 Th1 型细胞因子：TNF、IFN-γ 和 IL-2（图 6-1）。

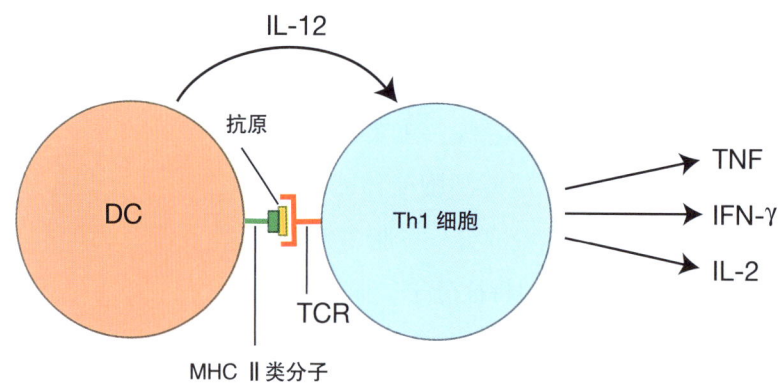

图 6-1　细菌感染时，DC 激活 Th 细胞，促进 Th1 细胞重编程

为什么会产生这些特定的细胞因子呢？让我们来看看它们有何作用。Th1 型辅助性 T 细胞分泌的 TNF 有助于激活巨噬细胞和自然杀伤细胞（NK 细胞）。然而，巨噬细胞的激活状态只能维持有限的时间，因为它们是喜欢回归"休息和清理垃圾"状态的懒惰家伙。幸运的是，Th1 细胞分泌的 IFN-γ 能够"鞭策"巨噬细胞，保持它们的活跃状态，使其持续参与战斗。同时 IFN-γ 也影响 B 细胞的类别转换过程，促使其产生人 IgG3 抗体。这类抗体擅长对病毒和细菌发挥调理作用并激活补体。此外，IFN-γ 会促使被细菌或病毒感染的细胞增加 MHC Ⅰ类分子的表达，使其更有效地提呈入侵者的抗原，从而让被感染的细胞更容易成为 CTL 的攻击目标。

NK 细胞在大约 16 小时内可以杀死 3～4 个靶细胞，随后它们会疲惫不堪。Th1 细胞产生的 IL-2 能为 NK 细胞"充电"，使其继续发挥杀伤作用。IL-2 也是一种生长因子，能刺激 CTL、NK 细胞和 Th1 细胞自身的增殖，以提供更多重要的战斗武器来应对攻击。此外，IL-2 还作为 CTL 的"生存因子"，有助于延长其寿命。

总之，Th1 型细胞因子是帮助抵御组织中的病毒或细菌攻击的完美组合。这些细胞因子指挥固有免疫系统和适应性免疫系统动员细胞并产生针对这些入侵者特别有效的特异性抗体，同时使免疫系统的"战士们"保持活跃状态，直到入侵者被击败。

## 五、Th2 型辅助性 T 细胞

现在假设你感染了寄生虫（如钩虫）或者食用了被致病菌污染的食物。在肠道内壁组织中，一场激烈的战斗即将爆发。该区域的 DC 会迁移至邻近的淋巴结，并激活那些 Th 细胞，这些 Th 细胞具有 T 细胞受体（TCR），可识别寄生虫或细菌的抗原。这一过程促使 Th 细胞被"编程"产生 Th2 型细胞因子，包括 IL-4、IL-5 和 IL-13（图 6-2）。

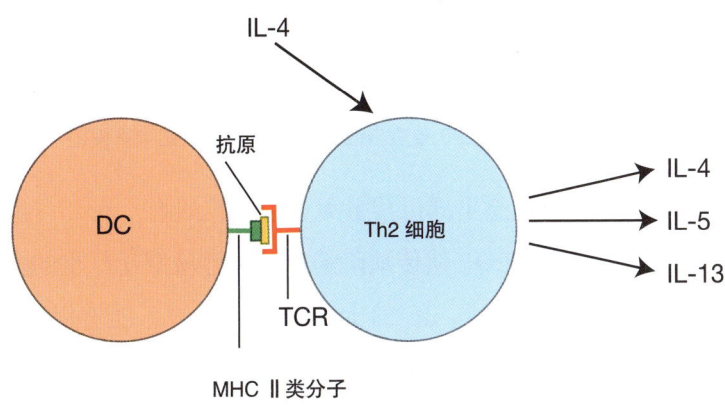

图 6-2　寄生虫感染时，DC 激活 Th 细胞，促使 Th2 细胞重编程

你可能会问，为什么是 IL-4、IL-5 和 IL-13 呢？IL-4 是一种生长因子，能够刺激分泌 Th2 型细胞因子的辅助性 T 细胞增殖。因此，和 Th1 细胞类似，Th2 细胞也产生自己的生长因子。IL-4 也是 B 细胞的生长因子，能促使 B 细胞发生类别转换，产生 IgE 抗体——这是对抗钩虫等寄生虫的有力武器。IL-5 是一种促使 B 细胞产生 IgA 抗体的细胞因子，IgA 抗体在抵御通过消化道入侵的细菌方面尤为有效。而 IL-13 能刺激肠道产生黏液，有助于防止更多的寄生虫或致病菌突破肠道屏障，进入组织。因此，如果需要防御通过消化道入侵的寄生虫或致病菌，Th2 型细胞因子正是最佳选择。

在上图中可以看到，导致初始 Th 细胞向 Th2 细胞方向分化的 IL-4 并非来源于 DC。当然，一旦 Th 细胞确定分泌 Th2 型细胞因子，周围就会有大量 IL-4——因为这是 Th2 细胞分泌的细胞因子。然而，促使 Th2 细胞分化的初始 IL-4 的来源目前尚未确定。

## 六、Th17 型辅助性 T 细胞

当被黏膜屏障保护的区域受到真菌（如导致阴道真菌感染的白念珠菌）或胞外细菌的攻击时，DC 会迁移到邻近的淋巴结，以激活那些能够识别 DC 所提呈抗原的 Th 细胞。这些迁移的 DC 能够产生 TGF-β、IL-6 或 IL-23，协同共刺激分子作用于新激活的 Th 细胞，使其分泌 Th17 型细胞因子，包括 IL-17、IL-21 和 IL-23（图 6-3）。

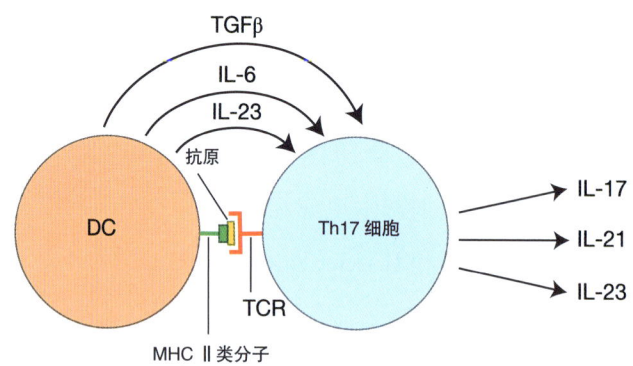

图 6-3　真菌感染时，DC 激活 Th 细胞，促使 Th17 细胞重编程

标志性细胞因子 IL-17 的分泌会在感染部位招募大量中性粒细胞，摧毁一些 Th1 和 Th2 细胞相对难以对抗的真菌和胞外细菌。存在 IL-17 遗传缺陷的患者更容易遭受严重的真菌感染，即便他们的 Th1 型和 Th2 型辅助性 T 细胞功能正常。IL-23 是一种生长因子，能够促使已经分化为 Th17 细胞的辅助性 T 细胞增殖。IL-21 则能够促使守卫黏膜表面的 B 细胞产生 IgG3 和 IgA 抗体。IgG3 是一种擅长在细菌表面激活补体级联反应的抗体亚型，而 IgA 抗体则可结合入侵者并通过黏液将其排出体外。因此，如果你受到真菌或胞外细菌的攻击，Th17 细胞分泌的细胞因子将为你提供防御。

## 七、Th0 型辅助性 T 细胞

某些辅助性 T 细胞（Th0 细胞）在初次被激活时保持"无偏"状态，具备分泌多种细胞因子的潜能。DC 似乎只告诉这些 Th 细胞要去哪里，但不告诉它们做什么。然而，一旦 Th0 细胞抵达战场，它们所处的细胞因子环境会引导其分泌防御所需的细胞因子。例如，当 Th0 细胞从血液进入组织内抵抗细菌感染时，它们处于富含 IL-12 的环境中。这是因为 Th1 细胞已经在此与细菌作战并释放 IFN-γ。这种细胞因子与细菌的危险信号分子 LPS 一起激活了组织中的巨噬细胞，使其分泌大量的 IL-12。而当接收到 IL-12 信号后，Th0 细胞就会识别所进行的战斗类型，并转化为 Th1 细胞，分泌抵抗细菌所需的细胞因子（图 6-4）。

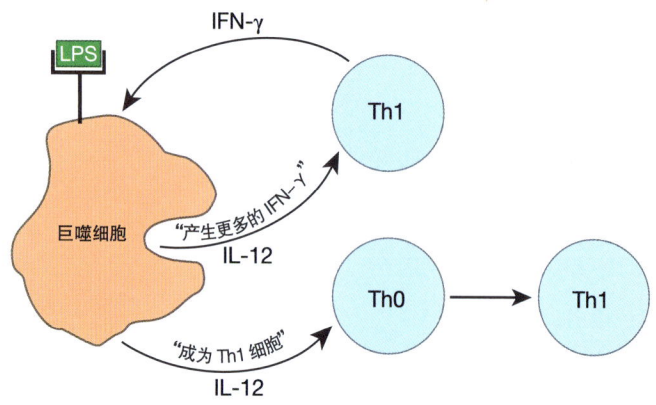

图 6-4　LPS 激活组织中的巨噬细胞，使其分泌大量的 IL-12，Th0 细胞在接收到 IL-12 信号后，转化为 Th1 细胞，并分泌大量 IFN-γ

同样，当Th0细胞处于富含IL-4或IL-6、TGF-β的环境中时，它们能够分别转化为Th2或Th17细胞。因此，原本未分化的Th0细胞可以在战场环境中细胞因子的作用下，转化为Th1、Th2或Th17细胞，以适应当前的免疫防御需求。

## 八、锁定辅助性T细胞的分型

一旦辅助性T细胞确定分泌某种特定的细胞因子谱，它们便开始释放促进该类型Th细胞（如Th1、Th2或Th17）增殖的细胞因子。这形成了一个正反馈回路，导致更多同类型Th细胞的产生。

除了正反馈调节外，这一过程也存在负反馈调节。例如，Th1细胞分泌的IFN-γ可以抑制Th2细胞的增殖，减少Th2细胞的产生；而Th2细胞分泌的细胞因子之一——IL-10，则会减缓Th1细胞的增殖速度。通过这些正负反馈调节，最终导致倾向于分泌特定细胞因子谱的Th细胞大量扩增。

关于Th细胞的倾向性有一点很重要，细胞因子的作用范围是有限的。它们在体内只能传播很短的距离，随后就会被细胞受体捕获或降解。因此，当我们讨论Th细胞倾向于分泌某种特定的细胞因子谱时，指的是仅限于某一局部区域。显然，你不希望体内的所有Th细胞都是Th1亚型，因为那样将无法抵御呼吸道感染。反之，你也不希望只有Th2细胞，如果你的大脚趾发生细菌感染，由Th2细胞因子诱导产生的IgA或IgE抗体将毫无用处。事实上，正是细胞因子信号的局部特性赋予了免疫系统灵活性，使其能够同时对不同部位的多种入侵者做出防御反应。

还需注意的是，DC属于固有免疫系统的成员。因此，固有免疫系统不仅能在发现危险时通知适应性免疫系统，还能向其发出指令，以便将合适的武器派送到正确的位置。

## 九、迟发型超敏反应

有一个关于Th细胞募集信号的例子或许会引起你的兴趣，它被称为迟发型超敏反应（delayed-type hypersensitivity，DTH），是Robert Koch在19世纪后叶研究结核病时首次观察到的。Koch从结核病致病菌中分离纯化出一种名为结核菌素（tuberculin，TB）的蛋白质，并以此设计了著名的结核菌素皮肤试验。如果做过这个皮试，你可能会记得护士将某种试剂注射到你的皮下，并让你观察注射部位几天。如果注射部位出现红肿，护士会要求你复诊。接下来我将详细介绍这个试验。

注射的试剂正是Koch分离纯化出的结核菌素蛋白。如果你有活动性TB感染或曾经感染过TB，你的免疫系统中会存在由感染诱导的记忆Th1细胞。当护士注射TB蛋白后，驻留在皮下的DC会摄取该蛋白，并将TB肽段提呈给这些记忆细胞，使其重新激活。接下来有趣的部分就开始了：激活的Th细胞会分泌IFN-γ和TNF，这些Th1型细胞因子能够激活注射部位的组织驻留巨噬细胞，同时帮助招募中性粒细胞和更多巨噬细胞到该区域。最终引发以红肿为表现的局部炎症反应，代表皮试结果呈阳性。当然，你需要观察几天等待结果，因为记忆辅助性T细胞需要被重新激活、增殖，并产生协调炎症反应的关键细胞因子。

此外，如果你从未接触过TB，那么体内就没有可重新激活的记忆辅助性T细胞。缺少了活化的Th细胞分泌的细胞因子，TB蛋白将不会引发炎症反应，你的皮试结果将被判定为阴性。

有趣的是，迟发型超敏反应同时具有特异性和非特异性。特异性反应源于 Th 细胞能特异地识别 DC 提呈的 TB 肽段，并介导免疫反应；而非特异性反应则涉及 Th 细胞分泌的细胞因子所招募和激活的中性粒细胞和巨噬细胞。这是适应性免疫系统与固有免疫系统合作的又一例证。

你可能会疑惑，为什么用于皮试的 TB 不会激活初始 T 细胞，从而导致你下次测试结果呈阳性呢？原因在于，TB 蛋白本身不会引发炎症反应（即战斗状态），而 DC 只有在发生战斗时才会成熟并将抗原携带到淋巴结。因此，如果皮下注射的蛋白质被固有免疫系统判断为无害，那么适应性免疫系统将不会被激活。这再次说明了固有免疫系统在启动免疫反应中的重要性：如果固有免疫系统没有识别出入侵者是危险的并且未做出反应，适应性免疫系统通常会忽略这种入侵。

## 十、杀伤性 T 细胞如何杀伤

截至目前，我们着重讨论了活化的 Th 细胞的作用，现在是时候关注一下杀伤性 T 细胞（CTL）了。一旦 CTL 被激活，它们会迅速增殖以增加细胞数量。随后，这些效应 T 细胞离开淋巴结进入血液，迁移到体内待消灭的入侵者所在区域。当效应性 T 细胞抵达战场后，它们会离开血管，开始消灭被感染的细胞。大多数 CTL 的杀伤都需要与靶细胞接触，CTL 拥有几种武器可在这种"近身战斗"中使用。

CTL 使用的第一种武器是穿孔素（perforin），这是一种与补体蛋白 C9 密切相关的蛋白质，后者是膜攻击复合物（MAC）的一部分。就像它的同类一样，穿孔素可以结合到细胞膜上并打孔。杀伤过程首先由 CTL 的 TCR 识别靶细胞开始，接着 CTL 的黏附分子将靶细胞紧密固定在其附近，并将穿孔素和颗粒酶 B（granzyme B）的混合物运输到靶细胞表面。接下来发生的情况仍不明确，但最新的观点认为：穿孔素破坏了靶细胞的外膜，当细胞试图修复这些损伤时，颗粒酶 B 和穿孔素会被一起包裹进由靶细胞膜形成的小囊泡中，通过内吞作用进入细胞内部。一旦进入细胞内部，穿孔素分子会在囊泡上打孔，使颗粒酶 B 释放到细胞质中。因此穿孔素可帮助 CTL 将颗粒酶 B 运送到其靶细胞的胞质中，在那里，颗粒酶 B 触发一系列酶促反应，最终导致细胞通过凋亡自杀。这种协助自杀的方式通常需要靶细胞自身的酶来破坏其 DNA。此类杀伤方式的一个关键特征是它具有定向性：CTL 将致命成分直接提呈给靶细胞，因此不会损伤周围其他细胞。

在杀伤性 T 细胞与其靶细胞接触后，仅需约半小时便可杀死靶细胞。在每次攻击中，CTL 仅消耗部分穿孔素和颗粒酶 B。因此，单个杀伤性 T 细胞可以杀死多个靶细胞。你可能会好奇，为什么 CTL 在递送这些致命酶至靶细胞表面时不会杀死自己。目前原因仍不清楚！

CTL 的第二种杀伤方式是利用其表面的一种名为 Fas 配体（FasL）的蛋白，它可以与靶细胞表面的 Fas 蛋白结合。当这种结合发生时，靶细胞内的自杀程序被启动，细胞随之发生凋亡。有趣的是，NK 细胞也使用这两种机制（穿孔素/颗粒酶 B 或 FasL）来杀死靶细胞。

值得一提的是，细胞实际上通过两种不同的方式死亡：坏死或凋亡。尽管最终结果一致，都是细胞死亡，但这两种过程截然不同。由于伤口（如割伤/烧伤）或病毒/细菌侵袭，细胞通常通过坏死来介导死亡。在坏死过程中，原本正常活细胞内的酶和化学物质会被死亡细胞释放到周围组织中，从而对组织造成实际损害。相较之下，凋亡是一种更干净的死亡方式。当细胞经历凋亡时，其内容物会被包裹在由濒死细胞外膜形成的小"垃圾袋"（囊泡）中。这些囊泡随后被附近的巨噬细胞吞噬并销毁，作为巨噬细胞"垃圾清理"工作的一部分。因此，在凋亡过程中，靶细胞的内容物不会渗入组织中造成损伤。通过诱导凋亡而非坏死来杀死靶细胞，CTL 能够在不造成组织损伤（可由坏死性细胞死亡导致）的情况下清除被病毒感染的细胞。

另外，通过凋亡触发细胞死亡是 CTL 细胞清除被病毒感染的细胞特别有效的方式。当被病毒感染的细胞经历凋亡时，未装配完成的病毒 DNA 会随同靶细胞的 DNA 一起被销毁。此外，那些在细胞内已经完成部分装配的 DNA 或 RNA 病毒会被包裹在凋亡囊泡中，并由巨噬细胞清除。正是这种通过诱导凋亡来消灭被感染的细胞及其胞内病毒的能力，使杀伤性 T 细胞成为强大的抗病毒武器。

尽管 CTL 的主要任务是消灭感染的细胞，但 CTL 也可以分泌细胞因子。例如，CTL 能产生 IFN-γ，可上调附近细胞 MHC Ⅰ类分子的表达。它可导致 MHC Ⅰ类分子更强烈地展示，使 CTL 更易识别受感染的细胞。

## 回顾

在体内，树突状抗原提呈细胞驻留在所有与外界接触的表面之下。凭借它们所处的位置，DC 能够率先察觉到任何入侵行为。事实上，它们在战场获取的信息详尽无遗，足以为免疫系统的其余部分制订作战计划。这些信息部分通过 DC 的 PRR 采集，后者可识别不同入侵者的特征。此外，DC 还有受体，这些受体能感知其他免疫细胞在战斗中释放的细胞因子。而战斗区域的非免疫细胞也能产生细胞因子，这些细胞因子可以赋予 DC 区域特征，使它们记住战斗发生的位置。

在获取了有关入侵者类型和攻击位置的确切信息后，DC 会前往邻近的淋巴结，激活 T 细胞。在此过程中，DC 通过表达共刺激分子和细胞因子，将作战计划传达给 Th 细胞。这些信息指导 Th 细胞分泌特定的细胞因子，以针对特定的入侵者组织有效防御。从某种意义上说，DC 就像是免疫系统的"教练"，而 Th 细胞则扮演"四分卫"的角色，按照"教练"设计的策略作战。DC 是固有免疫系统的一部分。因此，固有免疫系统不仅决定何时激活适应性免疫系统以应对威胁，还指导适应性免疫系统选择何种武器及将它们部署到何处。

为响应 DC 传达的指令，Th 细胞产生各种细胞因子的组合，调动最适合应对当前入侵者的武器。未分化的 Th 细胞也可以被派往战场，在战斗细胞因子的影响下，它们会分泌特定的细胞因子组合。而一旦建立了某种 Th 细胞因子谱，正负反馈机制会锁定该特定亚型。需要强调的是，Th 细胞释放的细胞因子作用范围有限，因此其影响非常局限。这一特性使免疫系统能够防御攻击身体不同部位的不同类型的入侵者。

当人体细胞被病毒或细菌感染时，DC 可以激活 CTL，并将其派往被感染的区域。CTL 通过诱导被感染的细胞发生凋亡来消灭它们。当细胞经历凋亡时，其内容物被包裹在囊泡中，并迅速被附近的巨噬细胞吞噬。这种"垃圾清理"系统确保了濒死细胞中的潜在破坏性化学物质和酶不会泄漏到组织中并造成损害。触发细胞通过凋亡自杀的一大优势在于，感染细胞的病原体也会一同被包裹并清除。虽然 Th 细胞行使细胞因子"工厂"的功能，但 CTL 也能产生细胞因子，如 IFN-γ。

## 总结图

这是我们最终的总结图（图 6-5），展示了固有免疫系统和适应性免疫系统及它们所形成的网络。你能识别出图中的所有参与者吗？你理解它们之间是如何相互作用的吗？

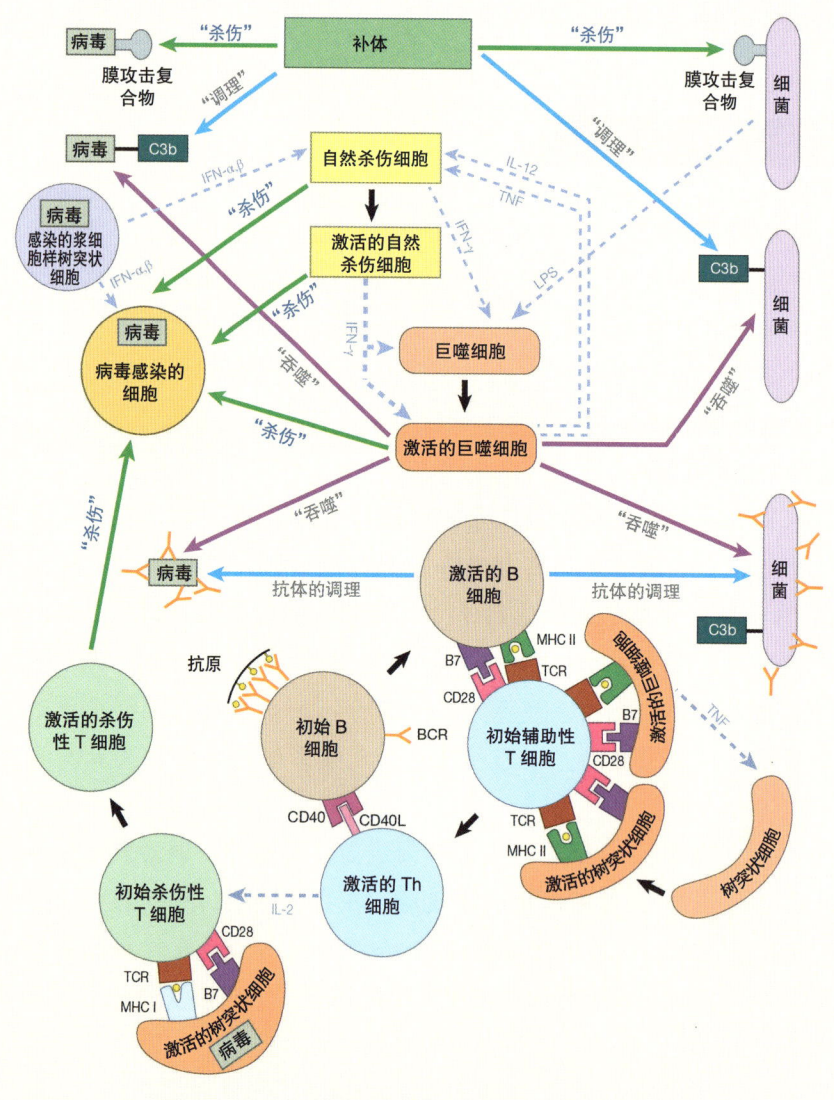

图 6-5　固有免疫系统和适应性免疫系统相互作用示意

## 已知与未知

1. DC 是如何整合信息，并针对特定入侵者关键部位的攻击实施精准防御的？
2. 诱导 Th 细胞表达 Th2 细胞因子谱的 IL-4，其主要来源是什么？
3. CTL 和 NK 细胞是如何利用穿孔素和颗粒酶 B 来杀伤靶细胞的？同时，它们在执行这一任务时又是如何避免自身受到损伤的？

## 思考题

1. 辅助性 T 细胞是如何知道应产生哪种细胞因子谱的呢？
2. 辅助性 T 细胞是如何指挥 B 细胞的呢？
3. 辅助性 T 细胞是如何协调固有免疫系统成员（如巨噬细胞和 NK 细胞）的行动的呢？
4. 细胞因子的作用范围有限，为何这是好事？
5. 坏死和凋亡介导的细胞死亡有何区别？

（王之冕 译，鲁晓勇 审）

# 第7讲 次级淋巴器官和淋巴细胞的转运

**注意！**

次级淋巴器官在体内的分布是具有战略性的，它们用于拦截已经穿透我们防御屏障的入侵者。在感染过程中，罕见的T细胞必须找到展示其同源抗原的抗原提呈细胞，而B细胞必然遇到少量的可以帮助它们产生抗体的辅助性T细胞。次级淋巴器官使抗原提呈细胞、T细胞和B细胞在有利于激活的条件下相遇成为可能。免疫系统细胞在我们全身的运输是由这些细胞表面的黏附分子的调节表达所控制的，初始淋巴细胞和成熟淋巴细胞有不同的运行模式。

## 一、引言

在早期的课程中，我们讨论了B细胞和T细胞激活的必要条件。例如，为了使辅助性T细胞（Th细胞）协助B细胞产生抗体，Th细胞必须首先通过识别展示同源抗原的抗原提呈细胞（APC）来激活。然后B细胞必须找到相同的抗原并以交联B细胞受体的方式进行展示。最后，B细胞必须找到活化的Th细胞。当你发现T细胞或B细胞的数量，仅仅只有普通人体内细胞数量的大约1/100亿的时候，这种"寻找"任务的艰巨性便一目了然了。确实，这自然就会引出这样一个问题：B细胞是如何被激活的？

答案是，各种免疫系统参与者的行动都是经过精心设计的，不仅是为了使激活更有效，而且是为了确保合适的武器被送到体内需要它们的位置。因此，要真正理解免疫系统的工作机制，必须明确掌握所有免疫互作在机体内的位置。所以现在是我们关注免疫系统"地理分布"的时候了。

免疫系统对攻击者的防御实际上有3个阶段：识别危险信号、生产针对入侵者的武器，以及将这些武器运送到攻击地点。适应性免疫应答的识别阶段主要发生在次级淋巴器官中，这些器官充当适应性免疫应答的"集结区"。次级淋巴器官包括淋巴结、脾脏和与黏膜相关的淋巴组织（mucosal-associated lymphoid tissue，MALT）。你可能想知道：如果这些是次级淋巴器官，那么初级淋巴器官是什么？初级淋巴器官包括骨髓和胸腺，B细胞和T细胞在骨髓生成，T细胞则在胸腺接受早期训练。

## 二、淋巴滤泡

淋巴滤泡是所有的次级淋巴器官都具有的一个共同的解剖学特征。这些淋巴滤泡对适应性免疫系统的功能至关重要，所以我们有必要花一点时间来认识它们。淋巴滤泡的初始形态是"初级"淋巴滤泡，它嵌入在富含 B 细胞的次级淋巴器官中滤泡树突状细胞（follicular dendritic cell，FDC）的松散网络区域。所以，淋巴滤泡实际上是位于 B 细胞海洋中的 FDC 岛屿。

尽管 FDC 具有典型的海星样外形，但它又与我们以前讨论的抗原提呈树突状细胞（DC）具有较大差别。DC 是在骨髓中产生的白细胞，随后迁移到组织中的"哨兵"岗位。与此相反，FDC 是很早就出现的细胞（如皮肤细胞或肝细胞），随着胚胎的发育选定次级淋巴器官作为其最终的位置。实际上，FDC 在妊娠中期就已经在这个位置上了。FDC 与抗原提呈的 DC 不仅起源不同，而且这两种海星形状的细胞在功能上也截然不同。树突状 APC 的功能是通过主要组织相容性复合体（MHC）分子将抗原提呈给 T 细胞，而 FDC 则是将抗原展示给 B 细胞。图 7-1 是初级淋巴滤泡的结构示意。

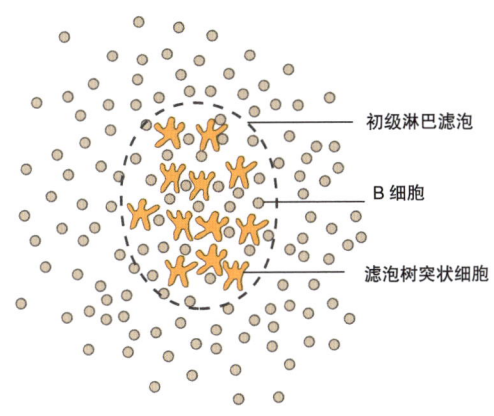

图 7-1　初级淋巴滤泡的结构示意

在感染早期，补体蛋白与入侵者结合后，某些经补体调理过的抗原将通过淋巴或血液输送至次级淋巴器官。定居在这些器官的 FDC 在其表面具有能结合补体片段的受体，所以 FDC 能捕获并保留被补体调理过的抗原。通过这种方式，来源于战斗组织中的抗原就"修饰"了 FDC。此外，FDC 通过捕获大量抗原并将它们紧密结合在一起，以交联 B 细胞受体的方式进行抗原提呈。在战斗后期会产生大量抗体，由于 FDC 具有能与抗体分子恒定区结合的受体，所以被抗体调理过的入侵者也能保留在 FDC 上。FDC 并不具备吞噬能力，它们在细胞表面捕获的抗原-抗体或抗原-补体复合物可以保持提呈状态达数周或数月。

FDC 捕获被调理过的抗原并将其以一种有助于激活 B 细胞的构象形式"展示"给 B 细胞。那些受体与其同源抗原交联而挂于这些滤泡树突"树"上的 B 细胞会在淋巴滤泡中停留，并在那里增殖来扩增其数量。一旦发生这种现象，滤泡就开始增长并形成 B 细胞发育中心。这个活性淋巴滤泡被称为次级淋巴滤泡或者生发中心。在启动一个生发中心发育的过程中，补体对抗原的调理作用非常重要：补体系统存在缺陷的人，其淋巴滤泡的发育永远都不会超过初级阶段。因此，这又一次说明为使适应性免疫系统产生反应，固有免疫系统必须首先对迫在眉睫的危险产生应答。

当 B 细胞在生发中心增殖时，它们会变得很脆弱。除非接收到正确的救援信号，否则它们将启动自杀程序（凋亡）。幸运的是，辅助性 T 细胞能够提供共刺激信号来拯救这些 B 细胞。当 B 细胞的 BCR 被抗原交联后，如果此时接收到这种共刺激信号，它们就会从凋亡状态中暂时被解救出来并继续增殖。B 细胞在生发中心的增殖速率非常惊人：每 6 小时其细胞数就能增加 1 倍！这些增殖的 B 细胞将尚未被激活的 B 细胞挤到一边，并在生发中心内建立了一个被称为暗区的区域——该区域内聚集了大量正在增殖的 B 细胞，所以在显微镜下看起来很暗。图 7-2 显示了这些结构的细胞分布。

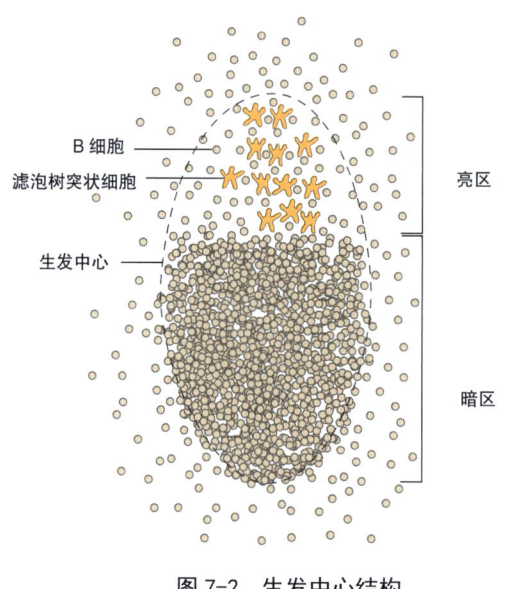

图 7-2　生发中心结构

在经过增殖期后，一些 B 细胞选择变成浆细胞并离开生发中心去产生抗体。因为这些 B 细胞得到了 T 细胞的辅助，它们完全有能力产生大量针对入侵者的特异性抗体。然而，这些抗体大多是 IgM 型，因为这些 B 细胞尚未经历类别转换。此外，它们通常很少经历体细胞高频突变来增加其受体对同源抗原的平均亲和力。因此，这些 B 细胞产生的抗体不是特别优秀的抗体。但是，这也没有关系。这些"未精炼"的 IgM 抗体在更好的抗体产生之前（感染早期）非常有效。

其他 B 细胞留在生发中心并发生体细胞高频突变，以增强其受体对抗原的亲和力。体细胞高频突变发生在生发中心的暗区，在每一轮突变后，B 细胞迁移到亮区，在那里检测其突变过的 B 细胞受体（BCR）对抗原的亲和力。如果突变的 BCR 对抗原没有足够的亲和力，该 B 细胞将会凋亡，随之被生发中心内的巨噬细胞吞噬。相反，如果 BCR 有足够高的亲和力而能有效地与 FDC 上展示的同源抗原交联，同时它们还能接收到生发中心亮区里已被激活的辅助性 T 细胞所释放的共刺激信号，则这些 B 细胞就能从凋亡中被解救出来。图 7-2 是 B 细胞在暗区的增殖和突变与在亮区的检测和再刺激之间的循环。在所有这些活动中的某个时间点，可能是在暗区中，B 细胞还可以对它们所产生的抗体进行类别转换。

总之，淋巴滤泡是次级淋巴器官中的特殊区域，在这个区域中的 B 细胞可以与渗透其中的滤泡树突状细胞形成网格，而这些滤泡树突状细胞会在其表面展示出已捕获的被调理的抗原。如果再遇到同源抗原并接收到 T 细胞的帮助，B 细胞就能从死亡中被解救出来。这些被解救的 B 细胞将继续增殖并进行体细胞高频突变和类别转换。显然，淋巴滤泡对 B 细胞的发育极为重要。这也是为什么它们存在于所有次级淋巴器官中。

## 三、高内皮细胞小静脉

除了脾脏以外，所有次级淋巴器官第二个共同的解剖学特征是具有高内皮细胞小静脉（high endothelial venule，HEV）。HEV 之所以重要，是因为它们是 B 细胞和 T 细胞从血液进入这些次级淋巴器官的"大门"。大多数内皮细胞像重叠的瓦片一样排列在血管内，紧紧地"粘住"它们附近的细胞，以防止血细胞流入组织中。相反，在大多数次级淋巴器官中，从毛细血管床（毛细血管后小静脉）收集血液的小血管内排列着特殊的内皮细胞，它们的形状更像柱状而非瓦片状。图 7-3 展示了 HEV 的结构。

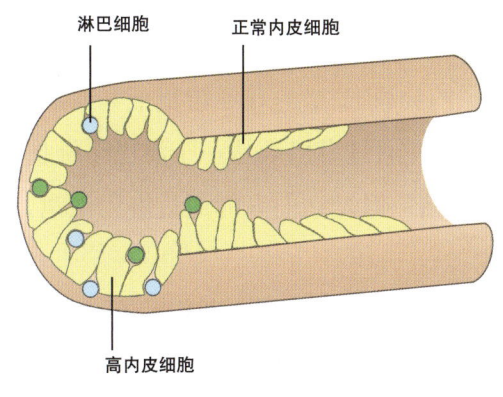

图 7-3　HEV 的结构

这些细胞就是高内皮细胞。因此，HEV 是一个含有高内皮细胞小血管（小静脉）的特殊区域。高内皮细胞之间是"点焊"连接而不是黏合在一起的。因此，需要在 HEV 的细胞间留有足够空间才能让淋巴细胞蠕动过去。实际上，"蠕动"这个词可能用得不是十分恰当，因为在这些 HEV 中，淋巴细胞能非常快速地离开血液：每秒大约有 1 万个淋巴细胞从血液中离开，通过高内皮细胞之间的空隙进入到一个普通淋巴结中。

现在我们已经熟悉了淋巴滤泡和 HEV，那么我们将进一步了解一些其他次级淋巴器官。今天我们将学习淋巴结、派尔集合淋巴结（MALT 的一个例子）和脾脏。在我们探索这些器官时，你要把注意力放在它们的"管道系统"上。一个器官如何"铺设管道"对其行使功能有重要的影响。

## 四、淋巴结

淋巴结是"水管工"的梦想之地。该器官既能将淋巴液带入淋巴结的输入淋巴管，也能将淋巴液带出淋巴结的输出淋巴管。此外，该器官还有能将血液带入淋巴结滋养淋巴细胞的小动脉及将血液带出淋巴结的小静脉。仔细观察图 7-4，你还能看到 HEV。

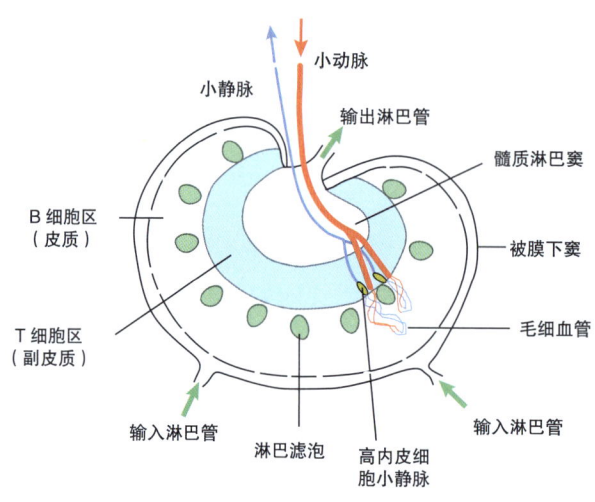

图 7-4 淋巴结结构示意

当我们学习了这张图之后，就可以直观地了解 T 细胞和 B 细胞是怎样进入淋巴结中的了。没错，它们能在血液的推动下穿过 HEV 的间隙进入淋巴结。还有一种进入淋巴结的方式：通过淋巴液。毕竟，淋巴结像是一个"约会酒吧"，它位于淋巴液与血液再次混合的路线上。B 细胞和 T 细胞都乐意参加这个"舞会"，以便通过淋巴液从一个淋巴结被携带到另一个淋巴结。尽管淋巴细胞可以通过两种途径进入淋巴结，但是它们只能通过淋巴液离开——不能通过 HEV 再回到血液中。

既然淋巴结是淋巴细胞找到同源抗原的地方，我们就有必要讨论一下抗原是如何进入淋巴结的。当驻留在组织中的 DC 受到战斗信号刺激时，它们就会通过淋巴液离开组织，并携带从战场所获得的抗原进入次级淋巴器官。这是抗原进入淋巴结的一种方式：作为"货物"装载于抗原提呈细胞（APC）上。此外，被补体或抗体调理过的抗原可由淋巴液携带进入淋巴结。之后将被 FDC 捕获并展示给 B 细胞。

当淋巴液进入淋巴结后，经过空隙渗入到被膜下窦（窦是表示"空腔"的一个用词），再经过皮质和副皮质，最终进入髓质淋巴窦，并在那里富集，再经输出淋巴管离开淋巴结。

被膜下窦的壁被巨噬细胞覆盖，这些细胞被战略性地用于捕获并吞噬进入淋巴结的病原体。这大大减少了适应性免疫系统需要应对的入侵者数量，并有助于防止这些病原体进入血液。这一点很重要，因为血液可以携带入侵者流到全身，有可能将局部感染变成全身性感染。所以淋巴结的一个重要功能是作为淋巴"过滤器"。

被膜下窦也是 DC 的所在地。被感染的组织中，迁移性 DC 可能需要长达 5 天的时间来装载抗原，并前往附近的淋巴结。相反，从被感染组织中排出的抗原可以更快地到达淋巴结。因此，即使在迁移性 DC 到达之前，淋巴结内的 DC 也可以捕获这些抗原并帮助启动适应性免疫应答。

HEV 位于副皮质区，因此当 B 细胞和 T 细胞从血液中到达淋巴结时会经过这一区域。实际上 T 细胞倾向于在副皮质中聚集，并通过黏附分子被滞留在那里。T 细胞的这种聚集很有意义，因为在副皮质中也有 DC——显然，聚集的目的之一就是将 T 细胞与这些 APC 结合在一起。另一方面，进入淋巴结的 B 细胞聚集在淋巴滤泡所在的浅皮质区。B 细胞的这种定位效果很好，因为向 B 细胞展示调理抗原的 FDC 就在这个区域。因此，淋巴结是一个高度有组织的地方，这里有供 APC、T 细胞、B 细胞和巨噬细胞停留的特定区域。

### 1. 淋巴结的"舞蹈艺术"

不同的免疫系统细胞倾向于停留在淋巴结中的特定位置上，这种情况就引出了一个问题：它们如何知道该去哪里，什么时候去那里？事实证明，这些细胞在次级淋巴器官中的迁移是由一种特殊类型的细胞因子（被称为趋化因子）精确调控的。下面介绍一下它是怎样工作的。

在淋巴结中的 FDC 会产生一种叫作 CXCL13 的趋化因子。进入淋巴结的初始 B 细胞可表达 CXCL13 受体，因此被趋化至 FDC 滞留调理抗原的区域。如果此时 B 细胞找到其同源抗原，它就会下调 CXCL13 受体的表达水平，同时上调另一种趋化因子受体 CCR7 的表达。这种受体能够检测到由淋巴结中激活的辅助性 T 细胞（Th 细胞）与 B 细胞相遇区域（即 B 细胞区和 T 细胞区之间的边界）的细胞所产生的趋化因子。结果，一旦 B 细胞找到它的抗原，它就会被这种趋化因子的"气味"所吸引，从而一直迁移到能够接受已激活的 Th 细胞帮助的正确地方。

同时，活化的 Th 细胞也会下调那些使它们停留在 T 细胞区域的趋化因子受体的表达，并上调趋化因子 CXCR5 受体的表达，这导致它们被吸引到滤泡边缘——在那里，被抗原激活的 B 细胞正在等待它们的帮助。因此，免疫细胞的运动受趋化因子受体的表达水平调控：通过上调或下调这些受体，以及局部产生其配体趋化因子，实现协调运动。

当然，人体细胞不能像某些细菌一样配备小型"螺旋桨"，因此它们不能像细菌一样快速"游"向趋化因子的源头。人体细胞只能以"爬行"的方式前行。一般而言，能感知高浓度趋化因子的细胞末端伸向趋化因子源头，另一端却缩进去。如此反复这个运动，细胞就可以沿着浓度梯度"爬"到趋化因子的源头。

所以淋巴结内免疫系统细胞的运动是由趋化因子和趋化因子受体精确调控的。但是随淋巴到达的抗原是如何进入淋巴滤泡，并在那里被 FDC 捕获并以交联的方式展示给 BCR 的呢？长期以来，人们认为到达淋巴结的抗原会穿过被膜下窦底部的缝隙扩散到整个淋巴结，其中一些最终会进入淋巴滤泡，这确实发生过。然而最近发现，在每个淋巴结内都有一个精巧的管道系统，它促进抗原快速从被膜下窦直接传递到淋巴滤泡。该管道系统的分布相当广泛，所以可以肯定的是，这些管道不仅仅将抗原运送到淋巴滤泡。但到目前为止，这些管道的其他功能仍不清楚。

### 2. T 细胞的辅助

此时，你可能会问：到达滤泡边缘的 Th 细胞如何知道哪个 B 细胞需要帮助？这是一个好问题，答案也很有趣。当 B 细胞识别出由 FDC 展示的同源抗原时，B 细胞的受体就会与该抗原紧密结合，受体 - 同源抗原的复合物被带到 B 细胞内。所以 B 细胞实际上从 FDC 的"树"上摘取抗原。一旦进入 B 细胞，抗原被酶消化后装载到 MHC Ⅱ 类分子上，并提呈到 B 细胞表面供 Th 细胞识别。然而，为了能够完全成熟，提取抗原的 B 细胞需要共刺激信号。活化的 Th 细胞可以提供这种共刺激，因为它们表达高水平的 CD40L 蛋白，这些蛋白可以插入 B 细胞表面的 CD40 蛋白中，但是 Th 细胞只向提呈 Th 细胞同源抗原的 B 细胞提供这种共刺激信号（图 7-5）。

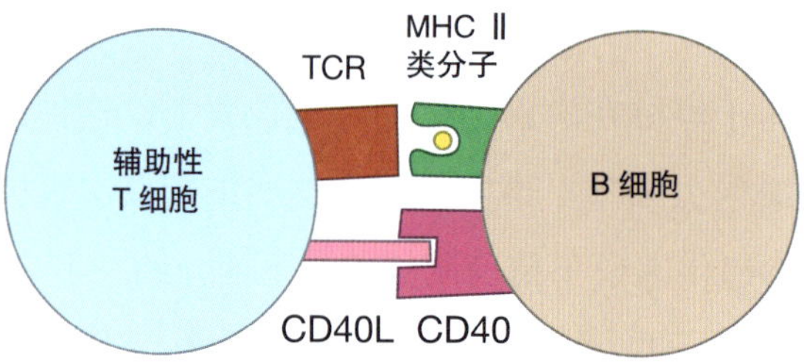

辅助性 T 细胞协助 B 细胞

图 7-5 B 细胞激活的共刺激信号

此外，通过识别其同源抗原而被激活的 Th 细胞也需要这些活化后的 B 细胞帮助才能完全成熟。这种帮助包括细胞 - 细胞之间的直接接触，其中 B 细胞表面的 B7 蛋白与 Th 细胞表面的 CD28 蛋白结合（图 7-6）。

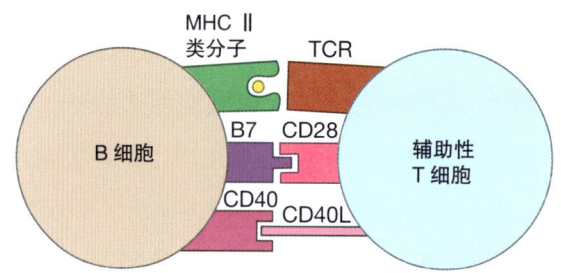

图 7-6 B 细胞表面的 B7 分子与 Th 细胞表面的 CD28 蛋白结合并进一步激活 Th 细胞

这意味着在淋巴滤泡的边缘，活化的 Th 细胞和活化的 B 细胞跳了一支"舞蹈"，这对它们的相互成熟是至关重要的。Th 细胞提供了 B 细胞所需的 CD40L，而 B 细胞作为抗原提呈细胞，提供 Th 细胞完全成熟所需的抗原、共刺激分子。这种完全成熟的 Th 细胞被称为滤泡辅助性 T （follicular helper T，Tfh）细胞，这些 Tfh 细胞现在已经被授权进入淋巴滤泡来拯救脆弱的生发中心 B 细胞，并帮助它们进行抗体类别转换或发生体细胞高频突变。

Th 细胞和 B 细胞之间的最初相遇通常持续超过 1 小时，之后一些 B 细胞增殖，迁移至淋巴结的髓质，并开始产生相对低亲和力的 IgM 抗体。虽然这些浆细胞还没有经过类别转换或体细胞高频突变而"升级"，但它们很重要，因为它们对入侵做出了相对较快的反应。其他的 B 细胞和它们的 Tfh 伙伴一起移动到生发中心，在那里可以发生类别转换和体细胞高频突变。事实上，类别转换和体细胞高频突变通常需要 Tfh 细胞上的 CD40L 蛋白与生发中心 B 细胞表面的 CD40 蛋白之间的相互作用。

体细胞高频突变实际上是由生发中心的 B 细胞和在淋巴滤泡亮区的 Tfh 细胞之间的相互作用驱动的。具有较高亲和力受体的 B 细胞能够从 FDC 中摘取更多的抗原，并通过 MHC II 类分子将更多的抗原提呈给 Tfh 细胞。作为回报，这些 Tfh 细胞为 B 细胞提供了更大的帮助，使得 B 细胞进入生发中心的暗区时增殖得更快。这一过程使具有更高亲和力的BCR的细胞在B细胞池内富集。

值得注意的是，在这个双向刺激的过程中，被B细胞识别的蛋白部分（B细胞的表位）通常不同于Th细胞所识别的部分（T细胞的表位）。毕竟，B细胞的受体直接结合到蛋白质的一个区域，该区域恰好有正确的形状来适配B细胞的受体。相反，T细胞的受体与蛋白质片段结合，该片段具有正确的氨基酸序列，以适应MHC分子的结合槽。因此，尽管B细胞的表位和T细胞的表位是相关的（因为它们来自相同的蛋白质），但这些表位却通常不同。

### 3. 通过淋巴结再循环

当T细胞进入淋巴结后，它会疯狂地检查几百个树突状细胞，试图寻找一个提呈其同源抗原的细胞。如果T细胞搜索不到合适的目标，它就会离开淋巴结，继续在其他淋巴结和血液中循环。如果Th细胞在副皮质区遇到提呈其同源抗原的树突状细胞，Th细胞将被激活并开始增殖。这种增殖阶段会持续几天，而T细胞会通过黏附分子保留在淋巴结中。在此期间，T细胞可以连续多次遇到提呈其同源抗原的树突状细胞，从而增加T细胞的激活水平。T细胞数量得到扩增后离开T细胞区，通过血液再循环，并通过高内皮细胞小静脉进入其他淋巴结。这个再循环的过程是快速的（通常需要1天的时间就能完成整个循环）。这非常重要，原因如下。

在适应性免疫系统产生抗体之前，必须"混合"4种主要成分：向Th细胞提呈抗原的APC、识别抗原的Th细胞、被滤泡树突状细胞展示的被调理过的抗原、具有抗原识别受体的B细胞。在感染早期，这些细胞的数量很少，而初始B细胞和初始T细胞只是在次级淋巴器官中随机循环，检查是否存在与其受体匹配的抗原。因此能够识别特定抗原的Th细胞和B细胞同时到达同一淋巴结的概率非常低。活化的Th细胞首先会经历增殖以扩大细胞数量，随后通过淋巴循环迁移至其他淋巴结和次级淋巴器官。在此过程中，携带特异性抗原受体的Th细胞会通过趋化作用定向分布，从而增加与罕见的抗原特异性B细胞相遇的概率。

B细胞携带着从滤泡树突状细胞那里获取的同源抗原，迁移到淋巴滤泡的边缘，它们在那里与从副皮质区迁移过来的活化Th细胞相遇。正是在这次相遇中，B细胞首先接收了活化所需的共刺激信号。随后，B细胞和Th细胞一起进入淋巴滤泡，B细胞开始增殖。此后，许多新产生的B细胞通过淋巴液离开淋巴滤泡并分化成浆细胞。这些浆细胞在次级淋巴器官中产生IgM抗体。其他被激活的B细胞留在淋巴滤泡中继续增殖，并进行类别转换和体细胞高频突变。活化的B细胞通常不会像Th细胞那样通过淋巴液和血液进入再循环，因为这里有它们所需的一切：滤泡树突状细胞提呈的抗原和Tfh细胞的帮助。

如果杀伤性T细胞遇到提呈同源抗原的树突状细胞，则会在淋巴结的副皮质区被激活。一旦被激活，CTL就会增殖和再循环。其中一些CTL进入其他次级淋巴器官并再次开始这个周期；另一些CTL则在感染部位离开血液，从而去杀死被病原体感染的细胞。

众所周知，感染部位的引流淋巴结很容易肿大。例如，你的上呼吸道有病毒感染（如流感）时，颈部的淋巴结就可能会肿胀。事实上，在严重感染期间，淋巴结会肿大到正常大小的10倍，这种肿胀部分是由于淋巴结内淋巴细胞的增殖。此外，活化淋巴结中的辅助性 T 细胞产生的细胞因子还会招募更多的巨噬细胞，从而导致髓质淋巴窦的堵塞。这就会导致液体滞留在淋巴结内，引发淋巴结进一步的肿胀。

生发中心的疯狂反应通常在 3 周内结束。到那时，入侵者通常已经被击退，许多调理抗原已经被 B 细胞从滤泡树突状细胞中挑走。这时，大多数 B 细胞将会离开淋巴滤泡或死在那里，而那些曾经是生发中心的区域将逐渐恢复到初级淋巴滤泡的样子。这样你的淋巴结就不会肿大了。

有趣的是，当外科医师切除身体某个器官的肿瘤时，他们通常都要检查从该器官输出淋巴液的淋巴结。如果他们在引流的淋巴结中发现了癌细胞，这就表明癌细胞已经通过淋巴系统开始转移至身体的其他部位——附近的淋巴结是转移的第一站。

总之，淋巴结具有"淋巴过滤器"的作用，可以拦截那些感染组织的抗原，无论它们是单独游离的形式，还是作为树突状细胞的"货物"。这些淋巴结可以为抗原、抗原提呈细胞、T 细胞和 B 细胞提供一个相对集中且有序的环境。在该环境中，初始 B 细胞和初始 T 细胞能被激活，而有经验的 B 细胞和 T 细胞能被再次刺激。在淋巴结中，初始 B 细胞和初始 T 细胞会成熟为效应细胞，分别产生抗体（B 细胞）、提供细胞因子（Th 细胞）、杀伤被感染的细胞（CTL）。简而言之，淋巴结能做以上所有的事。

## 五、派尔集合淋巴结

早在 17 世纪晚期，瑞士解剖学家 Johann Peyer 观察到在小肠的绒毛下埋着一些由平滑肌细胞组成的斑块。这是一种黏膜相关的淋巴组织，叫作派尔集合淋巴结，可作为次级淋巴器官发挥作用。派尔集合淋巴结在出生前就开始发育了，一个成年人大约有 200 个派尔集合淋巴结。图 7-7 显示了派尔集合淋巴结的一些基本特征。

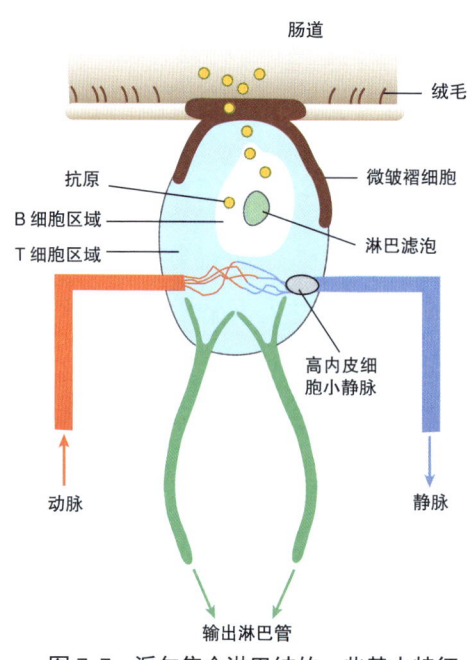

图 7-7　派尔集合淋巴结的一些基本特征

派尔集合淋巴结内有 HEV，淋巴细胞就是通过它从血液进入派尔集合淋巴结的。当然，还有将淋巴液从组织中排出的输出淋巴管。然而不同于淋巴结的是，派尔集合淋巴结没有将淋巴液带入结内的输入淋巴管。如果没有输入淋巴管，那么抗原是如何进入这个次级淋巴器官的呢？你注意到位于派尔集合淋巴结顶部那些光滑的细胞了吗？这些细胞上没有"毛发"（绒毛），被称为微皱褶细胞（又称 M 细胞），这些特殊的细胞没有被黏液包裹，所以它们很容易被肠道内的微生物接触到。M 细胞是一种"取样"细胞，专门将抗原从小肠内部（管腔）运输到下面的组织。为了完成这项工作，M 细胞会将肠道抗原包裹在囊泡内体中，这些内体会通过 M 细胞的运输，随后将其内含物"吐"到小肠周围的组织中。因此，淋巴结从淋巴液中获取抗原，派尔集合淋巴结却从肠道中获取抗原——抗原的运输过程是由 M 细胞完成的。

M 细胞收集的抗原能被派尔集合淋巴结中引流的淋巴液携带至淋巴结。另外，如果这些收集的抗原被补体或抗体调理过，它们就能被位于 M 细胞下面的淋巴滤泡中的 FDC 捕获。实际上，除了利用这种不同寻常的方法获取抗原外，派尔集合淋巴结和淋巴结的结构非常相似，都具有引进 T 细胞和 B 细胞的 HEV 和供这些细胞聚集的特殊区域。

实际上，M 细胞对其所运输的抗原有高度的选择性，它们并不仅仅是"啜饮"当下肠道内的所有东西，那多恶心呀！不，M 细胞只是运输那些能与 M 细胞表面分子结合的抗原。这种选择性的存在是非常有道理的，因为 M 细胞和派尔集合淋巴结的主要功能就是帮助启动免疫反应以对抗入侵肠道的病原体。而一个制造麻烦的病原体，必须是能够与肠道内的细胞结合并且能够进入黏膜下组织的。事实上，我们吃的大多数食物都只会在消化的不同阶段通过小肠，而不会与任何东西结合。所以，微生物造成危害的最基本条件是它能附着在肠道细胞的表面。因此，通过忽视所有的"非结合性物质"，M 细胞就能帮助免疫系统避免对那些无关的食物抗原产生应答激活，从而使派尔集合淋巴结着重对付那些潜在的病原体。

## 六、脾脏

脾脏是我们要了解的最后一个次级淋巴器官，它位于动脉和静脉之间，并作为血液"过滤器"发挥作用。你的心脏每泵一次血，其中约 5% 的血液会经过你的脾脏。因此，脾脏只需大约半小时就能完成对所有血液中病原体的筛选工作。

与派尔集合淋巴结一样，脾脏没有将淋巴液带入其内的淋巴管。然而，不同于淋巴结和派尔集合淋巴结的是：脾脏只能通过 HEV 才能将血液中的 B 细胞和 T 细胞带入，所以脾脏更像一个"开放的家庭聚会"，血液中所有的东西都被"邀请"进来。图 7-8 是脾脏"过滤器"单元的组成示意。

当血液从脾动脉进入时，就会被输送到被膜下窦，继而渗透进整个脾脏，最后进入脾静脉。初始 B 细胞和初始 T 细胞在随血液一起前行的过程中，被暂时留在不同的区域：T 细胞位于环绕在中心小动脉周围的小动脉周围淋巴细胞鞘（periarteriolar lymphocyte sheath，PALS）区域，B 细胞位于 PALS 与被膜下窦之间的区域。

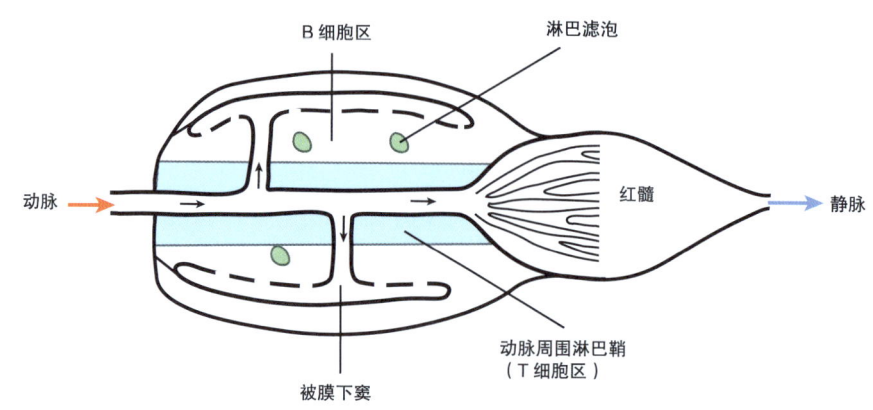

图 7-8　脾脏"过滤器"单元的组成示意

当然，由于脾脏没有在组织间运输 DC 的淋巴管，你可能会问：脾脏中的 APC 从何而来？答案是被膜下窦，这是血液最初进入脾脏的地方，也是驻留 DC 的"家"。这些 DC 从血液中的入侵者那里"吸收"抗原，并用它们来制备并展示 MHC Ⅱ类分子。此外，驻留的 DC 也能被血液中的病原体感染，并且利用 MHC Ⅰ类分子来展示这些抗原。一旦 DC 被激活，它们就迁移到 T 细胞聚集的 PALS 区。虽然在脾脏中所有能给 T 细胞提呈抗原的 DC 都是"旅行者"，但它们的旅程相比其"表亲"来说还是很短，因为"表亲"是从组织中的战场迁移到淋巴结的。Th 细胞一旦被 PALS 中的 APC 激活后就移入淋巴滤泡内，并给 B 细胞提供帮助。你已经知道接下来要发生的事了！

一些最危险的血源性病原体，如肺炎链球菌和流感嗜血杆菌，会被多聚糖胶囊包裹。Th 细胞只能在 TCR 识别蛋白质抗原表位时被激活，所以无法帮助那些具有能够识别多糖荚膜受体的 B 细胞。如果脾脏中的 B 细胞不能被激活，也不能产生抗体来抵御这些危险的入侵者，我们就有麻烦了。幸运的是，人体内某些部位（脾脏是主要部位之一）的 B 细胞可以在没有 Th 细胞辅助的情况下被激活。这些"无助"的 B 细胞被称为边缘区 B 细胞，分布在被膜下窦中，在血液进入脾脏时与血液接触。因为这些边缘区 B 细胞无须 T 细胞的辅助就能被激活，它们可以在包膜细菌繁殖到危险水平之前迅速做出反应。人体内的这种不依赖于 T 细胞就能被激活的 B 细胞对于防止包膜细菌引发的严重感染至关重要，失去脾脏的人（如因外伤）一旦感染包膜细菌会非常危险。

在没有 T 细胞帮助的情况下，这些边缘区 B 细胞是如何被激活的仍然不太清楚。这可能是因为细菌被膜是由许多重复的糖类分子组成的，这些分子同时结合大量的 BCR。此外，也可能依赖于 B 细胞利用它们的模式识别受体和补体受体识别这些细菌来实现独立于 T 细胞的激活。但具体机制尚未完全明确。

## 七、次级淋巴器官的逻辑

到现在为止，我相信你已经了解了在次级淋巴器官里发生的事情了。每个次级淋巴器官的位置安排都是有战略意义的，从而阻拦从不同途径进入身体的入侵者。如果皮肤被刺破进而引起了组织感染，在引流这些组织的淋巴结中就会产生免疫反应。如果摄入了被污染的食物，小肠内的派尔集合淋巴结就会启动免疫反应。如果你被血源性病原体侵犯，你的脾脏就会对它们进行过滤并启动免疫反应。如果入侵者通过呼吸道侵入，另一组包括扁桃体在内的次级淋巴器官就会准备就绪。

次级淋巴器官不仅被战略性地布置，而且它们还提供了一套可移动的武器装置，适宜对付最可能遇到的入侵者。其具体机制目前还不清楚，但普遍认为，不同次级淋巴器官中的不同细胞因子环境决定免疫反应的局部特征。例如，派尔集合淋巴结专职产生能分泌 Th2 型细胞因子的 Th 细胞和分泌 IgA 抗体的 B 细胞，来作为抵抗肠道入侵者的完美武器。相反，如果细菌从脚趾的伤口入侵，膝下的淋巴结所产生的 Th1 细胞和能分泌 IgG 抗体的 B 细胞则是防御细菌入侵的理想武器。

当然，次级淋巴器官最重要的功能是将淋巴细胞和抗原提呈细胞聚集在一起，以最大限度地提高适应性免疫系统的细胞被激活的可能性。实际上，次级淋巴器官能使免疫系统的有效应答成为可能——即使只有百万分之一的 T 细胞能匹配特定的抗原。前面我曾把次级淋巴器官比喻成"约会酒吧"，供 T 细胞、B 细胞和 APC 寻找自己的"伴侣"，但实际情况比这还要好。因为次级淋巴器官的作用实际上更像是"婚介机构"，下面我们具体解释一下这是什么意思。

当男人和女人通过婚介机构寻找各自的伴侣时，首先要填写一份调查问卷，简要地介绍他们的背景和所要寻找的目标。然后，计算机搜寻所有的问卷并将可能合适的人配对。通过这种方法，人们找到适合伴侣的概率会大大增加——因为他们已经被预选过了。这种预选形式也会发生在次级淋巴器官中。这些次级淋巴器官都被分隔了，初始 T 细胞和初始 B 细胞会被分配到不同的区域里。当数十亿个 Th 细胞通过次级淋巴器官的 T 细胞区时，只有少部分会被激活。这些 T 细胞只有在遇到定居在 T 细胞区域内的 APC 提呈的同源抗原后才能被激活。那些没有找到同源抗原的 Th 细胞就离开了次级淋巴器官并继续循环着。只有在 T 细胞区被激活的幸运 Th 细胞才能增殖，然后迁移至正在发育的生发中心，为 B 细胞提供帮助。这是完全符合逻辑的，因为如果让那些没用的未被激活的 Th 细胞进入 B 细胞区域，只会使这一切变得更加乱七八糟，而且还会降低 Th 细胞和 B 细胞正确配对的概率。

同样，许多 B 细胞进入次级淋巴器官的 B 细胞区，寻找各自被 FDC 展示的同源抗原。然而，它们中的大部分都找不到其受体所能识别的抗原，从而仅仅是路过这里而已。那些少数找到"伴侣"的 B 细胞就在次级淋巴器官中留了下来，并与激活的 Th 细胞进行相互作用。所以通过在次级淋巴器官各自区域中进行淋巴细胞的预选，确保了当 Th 细胞和 B 细胞最终相遇时，它们成为"伴侣"的机会最大，就像一种"约会服务"。

## 八、淋巴细胞的运输

到目前为止，我们已经讨论了次级淋巴器官中的 T 细胞和 B 细胞的相遇及其活化的相关内容，但关于这些细胞是怎么知道要去那里的事我还没有讲太多。免疫学家称这一过程为淋巴细胞的运输。在人体中，每天有大约 5000 亿个淋巴细胞通过血液循环而流经各种次级淋巴器官。然而，这些细胞并不只是四处游荡；相反，它们遵循着一个周密策划的运输模式，以期最大限度地增加它们遇到入侵者的机会。重要的是，初始淋巴细胞和有经验的淋巴细胞的运输模式是不同的。我们先来看一下初始 T 细胞的运输。

T 细胞的生命起源于骨髓，而在胸腺中受训（关于这个话题详见第 9 讲）。当它们从胸腺中离开时，初始 T 细胞表面表达一种像"通行证"一样的细胞黏附分子混合物，因而可以被运输至任何一个次级淋巴器官。例如，初始 T 细胞表面的 L-选凝素分子，能结合到它的黏附伴侣 GlyCAM-1 上，而 GlyCAM-1 存在于淋巴结的 HEV 中，这就构成了初始 T 细胞的淋巴结"通行证"。此外，初始 T 细胞也表达整合素 α4β7，它的黏附伴侣是 MadCAM-1，MadCAM-1 存在于派尔集合淋巴结和肠系膜淋巴结的 HEV 中，所以这种整合素就是初始 T 细胞到达肠道区域的"通行证"。通过装备多种不同的黏附分子，初始 T 细胞就可以在所有次级淋巴器官中进行循环。这非常有意义，TCR 的基因是通过基因片段的随机选择而被组装的，因此无法预知一个特定的初始 T 细胞在身体哪个部位遇到其同源抗原。

在次级淋巴器官中，初始 T 细胞穿过富含 APC 的 T 细胞区，并检查几百个树突状细胞提呈的抗原。如果它们在这里没有遇到被提呈的同源抗原，它们就直接（与在脾脏中的情况类似）或者通过淋巴再次进入血液中继续循环。平均而言，初始 T 细胞每天循环 1 次，每次循环在血液中只停留大约 30 分钟。大约 6 周后，如果 T 细胞没有遇到由 MHC 提呈的同源抗原，它们将会孤独而失望地离去。相反，那些能找到其抗原的幸运 T 细胞会在次级淋巴器官中被激活，这时，它们就变成了有经验的 T 细胞。

有经验的 T 细胞也会携带"通行证"，因为在激活期间，T 细胞表面某些黏附分子的表达量会增加，而另一些黏附分子的表达量则减少，所以其携带的是限制性的"通行证"。这种黏附分子表达的调控不是随机的，而是有计划的。实际上，被激活的 T 细胞所表达的黏附分子类型取决于这些 T 细胞在何处被激活。通过这种机制，T 细胞能够形成关于其来源部位的位置印记。例如，派尔集合淋巴结中的 DC 产生视黄酸，诱导在那里被激活的 T 细胞表达高水平的整合素 α4β7（肠道特异性整合素）。因此，在派尔集合淋巴结中被激活的 T 细胞更倾向于返回派尔集合淋巴结。同样，在负责皮肤引流的淋巴结中被激活的 T 细胞会上调受体的表达，鼓励它们返回皮肤引流淋巴结。因此，当活化的 T 细胞再循环时，它们离开血液后会重新进入与它们最初遇到抗原时类型相同的次级淋巴器官。这些限制性的运输模式是相当合乎逻辑的。毕竟，如果肠道被侵袭了，让有经验的 Th 细胞再循环至腘窝淋巴结是毫无意义的。此时需要那些有经验的 Th 细胞直接回到肠道下方的组织中，再次被刺激并提供帮助。因此，通过使用限制性的"通行证"来装备激活的 T 细胞，可以确保这些细胞能回到它们最有可能遇到其同源抗原的地方——无论是在派尔集合淋巴结、淋巴结还是扁桃体。

当然，也不能让 T 细胞一直不停地循环，有时也需要它们从感染部位的血液中离开。这样，CTL 可以杀死被病毒感染的细胞，而 Th 细胞可以提供细胞因子以增强免疫反应，并从血液中招募更多的"战士"。为了完成这一过程，有经验的 T 细胞必须携带"战斗通行证"（黏附分子），离开感染部位的血液。这些 T 细胞运用与中性粒细胞相同的"滚动、嗅闻、停止和离开"技术离开血液并进入炎症组织中。例如，从黏膜获取到的有经验的 T 细胞会表达整合素分子 α4β7，它的黏附伴侣是一种在发炎的黏膜血管中表达的地址素分子。结果是，这些受过训练的、能对付黏膜入侵者的 T 细胞将寻找被感染的黏膜组织。在这些组织中，前线的"士兵"所释放的趋化因子通过与激活过程中 T 细胞表面表达的趋化因子受体结合来帮助引导 T 细胞到达战场。当 T 细胞在组织中识别出它们的同源抗原时，它们就会接收到"停止"信号，告诉它们停止迁移并开始作战。

总之，初始 T 细胞虽然有到达所有次级淋巴器官的"通行证"，但不能到达炎症部位。这种运输模式使整个初始 T 细胞群体可与已经进入身体任何部位的入侵者相互接触（发生在次级淋巴器官），从而可以大大增加初始 T 细胞被激活的可能性。初始 T 细胞不带着"通行证"到战场的原因在于，在被激活前，它们什么事情也做不了——它们必须先被激活。

与初始 T 细胞相反，有经验的 T 细胞拥有限制性"通行证"，这个"通行证"鼓励它们返回到同一类型的次级淋巴器官（也就是它们当初获得战斗经验的地方）。通过优先循环到这些器官，T 细胞就更有可能被再激活，或者找到已经遭遇相同入侵者侵犯并需要它们帮助的 CTL 和 B 细胞。

当然，有经验的 T 细胞的"通行证"能允许它们离开被感染部位的血液，从而促使 CTL 杀死被感染的细胞，同时让 Th 细胞提供合适的细胞因子来指导这场战斗。这种奇妙的"邮政系统"是由黏附分子和趋化因子组成的，从而可以确保将合适的武器运送至所需要的部位。

B 细胞的运输与 T 细胞相似。像初始 T 细胞一样，初始 B 细胞也有能允许它们到达所有次级淋巴器官的"通行证"。然而，有经验的 B 细胞与有经验的 T 细胞不同，它们大多数只定居在次级淋巴器官或骨髓中，专注于生产抗体，然后让这些抗体去完成任务。

## 九、母亲为什么亲吻她们的婴儿

你有没有想过为什么母亲要亲吻她们的婴儿？如你所见，这是母亲们都会做的事情。大多数圈养的动物也亲吻（虽然在这种情况下，我们多称之为舔）它们的幼崽。现在让我来告诉你她们为什么要这么做。

新生儿的免疫系统还不完善。实际上，直到出生后几个月，婴儿才能产生 IgG 抗体。幸运的是，母亲血液的 IgG 抗体能通过胎盘进入胎儿的血液，因此新生儿可以从母亲那里获得这种被动免疫，从而能克服暂时不能产生 IgG 的情况。新生儿也能接受另一种类型的被动免疫：从母乳中获取 IgA 抗体。IgA 也要到婴儿出生后几个月才开始产生，在 3 岁左右才能达到成人水平。在哺乳过程中，浆细胞迁移至母亲的乳房，产生 IgA 抗体并分泌到乳汁中。这种作用是十分必要的，因为婴儿遇到的大多数病原体是通过口或鼻子进入肠道进而引起其腹泻的。通过摄入富含 IgA 抗体的母乳，婴儿的消化道可以被抗体覆盖。这种抗体屏障可以作为拦截婴儿摄入病原体的第一道防线。

然而，你可能意识到，母亲的一生会暴露在许多不同的病原体中，因此她们所产生的大多数针对这些病原体的抗体对婴儿是没有用的。例如，母亲可能会有能识别引起单核细胞增多症的 EB 病毒的抗体，但她的孩子很可能到青少年时才会接触到这种病毒。如果母亲能够提供某种抗体来识别婴儿遇到的特定病原体，而不是提供对婴儿完全没用的抗体，这不是很好吗？是的，事实的确如此。

当母亲亲吻她的婴儿时，她就对婴儿脸部的病原体进行"取样"了——这些病原体正是婴儿即将摄入的。由母亲的次级淋巴器官（如扁桃体）接纳了这些病原体，然后针对这些病原体的记忆 B 细胞就会再次被激活。这些被激活的 B 细胞随之会被移送到母亲的乳房中，在那里它们产生大量的抗体——而这些抗体恰好是婴儿需要的！

## 回顾

在本节课程中，我们学习了三大次级淋巴器官：淋巴结、派尔集合淋巴结和脾脏。次级淋巴器官的战略部署可以拦截打破物理屏障进入组织和血液的入侵者。由于其所处的位置，次级淋巴器官在免疫系统中扮演着至关重要的角色，它们创造了一个能使抗原、抗原提呈细胞和淋巴细胞聚集并启动免疫反应的环境。为了达到这一目的，次级淋巴器官进行了区域分隔，其中 T 细胞和 B 细胞在特定区域被预筛选后才能相遇。

B 细胞和 T 细胞可以经血液（穿过特殊的高内皮细胞）或者淋巴液进入淋巴结。抗原能够随着组织回流形成的淋巴液经过被膜下窦进入淋巴结。在窦内，巨噬细胞被战略性地部署，以便在病原体首次进入淋巴结时吞噬它们。所以这种器官的功能就是作为一种淋巴"过滤器"拦截入侵者。此外，APC 可以将负载的抗原携带到淋巴结，淋巴结的被膜下窦中的 DC 从淋巴液中捕获抗原并进行提呈。

在淋巴结内，淋巴细胞和树突状细胞的迁移通过细胞黏附分子的上调或下调来精准调控。Th 细胞在 T 细胞区被激活后，就会移动到 B 细胞区的边界，与识别其同源抗原的 B 细胞相遇。在此边界处，T 细胞和 B 细胞跳了一支"舞蹈"，在此期间，Th 细胞成熟为 Tfh 细胞，B 细胞被完全激活。B 细胞和 Tfh 细胞进入淋巴滤泡，在 Tfh 细胞的帮助下，B 细胞可以增殖并发生体细胞高频突变和抗体类别转换。

肠道内特定的 M 细胞可以把抗原转运到派尔集合淋巴结。这个抗原可以和通过 HEV 进入派尔集合淋巴结的 B 细胞和 T 细胞相互作用，也可以游荡在从派尔集合淋巴结流向淋巴结的淋巴液中。因此，派尔集合淋巴结是一个专门用于应对企图打破肠道黏膜屏障的病原体的次级淋巴器官。

最后，我们谈到脾脏，一个既不同于淋巴结也不同于派尔集合淋巴结的次级淋巴器官，因为它既没有输入淋巴管道也没有高内皮细胞小静脉。由于这种"管道式设计"，抗原和淋巴细胞必须通过血液进入脾脏。这种结构使得脾脏成为拦截血液中病原体的理想"过滤器"。

初始 Th 细胞随着血液进入次级淋巴器官。如果 Th 细胞在 T 细胞区没有遇到 APC 所提呈的同源抗原，它就会通过淋巴液或者血液（视器官而定）离开该器官，从而到另一个次级淋巴器官中以便寻找其同源抗原。此外，如果 Th 细胞在"拜访"次级淋巴器官的过程中，发现了在 DC 上的 MHC Ⅱ 类分子所提呈的同源抗原，它就会被激活并开始扩增。随后，多数子代 Th 细胞会离开次级淋巴器官，继续通过淋巴液和血液进行循环。这些有经验的 Th 细胞在其表面表达黏附分子，使它们再次进入那些与先前激活它们的同类型的次级淋巴器官（如派尔集合淋巴结或者外周淋巴结）中。这种限制性募集就发生在启动和扩增之后，能快速将激活的 Th 细胞散播到这些同类型的次级淋巴器官中，在这些器官中，B 细胞和 CTL 可能正在等着它们的帮助。此外，循环 Th 细胞也可能从血管中跑出到炎症反应的地方，通过在该处提供细胞因子来加强固有免疫系统和适应性免疫系统对进攻者的反应，还可以从血液中招募更多的免疫系统细胞。

初始的 CTL 也通过血液、淋巴液及次级淋巴器官进行再循环。如果在次级淋巴器官的 T 细胞遇到了由 MHC Ⅰ 类分子所提呈在 APC 表面的同源抗原，它们就会被激活。像有经验的 Th 细胞一样，有经验的 CTL 能够扩增和再循环，并回到次级淋巴器官发生再刺激，或者离开循环系统进入炎症部位去杀死病毒或被其他病原体（如胞内细菌）感染的细胞。

初始 B 细胞也可以进入次级淋巴器官寻找它们的同源抗原。如果无法成功地找到同源抗原，它们会一直通过血液、淋巴液和次级淋巴器官进行循环直到找到它们的同源抗原或者死亡。在次级淋巴器官的淋巴滤泡中，幸运的 B 细胞在发现能够和它们的受体结合的抗原后就会迁移到淋巴滤泡的边缘。如果再接收来自一个激活的 Th 细胞的共刺激信号，B 细胞就会被激活并进行扩增来产生更多的能够识别相同抗原的 B 细胞。所有这些活动将初级淋巴滤泡（原本只是 FDC 和 B 细胞的松散集合）转化为一个生发中心，在此处 B 细胞增殖并成熟。在生发中心，B 细胞能通过类别转换策略产生 IgA、IgG 或 IgE 抗体，这些抗体再经过体细胞高频突变来增加其对抗原受体的亲和力。这些升级通常需要通过 Tfh 细胞的 CD40L 与成熟 B 细胞的 CD40 相互作用。大多数 B 细胞随后会转变为浆细胞，前往骨髓或次级淋巴器官生成抗体。部分 B 细胞则留在生发中心，并经历进一步的增殖和选择。

## 已知与未知

1. 淋巴结内的导管将抗原直接传递到淋巴滤泡。这些管道还执行什么其他功能？
2. 在没有 T 细胞帮助的情况下，脾脏中的边缘区 B 细胞是如何被激活的？
3. 首先发生在淋巴滤泡中的是类别转换还是体细胞高频突变？
4. 在哺乳期，浆细胞如何知道前往乳腺中产生抗体？

## 思考题

1. 各种次级淋巴器官的功能是什么？

2. 列表说明抗原、B细胞和T细胞是如何进入和离开以上我们所讨论过的每一个次级淋巴器官（淋巴结、派尔集合淋巴结和脾脏）的。

3. 为什么初始T细胞和初始B细胞聚集在次级淋巴器官的不同区域？

4. 在次级淋巴器官的T细胞区，活化的树突状细胞和Th细胞会相互作用。那么在此"跳舞"期间会发生什么事情？

5. 在次级淋巴器官的淋巴滤泡边缘处，B细胞和Th细胞会相互作用。那么在此"跳舞"期间会发生什么事情？

6. 初始B细胞和初始T细胞在所有次级淋巴器官中进行循环的优势是什么？

7. 让有经验的B细胞和T细胞选择性地再次进入次级淋巴器官中循环的优势是什么？

（罗京　译，杜燕　审）

# 第8讲 抑制免疫系统

> **注意!**
>
> 在某些情况下,强烈的免疫反应是不可取的,免疫系统必须受到抑制,这样它才不会变得过度活跃。此外,在免疫系统消灭了入侵者之后,必须销毁大部分并停止生产用于防御入侵者的武器。

## 一、引言

免疫系统进化出了一种快速而强烈的响应机制来应对入侵的病原体。毕竟,由病毒或者细菌引起的多数感染,要么被免疫系统快速(几天或者几周的时间)处理掉,要么整个免疫系统会瘫痪或者机体死亡。这个免疫系统是一个正反馈循环,在循环中不同免疫系统组员间的相互协调将会把入侵者一个个地干掉。然而,一旦进攻被击退,就必须打破这些反馈循环,关闭系统。此外,有时候如果对入侵的响应过分强烈,也不合适,在这种情况下,必须克制免疫系统以防止其对机体产生不可逆转的损伤。

免疫学家们花费了大量的心血尝试去理解免疫系统的启动机制,直至最近才在这个领域取得了巨大的进步。然而,现在许多免疫学家开始聚焦于同等重要的问题,即免疫系统是如何被限制的。

## 二、减弱免疫反应

我们通常认为 Th 细胞在激活免疫应答的过程中是非常重要的,但近来发现另一种类型的 $CD4^+T$ 细胞——诱导调节性 T 细胞(iTreg)是可以使免疫应答减弱的。这些 T 细胞被称为"诱导性" T 细胞,正如初始 Th 细胞可以分化为 Th1、Th2 或 Th17 细胞一样,初始 Th 细胞在富含 TGFβ 的环境中,还可以被"诱导"转变为 iTreg。iTreg 被称为"调节性的"细胞是因为它们并不能产生如 TNF 和 IFN-γ 能激活免疫系统的细胞因子,但它们能产生帮助限制免疫系统的细胞因子,如 IL-10 和 TGF-β(图 8-1)。

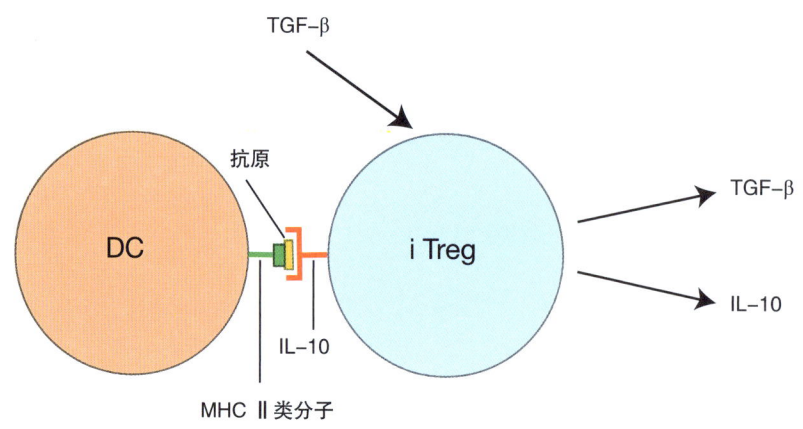

图 8-1　DC 细胞通过 MHC Ⅱ 类分子提呈抗原给 iTreg，促进 iTreg 分泌 TGF-β 和 IL-10

通过结合 APC 表达的同源抗原而激活的 iTreg 以多种方式发挥其"镇静作用"。当 iTreg 产生的 IL-10 与抗原提呈细胞上的受体结合时，APC 表面模式识别受体的表达就会被下调，使这些 APC 更难被激活。此外，IL-10 与 APC 的结合降低了 APC 表面表达的 B7 共刺激分子的水平，使得 APC 更难激活 T 细胞。iTreg 还在其表面表达高亲和力的 IL-2 受体，因此 iTreg 可以作为 IL-2 的接收器，吸收 T 细胞增殖所需的 IL-2。最后，iTreg 产生的 TGF-β 降低了 T 细胞的增殖速度，也使杀伤性 T 细胞不再是凶残的"杀手"。最终结果是，iTreg 使用多种机制来减弱免疫反应并防止过度的免疫激活。

我们身体的肠道组织对于防止免疫过度活跃非常重要。肠道黏膜中"居住"着无数无害的微生物，而诱导调节性 T 细胞在保护肠道免受这些微生物过度反应中发挥着保卫作用。肠道免疫是第 11 讲的主题。

目前还认为，iTreg 在保护我们免受因免疫系统对常见环境抗原过度反应引起的过敏方面也很重要。在这种情况下，iTreg 被认为至少在一定程度上通过抑制肥大细胞脱颗粒来起作用——这是过敏反应的核心。我们将在第 12 讲中详细讨论过敏。

## 三、钝化系统

即使在免疫系统已经对入侵者做出了强度适当的应答情况下，一旦战斗取得胜利，免疫战士仍然必须受到限制。在入侵过程中，随着免疫系统占了上风，入侵者被消灭，入侵的抗原就会越来越少。因此，被活化的固有免疫细胞数量会减少，同时，分化成熟并携带外来抗原向次级淋巴器官迁移的树突状细胞也会相应减少。所以随着外源性抗原被清除，固有免疫系统和适应性免疫系统的激活水平也都会降低。这是关闭免疫系统的第一步。

尽管清除外源性抗原是关闭免疫系统中最重要的因素，但随着战斗趋于结束，其他机制也有助于降低免疫系统的活化水平。在第 4 讲中，我们讨论了 B7 共刺激分子，在 APC 的表面表达并通过插到 T 细胞表面的受体蛋白 CD28 中来提供共刺激信号。这个共刺激信号极大地提高了 T 细胞活化的效率。然而，除了 T 细胞表面的 CD28 分子，APC 表面的 B7 蛋白也可以结合 T 细胞表面的另一个被称为 CTLA-4 的受体。尽管大多数人类 T 细胞表面会持续性表达 CD28 蛋白，但大部分初始 T 细胞的 CTLA-4 储存在细胞内。在初始 T 细胞首次被激活的两天以后，越来越多的 CTLA-4 就会离开细胞内的储存库而到达细胞表面。重要的是，抗原提呈细胞表面的 B7 分子与 CTLA-4 结合的亲和力是其结合 CD28 分子的数千倍，随着时间的推移，CTLA-4 和 B7 的结合就会超过 CD28。因此，在感染早期 B7 和 CD28 分子结合可以作为 T 细胞活化共刺激信号，在战斗持续一段时间后，B7 主要结合到 CTLA-4 上，这就使得 T 细胞很难被重新激活，进而有助于关闭适应性免疫应答（图 8-2）。

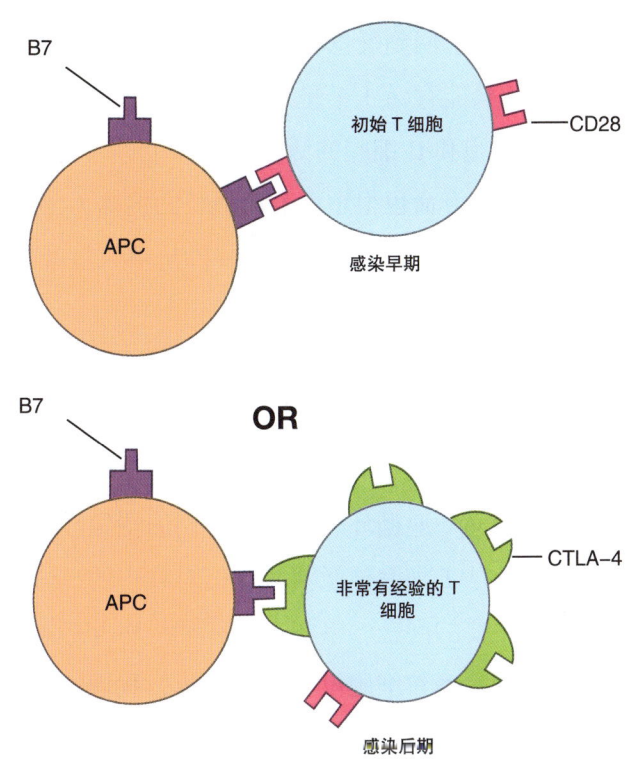

图 8-2　在战斗持续一段时间后，B7 主要结合到 CTLA-4 上，使得 T 细胞难以被重新激活，进而有助于关闭适应性免疫应答

另一个分子——程序性死亡受体 1（programmed death 1，PD-1）（有着特别棒的名字！），也可以帮助 T 细胞失活。与 CTLA-4 一样，活化的 T 细胞表面 PD-1 的表达增加。PD-1 的配体 PD-L1 在受到攻击的组织（炎症组织）中的不同细胞表面都会表达。当炎症组织中的 PD-L1 蛋白与已经工作了一段时间的 T 细胞上的 PD-1 结合时，T 细胞就会"昏睡"，这样它们就不能正常工作了。一旦 T 细胞在感染得到处理后没有受到抑制，可能会发生"附带损害"，PD-1 有助于最大限度地减少这种损害。

总之，在感染后期，CTLA-4"虹吸"APC 上的 B7 共刺激蛋白，使 T 细胞的再激活效率降低。PD-1 的交联抑制了先前激活的 T 细胞的功能。CTLA-4 和 PD-1 一起作为检查点蛋白，在战斗结束时帮助 T 细胞"退役"。这些免疫检查点蛋白应该被称为"负免疫调节蛋白"，因为它们确实是对 T 细胞激活起到了抑制作用。

## 四、生命是短暂的

当外源性抗原被清除，随后的活化就会被终止，免疫系统也不再持续产生针对已被清除的入侵者的武器了。然而，许多在战斗中生产的武器仍会被遗留在战场上，这些库存的过时武器必须以某种方式消除。幸运的是，免疫系统中的许多武器寿命较短，使得这个问题得到了部分解决。

在发生重大入侵事件的时候，血液中大量中性粒细胞被募集，但这些细胞几天后就会程序性死亡。同样，NK 细胞的半衰期大约只有 1 个星期。因此，一旦停止募集，储备的中性粒细胞和 NK 细胞很快就会被耗尽。此外，由于 NK 细胞供应 IFN-γ 来帮助巨噬细胞保持工作状态，所以当 NK 细胞死亡以后，巨噬细胞通常就会回到静息状态。

DC 一旦到达某个淋巴结，大约只能存活 1 个星期。短寿命的浆细胞也会在大约 5 天的繁重工作后死亡。因此，随着辅助性 T 细胞和 B 细胞的活化趋于结束，入侵者特异性浆细胞的数量也会迅速下降。此外，浆细胞产生的抗体寿命也很短，寿命最长的抗体（IgG）也就只有约 3 个星期的半衰期。因此，一旦浆细胞停止生产，针对入侵者的特异性抗体数量就会迅速下降。

## 五、精疲力竭

虽然免疫系统的很多武器都是短效的，但是 T 细胞是这个规则的一个重要例外。例如，中性粒细胞是在短期工作后便程序性地自我毁灭，与之相反，T 细胞却可以长时间存活。原因就是初始 T 细胞必须在次级淋巴器官中一遍又一遍循环，去寻找它们的特异性抗原。所以，如果 T 细胞的寿命太短那就太浪费了。此外，一旦 T 细胞被激活，它们对攻击的反应就是大量增殖并击败入侵者，所以 T 细胞的寿命就是一个主要的问题。事实上，在某些病毒感染的高峰时期，超过 10% 的 T 细胞能识别那些特异的病毒。如果多数细胞没有被清除掉，我们的身体就会迅速被这些淘汰的 T 细胞充满。我所说的被淘汰的 T 细胞就是那些只能对付过去入侵者的 T 细胞。幸运的是，这个问题可以通过活化诱导的细胞死亡（activation-induced cell death，AICD）来解决——这个方法可以清除战斗中被多次刺激而活化的 T 细胞。下面看看它的工作原理。

CTL 细胞有一种叫作 Fas 配体的蛋白质，主要分布于 CTL 细胞的表面，它们能通过 Fas 配体与分布于靶细胞表面的 Fas 蛋白相结合而完成杀伤的过程。当这两种蛋白发生结合的时候，靶细胞会通过凋亡而自杀。初始 T 细胞处于"连线"状态，因此它们对自身 Fas 蛋白的结合并不敏感。然而，当 T 细胞被活化后，并在战斗中被多次激活的时候，它们的连线方式就会发生变化。在这个过程中，它们对 Fas 蛋白与自身 Fas 配体或其他 T 细胞上 Fas 配体的结合就会变得非常敏感。这个特性会让这些"精疲力竭"的 T 细胞成为 Fas 介导的杀伤目标——无论是自杀，还是他杀。通过这种机制，活化诱导的细胞死亡可以清除那些被重复激活的 T 细胞，为新的 T 细胞腾出空间，让这些新的 T 细胞保护我们免受下一个试图伤害我们的微生物的侵害。事实上，一旦入侵者被清除，通常会有超过 90% 参与战斗的 T 细胞相继死亡。

## 回顾

iTreg 是一种分泌细胞因子的辅助性 T 细胞，当我们不受危险入侵者的威胁时，它使免疫系统保持平静。一旦入侵者被打退，就必须关闭免疫系统，绝大多数对付特定入侵者的武器也必须退役。系统的持续激活依赖于外来抗原的存在，因此当入侵者被摧毁时，系统的激活水平就会降低。此外，被反复激活的 T 细胞在其表面表达检查点蛋白。这些负调节因子使得重新激活 T 细胞（CTLA-4）变得更加困难，或者使 T 细胞功能下降（PD-1）。此外，许多免疫系统的武器寿命都很短，因此绝大多数不需要的武器就会被清除。另外，T 细胞在战争期间反复被激活，使它们更容易因耗竭而被杀死。所有这些机制结合起来，保证了机体在每次感染后重置系统，以便它准备好应对下一次攻击。

## 已知与未知

诱导调节性 T 细胞在预防过敏反应中的作用如何？

## 思考题

1. 诱导调节性 T 细胞如何抑制免疫反应？

2. 为什么 APC 上的 B7 蛋白和初始 T 细胞上的 CTLA-4 蛋白之间的相互作用不能阻止这些 T 细胞的活化？

3. 为什么 CTLA-4 和 PD-1 检查点系统能很好地结合在一起，并帮助在感染后期关闭适应性免疫系统？

4. 你能想象为什么有人想要阻断 CTLA-4 和 B7 或 PD-1 及其配体之间的相互作用来帮助 T 细胞摧毁癌症吗？

（钟华　译，杜燕　审）

# 第9讲 自身耐受与 MHC 限制

> **注意！**
>
> T 细胞必须"限制性"地识别自身的 MHC 分子，这样 T 细胞的注意力就会集中在 MHC-肽复合物，而不是那些未被提呈的抗原。此外，还必须对 B 细胞和 T 细胞进行筛选，以消除那些可能攻击自身组织的细胞。防止自身免疫的保护措施是多级的，每一级都用来捕捉从上一级"逃逸"的自身反应性细胞。自然杀伤（NK）细胞也要经历同样的检验，以确保它们不会引起自身免疫病。

## 一、引言

这个章节的内容是免疫学中最令人兴奋的话题之一。兴奋的部分原因是，尽管人们已经进行了大量有关自身耐受和 MHC 限制性的研究，但仍然存在着许多不能解答的问题。正因为这个话题非常重要，所以才是大家的兴趣所在。B 细胞和 T 细胞必须学会不去识别自身抗原，因为这是非常危险的，否则我们会死于自身免疫病。

## 二、胸腺

T 细胞最早是在位于颈下方的一个小器官——胸腺内学习自身耐受的，这个过程通常被称为中枢（免疫）耐受的诱导。像脾脏一样，胸腺没有输入淋巴管，细胞是从血液进入胸腺的。与脾脏不同的是，脾脏可以接纳血液中所有的细胞，而进入胸腺的细胞则会受到严格的限制。骨髓来源的未成熟的 T 细胞会一波一波地进入胸腺。然而，这究竟是怎样发生的至今还不清楚，因为胸腺中没有可供血液中的淋巴细胞进入次级淋巴器官的高内皮细胞。

已经知道的是，骨髓来源的 T 细胞是"裸体"进入胸腺的：它们不表达 CD4、CD8 或 TCR。进入胸腺后，这些细胞会迁移到胸腺的外部区域（皮质）并开始增殖（图 9-1）。

大约在这个时候，一些编码 T 细胞 TCR 的基因片段开始重排。如果重排成功，T 细胞就会低表达 TCR（含 CD3 复合体），以及共受体 CD4 和 CD8。然后之前赤裸的 T 细胞很快就在其表面"穿上"了由 CD4、CD8 和 TCR 分子制成的"衣服"。由于这些 T 细胞会同时表达 CD4 和 CD8 两种分子，所以它们被称为"双阳性（double-positive，DP）"细胞（图 9-2）。

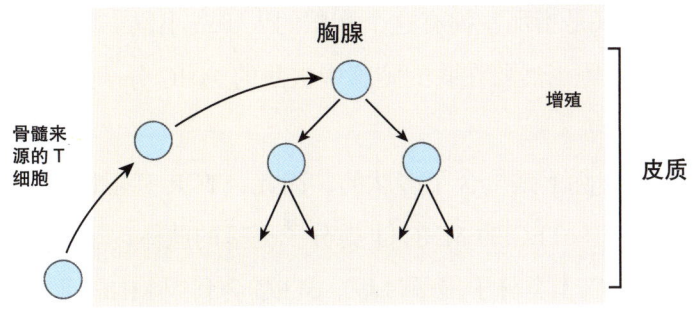

图 9-1  T 细胞进入胸腺后，会迁移到胸腺的外部（皮质）并开始增殖

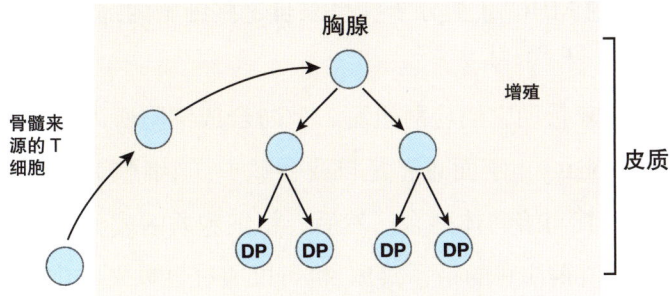

图 9-2  双阳性细胞的分化

在这个"逆向脱衣舞"的过程中，还发生了一个重要变化。当 T 细胞赤裸时，它们可以抵抗凋亡，因为它们极少表达或不表达 Fas 抗原（与其配体结合后可诱发细胞的死亡），但却高表达 Bcl-2（一种防止细胞发生凋亡的细胞蛋白）。反之，位于胸腺皮质"穿戴齐全"的 T 细胞表面会高表达 Fas，少量表达 Bcl-2。因此，这样的细胞对于诱导凋亡的信号极其敏感。就是在这样极易受到损伤的条件下，T 细胞需同步通过 MHC 限制性识别能力测试与自身抗原耐受能力测试。所以无论是哪项测试失败，细胞都会死亡！

## 三、MHC 限制

T 细胞 MHC 限制的测试过程通常被称为阳性选择。这里的"考官"是胸腺皮质区域的上皮细胞，胸腺皮质上皮细胞（cortical thymic epithelial cell，cTEC）向 T 细胞提出的问题是：你是否拥有能识别自身细胞表面 MHC 分子的受体。正确的答案是"是的，我有！"因为如果接受测试的 T 细胞 TCR 不能识别出这些自身的 MHC 分子，它就会死去（图 9-3）。

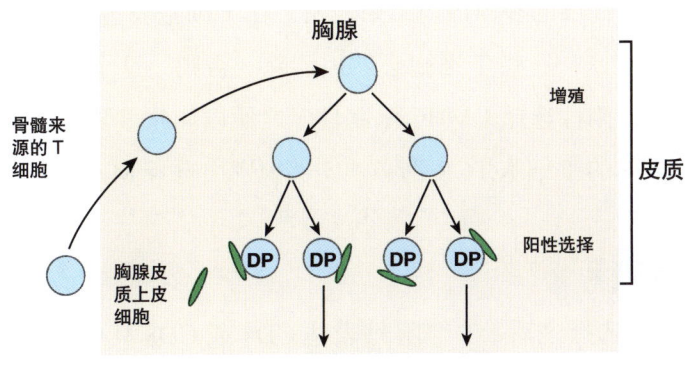

图 9-3  T 细胞阳性选择过程

我所说的自身 MHC，仅仅是指那些拥有这个胸腺的人（或小鼠）所表达的 MHC 分子。这听起来似乎是多余的（我的 T 细胞当然要在我的胸腺中被我的 MHC 分子进行测试），但免疫学家们喜欢用自身 MHC 来强调这一点。

cTEC 表面的 MHC 分子实际上是结合了多肽的，因此，TCR 真正识别的是自身 MHC 分子与其结合相关肽所形成的复合体。cTEC 的 MHC Ⅰ类分子提呈的肽体现了细胞内正在合成的蛋白质的特征，这是一个正常的 MHC Ⅰ类分子提呈过程。cTEC 会利用 MHC Ⅱ类分子来提呈它们从胸腺环境中摄取的蛋白质片段，这也是一个正常的 MHC Ⅱ类分子提呈过程。然而，免疫学家最近发现，cTEC 也可以利用它们的 MHC Ⅱ类分子提呈来自这些细胞内部（而非外部）的大量多肽，具体原理如下。

细胞已经进化出几种机制来帮助它们应对饥荒，此时合成细胞所需的营养物质匮乏。其中一种生存方式被称为自噬（autophagy，字面意思是自我吞噬）。当细胞饥饿时，它们可以将部分细胞质包裹在细胞膜中，之后使其与溶酶体融合。然后，将细胞质的成分（如蛋白质）通过溶酶体酶进行分解，以便重复利用。值得注意的是，cTEC 也可以通过自噬来捕获细胞内的蛋白质，然后将它们消化成短肽，并利用 MHC Ⅱ类分子将其呈递到细胞的表面。当然，MHC Ⅱ类分子一般提呈细胞外的蛋白质多肽，所以提呈细胞内蛋白质多肽的情况肯定是不正常的。然而，通过使用这种细胞内消化系统，cTEC 极大地增加了它们提呈给胸腺中 T 细胞的自身肽的数量。据推测，这会使 T 细胞更有可能接触到 MHC Ⅱ类分子，以及与之结合肽所组成的复合体，如果可以进行结合，那么 T 细胞能通过阳性选择而存活下来。

## 四、MHC 限制的逻辑

在进行另一个测试之前，让我们先暂停一下来考虑一个重要的问题：为什么 T 细胞需要接受测试以确保它们能够识别出自身 MHC 分子所提呈的肽段？毕竟，大多数人一生中都不会遇见"外源性"MHC 分子（例如，在移植器官上的 MHC 分子），所以 MHC 限制性并不能区分你和我的 MHC 分子。的确，MHC 限制性和 MHC 限制性的本质与 MHC 分子是外源性还是自身无关——其核心在于 T 细胞专注于什么。正如我们在第 4 讲中所讨论的，我们希望所建立的系统，可以使 T 细胞将焦点集中在 MHC 所提呈的抗原上。就像 BCR 一样，TCR 也是通过重排和匹配后的基因片段编码的，所以，它们具有高度的多样性。结果表明，在 T 细胞表达的 TCR 库中，有很多可以识别未被 MHC 分子提呈的抗原，这些 T 细胞必须被清除。否则，这个由 MHC 分子提呈抗原的完美系统将不再运转。因此，阳性选择（MHC 限制性）之所以如此重要，是因为它建立了一个系统，在这个系统中，所有成熟的 T 细胞 TCR 都必须能够识别出自身 MHC 分子提呈的抗原信号。

## 五、自身耐受的胸腺测试

在胸腺皮质区经历阳性选择之后，T 细胞只表达 CD4 或 CD8 其中一种共受体分子，正像你所预测的那样，这个阶段的细胞开始成为单阳性（single positive，SP）细胞。T 细胞如何选择只表达 CD4 或 CD8 共受体还是一个谜。无论如何，最新研究进展表明，T 细胞共受体的表达选择，取决于其 TCR 识别的抗原肽在胸腺皮质上皮细胞表面的提呈方式——该抗原肽是由 MHC Ⅰ类分子还是 MHC Ⅱ类分子提呈。例如，如果 TCR 识别出 MHC Ⅰ类分子提呈的抗原，T 细胞表面的 CD8 共受体将加入这一方，并与 MHC Ⅰ类分子进行结合。当这种情况发生时，该 T 细胞上的 CD4 分子的表达会被下调。同样地，如果 TCR 识别 MHC Ⅱ类分子提呈的抗原肽，那么这个 T 细胞将会发育成为 $CD4^+$ T 细胞，其 CD8 共受体的表达将会被终止。这种策略是可行的，因为共受体 CD8 只能与 MHC Ⅰ类分子结合，而共受体 CD4 也只能与 MHC Ⅱ类分子结合，从而确保了 T 细胞选择的特异性。

能够识别出自身 MHC 和抗原肽的那些幸存的 T 细胞，会在其表面开始表达趋化因子受体 CCR7，并从胸腺皮质区迁移至富含 CCR7 配体的位于胸腺中央部位的髓质区。在胸腺髓质区将会进行第二个测试——自身耐受的测试。这个测试过程通常被称为阴性选择。在阴性选择过程中，T 细胞要回答的问题是："你是否能识别自身细胞表面的由 MHC 分子所提呈的自身抗原肽？"正确的回答是"不能！"因为具有识别 MHC 分子和自身肽组合的受体的 T 细胞会被清除。第二个测试是至关重要的，因为它将清除那些可能会对我们自身抗原发生应答反应的 T 细胞。事实上，如果这些自身反应性 T 细胞不被删除，那么，就可能会导致自身免疫病的发生。例如，识别自身抗原的 Th 细胞可以辅助 B 细胞产生抗体，这种抗体会靶向损伤我们自身体内的分子（如血液中的胰岛素蛋白），或者产生 CTL 攻击我们自己的细胞。

**1. 胸腺髓质上皮细胞**

胸腺髓质上皮中有 2 种细胞可以对抗原的自身耐受性进行筛选（即阴性选择），这 2 种细胞不同于对 T 细胞进行检测（即阳性选择）的胸腺皮质上皮细胞。参与测试 T 细胞自身耐受性的一类细胞是胸腺髓质上皮细胞（medullary thymic epithelial cell，mTEC）。这些细胞是检测 MHC 限制性的 cTEC 的"表亲"。它们具有 2 个特征，从而非常适合作为"耐受性的检测者"。首先，像 cTEC 一样，mTEC 可以利用自噬来消化它们自己的"内脏"，并加工和处理这些蛋白质用于 MHC Ⅱ类分子提呈。这种打破常规的提呈方式，即 MHC Ⅱ类分子提呈细胞内产生蛋白抗原的方式，可以提供多样化的自身抗原来源，用于在阴性选择中消除大多数自身反应性 Th 细胞。其次，除了所有细胞合成的"共享"蛋白质之外，还有许多蛋白质（估计约有数千种）是组织特异性的，这些组织特异性的蛋白质只在特定的器官或组织中存在。例如，心肌细胞所合成的蛋白质就是心脏所特有的。此外，由肾脏细胞合成的蛋白质具有肾脏特异性。因此，在胸腺中为了完成耐受性测试，用于检测发育中 T 细胞的"材料"必须包含组织特异性蛋白。否则，CTL 离开胸腺之后，其中必定有一些细胞会遭遇它们无法耐受的组织特异性蛋白，进而开始破坏你的肝脏、心脏或肾脏，这样就糟了。

幸运的是，mTEC 能够合成出一种名为 AIRE 的转录因子，它可以促使许多组织特异性抗原进行表达。因此，mTEC 除了可以表达通常共享的蛋白质之外，还能够表达出许多组织特异性蛋白。虽然每个 mTEC 大约只表达组织特异性抗原总数的 2%，但胸腺中所有表达 AIRE 的细胞总共可以表达约 3000 种不同的组织特异性抗原，这有助于清除那些可识别组织特异性蛋白的 T 细胞。然而，mTEC 只是表达了人体内大多数的组织特异性蛋白，而不是所有这些蛋白。

### 2. 胸腺树突状细胞

还有第二种类型的细胞与胸腺自身抗原耐受性的测试有关：胸腺树突状细胞（thymic dendritic cell，TDC）。尽管 TDC 具有特征性的海星样形状，但是，它们与我们以前讨论过的"迁移性"树突状细胞有所不同。髓质区的 TDC 是胸腺髓质的居民，并且其骨髓来源的前体细胞也是在那里发育的。TDC 的有趣之处在于，除了通常从胸腺环境中捕获抗原以外，它们提呈的一些抗原也来源于 mTEC。事实上，mTEC 的 MHC-肽复合物似乎以某种方式传递给了 TDC，以便 TDC 用来测试 CD4$^+$ 和 CD8$^+$ 细胞对自身抗原的耐受性。这种传递是如何完成的，仍然是个谜。显然，关于胸腺中的阴性选择还有很多疑问有待研究！

## 六、毕业

在胸腺中，测试的最终结果：获得 T 细胞，它们的受体能够识别出胸腺皮质上皮细胞所提呈的自身 MHC-肽复合物，但又不能识别胸腺树突状细胞或胸腺髓质区上皮细胞的 MHC 分子提呈的自身抗原（图 9-4）。

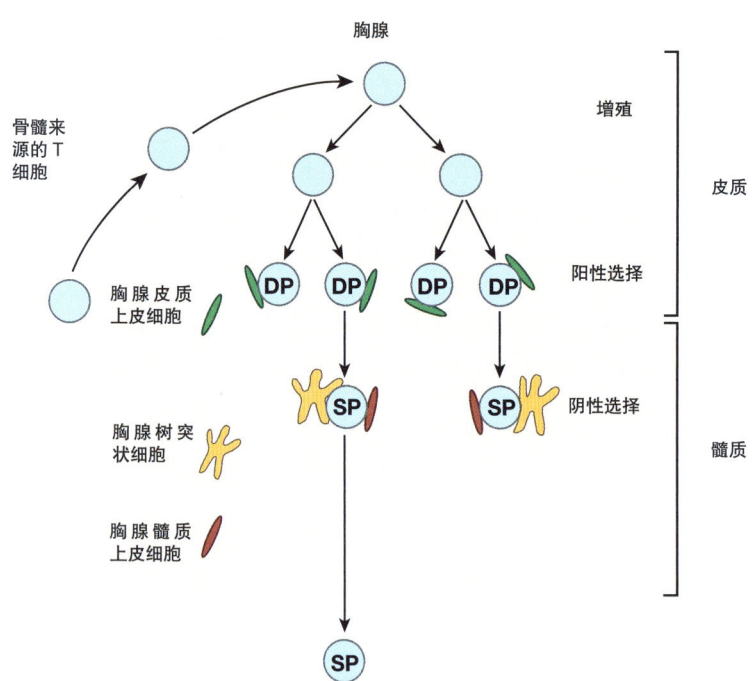

图 9-4　通过测试的 T 细胞受体，能够识别出胸腺皮质上皮细胞所提呈的自身 MHC-肽复合物，但又不能识别胸腺树突状细胞或胸腺髓质区上皮细胞的 MHC 分子提呈的自身抗原

通过测试的"胸腺毕业生"，其细胞表面会高表达很多分子（如 T 细胞受体），以及 CD4 或 CD8 两种共受体中的一种。在一个年轻人的胸腺中，每天大约有 6000 万个双阳性细胞经历着上

述测试，但只有约 200 万个单阳性细胞可以离开胸腺，其余的细胞会因凋亡，并很快被胸腺中的巨噬细胞吞噬并清除。大多数学生不喜欢超过 1 小时的考试，因此，我想你有必要知道这些"考试"可能持续约 2 周！我们在这里讨论的是非常重要的考试，每个 T 细胞的一生都是处于吉凶难卜状态的。有趣的是，免疫学家仍然不确定这些"毕业生"是如何离开胸腺的，但普遍认为这些细胞是从皮髓质交界处经过血液而离开的。

## 七、MHC 限制和耐受诱导之谜

现在，如果你一直在密切关注着我们的讨论，你可能会想知道一个 T 细胞是如何通过这两个考试的呢。毕竟，要通过 MHC 限制的测试，T 细胞的 TCR 就必须能识别 MHC 分子 – 自身肽。然而，要通过耐受性测试，它们的 TCR 又必须不能识别 MHC- 自身肽。看起来这两种测试互相否定，难道不允许任何一个 T 细胞通过测试吗？当然不是！这正是自身耐受之谜的实质：一个 TCR 与配体的结合，是怎么同时介导阳性选择（MHC 限制）和阴性选择（耐受诱导）的？实际情况比这还复杂，因为一旦 T 细胞通过了胸腺中的两项测试，当它们遇到由自身 MHC 分子提呈的外来入侵抗原肽时，其 TCR 必须能够发出活化的信号。

### "金发姑娘"假说

众所周知，引发 MHC 限制性和耐受的过程与 T 细胞活化的过程具有相似性：细胞-细胞黏附、TCR 聚集和共刺激作用。然而，困扰免疫学家的问题是：同样的 TCR，当它与 MHC-肽复合物结合时，为什么会导致 3 种（阳性选择、阴性选择或者活化）完全不同的结果呢？大多数免疫学家倾向于亲和力学说，也通常被称为"金发姑娘"假说。这个假说指出，如果希望在胸腺的阳性选择和阴性选择中存活，T 细胞就必须有"适当"的受体。事实上，据估计在胸腺中，T 细胞的阳性选择（存活）是由于 TCR 与胸腺皮质的上皮细胞提呈的 MHC- 自身肽之间存在相对较弱的相互作用——这种相互作用必须强到足以确保 TCR 能够专注于被提呈的抗原。随后，TCR 与胸腺髓质区上皮细胞或胸腺树突状细胞提呈的 MHC- 自身肽之间的相互作用也不能太强，否则就会导致细胞的死亡（阴性选择）。最后，T 细胞离开胸腺后，它们的 TCR 与专职性抗原提呈细胞所提呈的 MHC- 肽之间的相互作用必须要强到足以触发 T 细胞的活化（图 9-5）。

当然，由于 TCR 在 3 种情形中完全相同，核心问题在于：为何相同的 T 细胞受体与 MHC-肽复合物的相互作用会引发细胞生存、死亡或活化的迥异结果？关键因素在于信号发送细胞的特征差异：在 MHC 限制性形成阶段，信号来自胸腺皮质上皮细胞；诱导自身耐受时，信号细胞为骨髓来源的树突状细胞或胸腺髓质上皮细胞；而 T 细胞活化阶段，信号则由专职抗原提呈细胞介导。这些发送信号的细胞是不同的。例如，胸腺皮质上皮细胞的蛋白酶体（负责生成 MHC Ⅰ 类分子提呈的多肽）与参与阴性选择细胞的蛋白酶体存在细微差异，进而影响 MHC Ⅰ 类分子提呈的自身肽。此外，在胸腺皮质的上皮细胞中，可以制备出能够提供给 MHC Ⅱ 类分子提呈的抗原肽所需要的酶，与胸腺髓质测试细胞中所需的酶也有所不同。

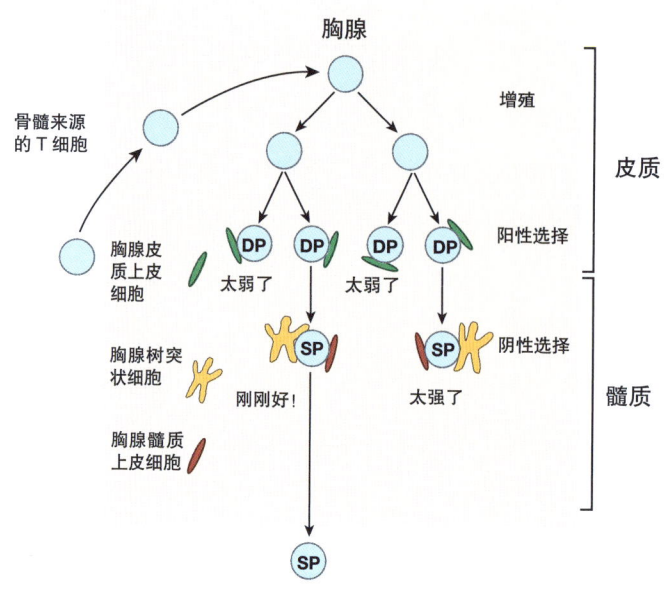

图 9-5　T 细胞离开胸腺后，它们的 TCR 与专职性抗原提呈细胞所提呈的 MHC- 肽之间的相互作用必须要强到足以触发 T 细胞的活化

不同信号发送细胞在细胞黏附分子的表达，以及表面提呈的 MHC- 肽复合物的数量和类型上存在差异。这类差异可显著影响 T 细胞受体的信号传导强度。此外，不同类型的信号发送细胞还可能表达不同组合的共刺激分子，而共刺激信号可进一步改变由 TCR-MHC - 肽相互作用所产生的信号内容。

不仅发送信号的细胞不同，信号接收者（T 细胞）也可能会在测试过程中发生变化。胸腺不同部位的细胞因子是不同的，这些细胞因子可以改变 TCR 的表达水平，并改变选择的阈值水平。众所周知，T 细胞表面的 TCR 数量会随着测试而增加，而且 T 细胞内的"连线"也有可能随着 T 细胞的成熟而改变。这些 TCR 的密度和信号处理上的差异，可能会影响免疫系统对各类信号发送细胞所发出的信号内容产生不同的解读。

"金发姑娘"的假说可能是正确的。虽然，许多 MHC 限制 / 诱导耐受之谜的线索已经被发现了，但是，免疫学家们仍然不能将这些线索拼凑成为一幅完整的画面，还有很多的工作需要进一步开展。

## 八、忽视导致耐受

值得庆幸的是，大多数带有能够识别自身蛋白受体的 T 细胞在胸腺中被清除了。然而，胸腺中产生的中枢耐受并不是万无一失的。如果中枢耐受是万无一失的，每个 T 细胞都必须与所有的自身抗原进行测试，这个工作量会很大。一般来说，胸腺中只有与大量表达的自身抗原具有高亲和力结合的受体 T 细胞会被清除。然而，那些具有与自身抗原发生低亲和力结合的受体 T 细胞，或者带有只能够在胸腺中识别罕见的自身抗原的受体 T 细胞，就不太可能被阴性选择掉了，它们可能钻了中枢耐受的空子溜掉了。幸运的是，免疫系统已经有了处理这种问题的办法。

初始T细胞的循环会通过次级淋巴器官，但是不会被允许进入到组织中。这种运输模式会将这些初始T细胞带到身体中最有可能遇到APC并被其活化的位置。然而，阻止初始T细胞进入组织中的旅行限制，对于维持自身耐受方面也很重要。因为通常来讲，初始淋巴细胞被激活的场所——次级淋巴器官中富含自身抗原，而在T细胞产生耐受的胸腺中也同样存在大量自身抗原。因此，基于初始T细胞所遵循的这种运输模式，绝大多数可能在次级淋巴器官中被自身抗原激活的T细胞，会因为在胸腺中就曾遇到相同的大量表达的自身抗原而已经被清除。

相反，胸腺中那些带有可以识别罕见的自身抗原的受体T细胞，可以逃过被清除的命运。然而，这些相同的抗原通常以较低浓度存在于次级淋巴器官中，以至于它们不能激活潜在的自身反应性T细胞。因此，尽管在次级淋巴器官中存在着罕见的自身抗原，而且T细胞具有能识别它们的受体，但是这些T细胞通常会处于对自身抗原功能性"忽视"的状态——因为自身抗原实在是太少了，以致不能对其进行应答的活化。由此看来，这样的淋巴细胞运输模式不仅能高效活化适应性免疫系统，还在维持自身抗原耐受性中发挥了关键作用。

## 九、次级淋巴器官中的耐受诱导

虽然对于初始T细胞来说，限制性的运输模式通常可以保护它们不会因暴露在自身抗原的面前而被活化，但是这种避免活化的屏障并不是绝对的。在特定的情况下，若胸腺中某种自身抗原太少而没有引发对潜在的自身反应性T细胞的清除，则这种抗原会被释放到血液和淋巴系统中（如由于外伤导致组织损伤），其浓度足以激活先前处于忽视状态的T细胞。但是，免疫系统有办法处理这个潜在的问题。

直到最近，人们还认为胸腺在耐受诱导中的唯一作用是清除潜在的自身反应性T细胞。但是，现在已经很清楚了，胸腺还有另一种功能，它可以保护我们免受自身免疫病的侵袭——产生自然调节T细胞（natural regulatory T cell，nTreg）。在胸腺中，免疫系统会选择$CD4^+$T细胞的一个亚群，使之分化成为nTreg。这种选择发生在胸腺髓质中，需要mTEC和TDC的参与。目前推测的是，具有与这些细胞提呈的自身抗原能够发生高亲和力结合的受体$CD4^+$T细胞就会被清除。具有与mTEC或TDC提呈的自身抗原发生弱亲和力结合的受体T细胞会被选择存活，成为辅助性T细胞。而具有能够与自身抗原发生"适中"亲和力结合的受体$CD4^+$T细胞则会被"诱导"成为自然调节T细胞。然而，在这种情况下，"适中"的确切含义及这些T细胞是如何被诱导的具体细节尚不清楚。

在$CD4^+$T细胞被选择分化为nTreg的过程中，目前已知的是，这些细胞会被诱导表达一种称为 *Foxp3* 的基因，该基因有助于赋予nTreg细胞调节特性。nTreg细胞在胸腺中产生以后，它们就会有"通行证"（黏附分子），允许它们进入淋巴结和其他次级淋巴器官。事实上，循环中大约5%的$CD4^+$T细胞是Treg。如果nTreg细胞在次级淋巴器官中遇到由APC提呈的同源自身抗原，就可以被激活。一旦被激活，nTreg细胞就能够抑制潜在的自身反应性T细胞的活化，从而有效地发挥免疫调节作用。

nTreg 细胞是如何实现这种免疫抑制功能的还不完全清楚。一个可能的机制是，当 nTreg 细胞识别出 APC 提呈的同源抗原时，它的作用是减少该 APC 上的共刺激分子的表达。nTreg 在其细胞表面表达高水平的 CTLA-4 蛋白，有学者提出，当 CTLA-4 与 APC 上的 B7 共刺激蛋白结合以后，nTreg 从 APC 表面"拔掉"B7 蛋白。由此导致的 APC 表面 B7 蛋白的缺乏使得 APC 更难激活潜在的自身反应性 T 细胞，从而发挥免疫抑制作用。

上一节课程中，我提到了另一种类型的调节性 T 细胞：诱导调节性 T 细胞（iTreg）。尽管 iTreg 和 nTreg 细胞都表达 Foxp3 蛋白，但其抑制活性的靶点却有所不同。nTreg 细胞的作用是防止自身反应性 T 细胞引发的自身免疫；而 iTreg 细胞的主要功能是防止免疫系统对外来入侵者的过度反应。

尽管我们对 nTreg 尚有许多未知之处，但很明显，它们在保护我们免受自身免疫病的侵害方面发挥着至关重要的作用。事实上，具有 Foxp3 蛋白功能缺陷的人深受自身免疫病的折磨，并会在很年轻的时候就去世。

## 十、外周耐受诱导

当然，初始 T 细胞并不是完美的，它们有些确实会偏离规定的运输模式，进入组织中去冒险。实际上，每个正常人的组织中都会有潜在的自身反应性 T 细胞。在那里，这些"违法"的 T 细胞可能会遇到自身抗原，而这种自身抗原在胸腺中确实太罕见了，以至于不能引发清除作用，但是在组织中却很丰富且可以去激活这些 T 细胞。为了应对这种情况，还存在着另一种针对自身免疫的保护机制：外周耐受诱导。

因为 T 细胞激活需要两把"钥匙"，初始 T 细胞不仅要有足够多的被提呈的抗原聚集于它们的受体上，而且还必须从 APC 那里接收到共刺激信号。这就是活化的 APC 发挥作用的地方了，这些特殊的细胞表面会表达大量的 MHC 分子来提呈抗原，同时它们也表达共刺激分子（如 B7）。相比之下，普通细胞（如心脏或肾脏细胞）通常不表达高水平的 MHC 分子或者不表达共刺激分子，甚至两种分子都不表达。因此，带有识别肾脏抗原受体的初始 T 细胞只能识别某个肾细胞，但并不能被激活。当然，实际情况可能要比这个好一些，当一个初始 T 细胞识别到另一个细胞提呈的同源抗原，但没有获得所需的共刺激信号时，这个 T 细胞就是"中性"的。它看起来像是 T 细胞，但却没有免疫应答功能。免疫学家称这个细胞失能了。在很多情况下，失能的细胞最终会死亡，所以，诱导外周免疫耐受会导致细胞失能或死亡（被清除）。因此，在 T 细胞活化的过程中，对第二活化信号的需求（也就是共刺激"钥匙"）能保护我们免受因初始 T 细胞的违规而引发的风险。

## 十一、活化诱导的细胞死亡导致的免疫耐受

好吧，如果 T 细胞逃脱了在胸腺中被清除的命运，而且又违反了交通规则，冒险进入了组织。再假设这个 T 细胞碰巧遇到了一个细胞，这个细胞表面的 MHC 分子所提呈的同源抗原密度足够

高，能使其受体发生交联，并且这个细胞恰好又能够提供活化 T 细胞所需要的共刺激信号。然后会怎么样？还好，没有损失，因为还有另一个"层面"的诱导耐受机制存在，在这种不太可能出现的情况下可以对我们进行保护。

在上一节课程中，我们讨论了活化诱导的细胞死亡（activation-induced cell death，AICD），当入侵者被消灭后，T 细胞也会死亡。同样的机制也可以防止危险的初始 T 细胞对人体的伤害。这些 T 细胞违反了"交通规则"，并被组织中的自身抗原激活。在这种情况下，T 细胞被持续存在的自身抗原反复刺激，当这种情况发生时，自身反应性 T 细胞通常通过 AICD 作用而被清除。免疫系统好像能够感觉到这种持续反复激活是不正常的，从而迅速清除了这种有害的、自身反应性 T 细胞。

因此，T 细胞耐受性的诱导是多层次的。免疫系统并不会试图去测试每个 T 细胞的自身反应性，而是采用至少 5 种耐受诱导机制。这种多层的方法确保了绝大多数人不会患上自身免疫病（图 9-6）。

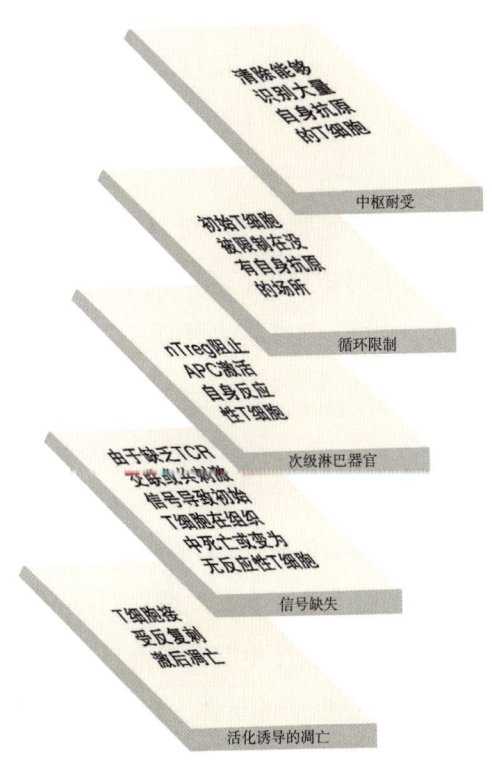

图 9-6　T 细胞耐受性的诱导是多层次的

## 十二、B 细胞的免疫耐受

免疫学家曾一度认为，可能没有必要去清除那些具有识别自身抗原受体的 B 细胞，因为那些能帮助激活潜在的自我反应性 B 细胞所需要的 T 细胞已经被杀死或发生失能了，即 B 细胞的耐受会被 T 细胞耐受所"覆盖"。然而，当发现 B 细胞有时可以在没有 T 细胞辅助的情况下被激活后，人们才清楚地意识到，体内也存在着导致潜在的自身反应性 B 细胞产生免疫耐受的机制。

骨髓是 B 细胞诞生的地方，大多数 B 细胞也会在此形成免疫耐受，发育中的 B 细胞在骨髓中能够遇到的抗原几乎全部都是自身抗原。这种自我耐受的测试大致相当于对 T 细胞在胸腺形成耐受过程的测试。在 B 细胞重排并匹配基因片段用以构建其受体的基因之后，测试就开始了。如果其受体能够识别自身抗原，则该 B 细胞还有另一个机会——通过使其轻链基因重排并改装出新的不能识别自身抗原的受体，这一过程被称为受体编辑。虽然有关受体编辑过程中的细节问题还不是很清楚，但在小鼠体内至少有 25% 的 B 细胞似乎利用了这个第二次机会。然而，只有 10% 的 B 细胞能通过耐受性测试，剩下的 B 细胞在骨髓中就死亡了。

经过测试以后，受体不能与骨髓中大量表达的自身抗原发生结合的 B 细胞就会被释放到血液和淋巴中进行循环。当然，在骨髓中诱导 B 细胞耐受和在胸腺中诱导 T 细胞耐受具有同样的问题：那就是在骨髓中能识别带有罕见自身抗原受体的 B 细胞会通过存在的漏洞溜走。幸运的是，次级淋巴器官也是初始 B 细胞活化的场所，而骨髓中大量表达的自身抗原与次级淋巴器官中所发现的自身抗原也大致相同。因此，骨髓中因为表达太少而不能够有效清除 B 细胞的自身抗原，在次级淋巴器官中同样也会因为该自身抗原表达太少而不能够去活化 B 细胞。所以初始 B 细胞的运输模式限制了它们通过次级淋巴器官进行循环，从而有助于保护它们避免与骨髓中不存在的表达较多的自身抗原发生相互作用。

此外，还存在一些其他的机制，可以使那些违反交通规则的 B 细胞产生免疫耐受。例如，那些偶尔进入组织的初始 B 细胞，即使能够识别出其相关抗原，但如果不能获得 T 细胞的帮助，那它们仍然会发生失能或者被清除掉。因此，B 细胞在组织中，被诱导产生自身耐受所涉及的机制与 T 细胞既相似，又不完全相同。

## 十三、生发中心维持 B 细胞免疫耐受的机制

在胸腺中，T 细胞一旦通过测试，其受体就不会再发生变化了。与之相反，B 细胞在次级淋巴器官中被活化后，还有机会利用体细胞高频突变来改造它们的受体。所以，这里就会产生疑问，经历过体细胞高频突变的 B 细胞，最终是否会产生能够识别自身抗原的受体呢？如果是这样的话，那么这些 B 细胞可能会产生能引起自身免疫病的抗体。幸运的是，事实证明这种情况不会发生，原因如下。

如果 B 细胞在生发中心发生高频突变，使其受体识别自身抗原，那么它就不会被滤泡树突状细胞发现并激活。毕竟，滤泡树突状细胞只展示已被调理的抗原，而自身抗原通常不会被调理。因此，潜在的自身反应性 B 细胞在生发中心面临的第一个困难就是缺乏被滤泡树突状细胞提呈的调理后的自身抗原，并且它们还会面临另一个问题——缺乏共刺激信号。

滤泡辅助性 T 细胞（Tfh 细胞）在次级淋巴器官的 T 细胞区被激活后，迁移至淋巴滤泡以辅助 B 细胞。这种辅助的作用发生在滤泡辅助性 T 细胞（Tfh）与 B 细胞相互进行刺激的"舞蹈"之中。参与这个舞蹈过程的 B 细胞可以内吞与其受体结合的抗原，然后使之与自身的 MHC Ⅱ类

分子结合并提呈给 Tfh 细胞。B 细胞还需要提供 Tfh 细胞保持活化所需要的共刺激分子（如 B7）。作为回报，Tfh 细胞为 B 细胞提供了其所需的共刺激分子（如 CD40L）。这里的重点是，为了使这种双向次级发挥作用，Tfh 细胞的受体和 B 细胞的受体必须识别相同的抗原，或者更准确地说，必须识别同一抗原的某一表位。因此，如果 B 细胞发生高频突变，使其 BCR 结合、内化并提呈自身抗原，那么，该抗原将不会被 Tfh 细胞识别。所以，B 细胞和 T 细胞将不再进行协同作用了。因为它们失去了"共同的兴趣点"。由于 B 细胞需要 Tfh 细胞的辅助才能在生发中心生存，所以，B 细胞和 Tfh 细胞之间的相互依赖性会使 B 细胞在经历体细胞高频突变后仍然可以"步入正轨"。因此，B 细胞在高频突变的过程中能维持自身耐受的原因有两个：一是缺乏有效激活 BCR 信号转导所需要的被调理过的自身抗原；二是在生发中心缺乏能辅助 B 细胞识别自身抗原的 Tfh 细胞。

## 十四、自然杀伤细胞的"驯化"

许多病毒都在试图通过下调被感染细胞的 MHC Ⅰ类分子的表达来逃避免疫系统的监视。这种伎俩是为了防止杀伤性 T 细胞"看透"这些细胞并确定它们是否被感染。针对这种情况，NK 细胞会调查它们接触到的细胞，并杀死那些表面不表达 MHC Ⅰ类分子的细胞，这一过程被称为识别丧失自我。这是因为 NK 细胞表面表达有抑制性受体，这种受体能够识别正常细胞表达的 MHC Ⅰ类分子，并释放出"不要杀死"的信号，从而使正常细胞免受伤害。但这也有一个潜在的问题，MHC 分子具有极强的多态性（例如，人群中每个 *MHC* 基因都是略有不同的），因此 NK 细胞上的抑制性受体可能不能识别自身的 MHC Ⅰ类分子。如果发生了这种情况，NK 细胞可能会认为自身的正常细胞被病毒感染了，然后杀死这些细胞。这就不妙了。

我认为这个问题的一个解决方案是将每个 MHC Ⅰ类分子与其匹配的 NK 细胞的抑制受体共表达，但事实并非如此。相反，每个人都有多个编码 NK 细胞抑制性受体的基因，而且这些基因也具有很大程度的多态性。因此，每个人都继承了一组抑制性受体基因，而这些基因通常都因人而异。此外，由于这些基因的表达似乎是随机选择的，在同一个人体内，不同 NK 细胞的抑制性受体的序列也不相同。

目前认为，在 NK 细胞能够充分发挥杀伤功能之前，它们必须获得杀伤许可。为了获得这个许可，NK 细胞必须有抑制性受体，它可以识别我们细胞上的至少 1 种 MHC Ⅰ类分子。如果 NK 细胞的抑制性受体无法与自身 MHC 分子结合，那么这个 NK 细胞就会失能。通过这种方式可以避免 NK 细胞介导的自身免疫反应，NK 细胞通常在骨髓中完成"驯化"过程。

除了抑制性受体，NK 细胞还表达多种激活性受体。被感染的细胞会发出相应的信号，NK 细胞的激活性受体对此信号做出反应并杀死被感染的细胞。例如，当人体受到病毒感染时，激活性受体可以识别到出现在细胞表面的一些分子。人们认为，最终是否要杀死靶细胞，需要权衡 NK 细胞的抑制和激活性受体传递的信号强度。NK 细胞是如何学会权衡这些的，仍然是一个谜。

## 回顾

本节课程中，我们讨论了免疫学中最重要的谜题：同一个TCR是如何介导阳性选择（MHC限制）、阴性选择（耐受诱导）和被活化的呢？目前的观点认为，在胸腺中，阳性选择（生存）是T细胞的TCR与胸腺皮质的上皮细胞表面提呈的MHC-自身肽之间发生相对较弱的相互作用所导致的。这种"测试"旨在把T细胞的注意力集中到由MHC分子提呈的抗原上，确保识别仅限于提呈的自身抗原，而不是"天然"的抗原。在胸腺中阴性选择（死亡）是T细胞的TCR与骨髓、胸腺DC或胸腺髓质上皮细胞提呈的MHC-自身肽之间的强相互作用引起的。这种测试旨在清除可能导致自身免疫病的T细胞。最后，在T细胞离开胸腺后，可以通过其TCR与专职APC所提呈的MHC-肽之间的强相互作用，使T细胞活化，以保护我们免受疾病的侵袭。

尽管胸腺（中枢）耐受诱导机制已经相当好，但它并不完美。其中处理胸腺中逃逸清除的T细胞的机制是将初始T细胞的转运限制在血液、淋巴和次级淋巴器官中。能识别次级淋巴器官中高表达自身抗原的T细胞，通常会在胸腺中被有效地清除——因为胸腺中也有相同的高表达抗原。相反，胸腺中某些罕见的自身抗原因浓度过低，未能有效诱导自身反应性T细胞的清除，致其得以逃脱。然而，在次级淋巴器官中，这些抗原同样稀少，不足以激活初始T细胞并启动其效应功能。由于转运模式的限制，初始T细胞通常在功能上对胸腺中罕见的自身抗原保持"忽视"态度。

次级淋巴器官中的自然调节T细胞也能通过干扰潜在的自身反应性T细胞的激活来提供对自身免疫的保护。在这种情况下，当初始T细胞溢出血液、淋巴和次级淋巴器官系统的时候，遇到自身抗原时通常不被激活，而是发生失能继而死亡。此外，那些通过识别组织中的自身抗原而被激活的罕见T细胞通常会因慢性再刺激而死亡。

T细胞的中枢耐受是在一个单独的器官——胸腺中被诱导的。相反，带有能识别自身抗原受体的B细胞则在其发源地——骨髓中就被清除了。在筛选过程中，自身反应性B细胞被给予第二次"编辑"受体的机会，以期产生不识别自身抗原的BCR。

B细胞的耐受诱导像T细胞一样也是多层次的。初始B细胞主要通过血液、淋巴和次级淋巴器官进行运输。与T细胞一样，初始B细胞的运输模式能阻止它们与骨髓中那些大量未经过耐受诱导的自身抗原进行接触。初始B细胞在绕开血液/淋巴运输模式后，通常不会遇到能与其BCR交联的足够的自身抗原。此外，那些受体能与组织中自身抗原发生交联的初始B细胞通常会获得其活化所需要的共刺激信号，从而导致B细胞失能或被清除。

B细胞在生发中心成熟时，会通过体细胞高频突变来提高其受体的亲和力。这个过程产生了BCR识别自身抗原的可能性。幸运的是，这通常不是问题。B细胞在生发中心增殖的前提是其受体能够识别由滤泡树突状细胞提呈的、经过调理的抗原，而自身抗原通常不会被调理。更重要的是，生发中心的滤泡辅助性T细胞将不能识别这些突变BCR现在识别和提呈的自身抗原，而B细胞的存活高度依赖于Tfh细胞的帮助。

# 第9讲  自身耐受与 MHC 限制

通过对以上机制的研究，我们发现：B 细胞和 T 细胞的耐受机制都不是完美的——它们都有小的漏洞。然而，因为有多层次的耐受机制来捕获具有潜在自身反应性的细胞，才使得整个系统能够完好地运行，而且很少有人遭遇严重的自身免疫病。

NK 细胞也接受测试以避免自身反应的发生。如果 NK 细胞没有抑制受体来识别细胞中至少 1 个 MHC Ⅰ类分子，那么该 NK 细胞就会失去功能。NK 细胞表面也有激活性受体来帮助识别应当被清除的感染细胞。NK 细胞最终是否对靶细胞发起攻击，取决于抑制性和激活性受体发出的信号之间的平衡。

## 已知与未知

1. 在胸腺中，T 细胞是如何选择分化为 CD4 或 CD8 T 细胞的？
2. 在胸腺中，自然调节 T 细胞（nTreg）是如何生成的？
3. mTEC 的 MHC- 肽如何提呈给胸腺树突状细胞并用于测试自身耐受的？
4. 如何培养 B 细胞对组织特异性自身抗原的耐受性？
5. 如何权衡 NK 细胞的抑制性和激活性受体信号，以确保有效清除感染细胞，同时保护正常细胞不受攻击？

## 思考题

1. 为什么对 T 细胞进行测试以确保它们能识别自身 MHC 分子是非常重要的？取消这项测试是否会更简单一些？
2. 在胸腺中对 T 细胞进行测试的过程中，"自身"的定义是什么？T 细胞认为什么是自身肽？
3. T 细胞要同时满足 MHC 限制（阳性选择）和自身耐受（阴性选择）需求的潜在困难是什么？
4. 当 T 细胞离开胸腺后，为什么还需要产生 T 细胞耐受的机制？
5. 试述为什么初始 T 细胞的运输模式在维持自身耐受方面发挥着重要作用。
6. 为什么对 B 细胞进行自身耐受的筛查也是很重要的？
7. 目前我们已经了解了 4 种不同类型的树突状细胞：浆细胞样树突状细胞、抗原提呈树突状细胞、滤泡树突状细胞和胸腺树突状细胞。作为复习，请简要概述每种细胞类型的功能。

（曾智茹　译，杜燕　审）

# 第10讲　免疫记忆

> **注意！**
>
> 固有免疫系统有一个固有的记忆，它能够记住在远古时代曾经遇到过的入侵者。一些固有免疫系统细胞经过强化，可以对后续的入侵做出更强烈的反应。适应性免疫系统有一种可更新的记忆，它能记住我们一生中遇到过的特定入侵者。已经升级过的记忆B细胞和T细胞，比初始B细胞和T细胞能够更好地应对再次入侵的同类病原体。

## 一、引言

免疫系统最重要的特性之一是它可以记住以往曾遭遇的攻击者，这些记忆有助于应对未来的挑战。固有免疫系统和适应性免疫系统都有记忆，但是这两个系统用来记忆的机制具有很大差异。

## 二、固有记忆

固有免疫系统有一个"固有"的记忆，这对我们抵御日常入侵者是非常重要的。这种记忆是数百万年经验积累的结果，在此期间，固有免疫系统缓慢地进化出了模式识别受体。这些受体（如Toll样受体）通常检测入侵者生存所必需的分子结构，这是许多微生物病原体（例如，所有以LPS作为细胞膜成分的细菌）的特征。此外，这些受体基因代代相传，在人的一生中不会发生改变。这种古老的记忆使人类对长期以来持续攻击我们的入侵者做出即时而有力的反应。重要的是，尽管固有记忆主要针对古代的入侵者，但如果新病原体具有与古代入侵者相同的结构特征，固有免疫系统也可以帮助我们抵御新的入侵者（例如，从野生动物传入人类的病毒）。

固有免疫系统的某些细胞（如巨噬细胞和NK细胞）可以在第一次接触病原体后得到强化，从而对随后的入侵做出更快速和更有力的反应。巨噬细胞的过度活化就是这种强化的一个例子。尽管管理这种强化过的免疫力的规则仍在制定中，但在人类中，这种类型的记忆通常是非特异性的。也就是说，对某种病原体的最初防御可以增强固有免疫系统细胞对相同或不同病原体随后攻击的反应。通过这种方式，强化过的免疫系统可以提供广泛的非特异性保护，防止未来的微生物攻击。强化后的免疫力通常是短暂的，只持续数周或数月。而且只有在原先感染区域内的固有免疫系统细胞才能得到强化。在免疫强化过程中，先前暴露于病原体会导致基因表达模式改变，这种模式是对表观遗传修饰（如组蛋白乙酰化或DNA甲基化）进行驱动和维持的。

也有一些实验证据表明，对人类巨细胞病毒感染做出反应的NK细胞经过强化可以对这种病毒的二次入侵做出特异性反应。当然，人类的巨细胞病毒比泥土还要古老。它已经感染人类很长时间了。因此，如果这种病毒出现在NK细胞的古代入侵者"名单"中，我们不应该感到惊讶。然而，到目前为止，强化过的NK细胞在抵御人类巨细胞病毒感染方面的重要性尚不清楚。

## 三、适应性记忆

固有免疫系统能使用"固有"的模式识别受体来记住同样困扰着我们祖先的各种病原体，而适应性免疫系统则被设定成去记住我们有生之年所遇到的所有入侵者。尽管B细胞和T细胞有多种多样的受体库，基本上可以识别任何入侵者，但能识别某一特定入侵者的初始B细胞或初始T细胞却相对较少，从而无法进行快速防御。所以，实际上B细胞和T细胞在诞生的时候没有任何记忆。在首次遭受入侵时，针对入侵者的特异性B细胞或T细胞会发生增殖。入侵者被击败后，这些细胞中的大多数会死亡，但少数（通常为百分之几）会成为记忆B细胞或记忆T细胞。记忆细胞保留了最初感染的信息，并能够对同一入侵者的后续攻击做出强有力的反应。

### 1. B细胞的记忆

很明显，B细胞及其产生的抗体赋予了我们对感染的终身免疫能力。例如，在1781年，瑞典的商人们将麻疹病毒带到了与世隔绝的法罗群岛。1846年，当另一艘船只满载患麻疹的水手们到达这些岛屿时，大多数64岁以上的人并没有感染这种疾病，这是因为他们体内仍然有抗麻疹病毒的抗体。即使是寿命最长的抗体（IgG），其半衰期也不到1个月，所以必须持续制造抗体，才能提供这种持久的保护。

在针对入侵者的最初反应中，短寿浆细胞在次级淋巴器官中迅速被激活。在那里，它们会增殖并产生大量针对入侵者的抗体。短寿浆细胞被快速激活，大多数没有经历体细胞高频突变，或者只是在产生IgM抗体。虽然它们只能活几天，而且它们产生的抗体也不是很"见多识广"，但短寿浆细胞产生的抗体对首次入侵者的抵御极其重要。

除了感染后迅速产生短寿浆细胞外，其他活化的B细胞进入生发中心，它们在那里增殖并经历几轮的体细胞高频突变。这些升级的B细胞，许多已经改变了其类别，然后开始产生专门针对入侵者的抗体。

战斗胜利后，大多数B细胞死亡，但少数变成了长寿浆细胞。这些记忆细胞定居在骨髓中，骨髓中的环境可以让它们存活很长时间。重要的是，长寿浆细胞不断产生抗体，这些抗体可以对以后的同类感染提供终身免疫。总之，短寿和长寿浆细胞共同提供即时和长期的抗体保护，以抵御攻击。

还有一种类型的记忆B细胞，即中心记忆B细胞。这些细胞在感染早期产生，它们在淋巴系统中循环或定居在次级淋巴器官中。中心记忆 B 细胞作为记忆干细胞,增殖缓慢,维持中心记忆 B 细胞储备池,并取代年老死亡的长寿浆细胞。如果再次遭受病原体入侵,中心记忆 B 细胞将被快速重新激活、开始增殖,并产生特异性抗体。重要的是,长寿浆细胞和中心记忆 B 细胞的产生都需要 T 细胞的辅助。图 10-1 呈现了 B 细胞的类别和转换过程。

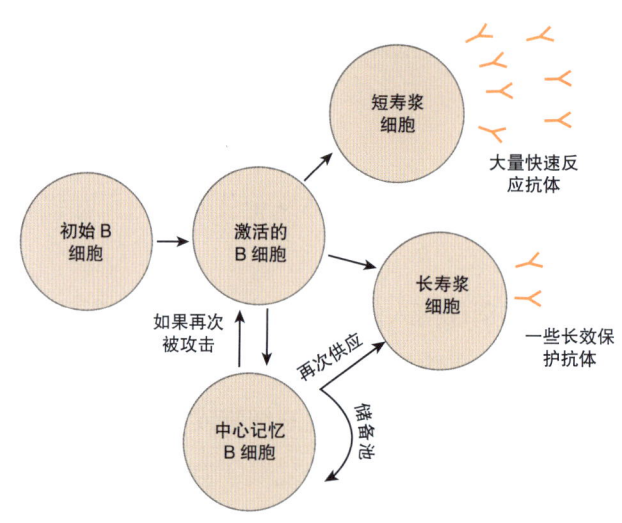

图 10-1　B 细胞的类别和转换过程

B 细胞有 4 种不同的方式发挥作用,以提供多重保护(表 10-1)。当首次遇到入侵者时,需要迅速制造抗体来标记入侵者,这是短寿浆细胞所做的事情。同时,升级的 B 细胞会产生对病原体具有高亲和力的抗体,这些 B 细胞在感染期间持续产生。接着,在战斗结束后,长寿浆细胞保留针对入侵者的特异性抗体,以便在再次感染时提供快速防御。在再次遇到入侵者之前,记忆 B 细胞负责保持备战状态。这些记忆细胞可以补充长寿浆细胞的数量,也可以快速重新激活并产生大量的特异性抗体来应对同类抗原的再次感染。

表 10-1　B 细胞有 4 种不同的方式发挥作用

| 类型 | 功能 | 寿命 | 类别转换 | 体细胞高频突变 | 定居处 |
| --- | --- | --- | --- | --- | --- |
| 短寿浆细胞 | 立即产生抗体 | 几天 | 部分 | 有限的 | 次级淋巴器官 |
| 升级的 B 细胞 | 产生高亲和力抗体 | 感染期间 | 大多数 | 是 | 次级淋巴器官 |
| 长寿浆细胞 | 持续产生抗体 | 数月至数年 | 大多数 | 大多数 | 骨髓/淋巴 |
| 中心记忆 B 细胞 | 增殖缓慢;取代长寿浆细胞;快速重新激活 | 数年 | 部分 | 有限的 | 次级淋巴器官 |

### 2. T 细胞的记忆

T 细胞也能记住曾经的入侵者。不管有没有 Th 细胞的辅助,T 细胞都可以被激活,但只有得到 Th 细胞辅助而激活的 T 细胞才能成为记忆 T 细胞。

T 细胞的记忆与 B 细胞的记忆相似,但不完全相同。当初始 T 细胞在最初的入侵中被激活并增殖 1 万倍后,许多 T 细胞获得战斗许可(这些细胞都是效应 T 细胞)前往组织与敌人作战。在击退入侵者后，约 90% 的效应 T 细胞凋亡，但其中一些成为组织记忆 T 细胞，它们留在最初与病原体接触部位附近的组织中，在那里防备着相同病原体的再次入侵。如果再次感染，它们就会迅速重新激活、增殖，并击败它们所记得的入侵者。另外一些对最初感染有反应的 T 细胞成为效应记忆 T 细胞。这些细胞在血液和淋巴中巡逻，以抵御相同病原体在身体其他部位的入侵。最后，一些记忆 T 细胞留在次级淋巴器官中，它们是中心记忆 T 细胞，当再次遭遇感染时，中心记忆 T 细胞可被迅速激活。经过短时间的增殖，大多数细胞成熟为效应 T 细胞，并和效应记忆 T 细胞一起并肩作战。图 10-2 呈现了 T 细胞的类别和转换过程。

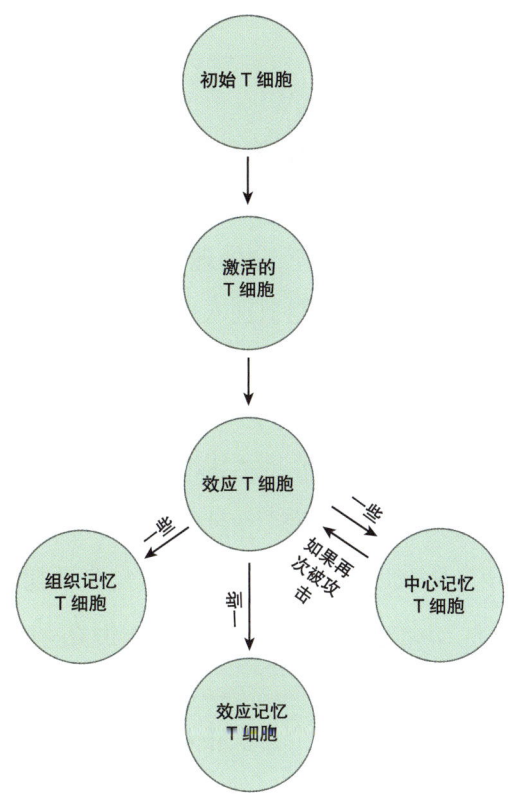

图 10-2　T 细胞的类别和转换过程

这种三管齐下的策略很有效。如果入侵者再次入侵的部位和之前相同，那么组织记忆 T 细胞就会迎战；效应记忆 T 细胞在全身巡逻，可以支援组织记忆 T 细胞。如果再次入侵的部位和之前不同，就由效应记忆 T 细胞负责防御；中心记忆 T 细胞在次级淋巴器官中作为后备部队。每种类型的记忆 T 细胞在入侵结束后能存活的时间可能取决于入侵的病原体。然而，众所周知，T 细胞的记忆可以持续数年。

如图 10-2 所示，T 细胞首先成为效应细胞，然后才成为记忆细胞。最近的实验证实了这个现象。然而，也有实验表明，在 T 细胞被激活后，它们也可以选择直接成为记忆细胞而不成为效应细胞。

Th1、Th2 和 Th17 细胞的功能是启动免疫系统，它们有很长的记忆。相比之下，iTreg 细胞一旦战斗获胜就会关闭免疫系统，它们的记忆非常短。这是一件好事。假如 iTreg 有长期的记忆，那么它们会使免疫系统长期处于关闭状态，也就无法抵御病原体的再次入侵。T 细胞的 4 种类型和特性归纳于表 10-2 中。

表 10-2　T 细胞的 4 种类型和特性

| 类型 | 功能 | 寿命 | 定居处 |
| --- | --- | --- | --- |
| 效应 T 细胞 | 立即保护 | 数日 | 组织 |
| 组织记忆 T 细胞 | 就地抵御再次入侵 | 不确定 | 组织 |
| 效应记忆 T 细胞 | 巡逻监视 | 可能数年 | 血液和淋巴 |
| 中心记忆 T 细胞 | 对再次入侵提供快速反应；成为效应 T 细胞 | 数年 | 次级淋巴器官 |

## 四、适应性记忆细胞的特性

适应性免疫系统能很好地记住特殊的入侵者，并对二次入侵做出迅速反应，以至于我们甚至不知道自己已经被再次感染了。有很多原因可以解释为什么记忆细胞在对付第二次攻击时，比那些缺乏经验的 B 细胞和 T 细胞对初次入侵的反应处理得更好。我们体内存在更多的记忆细胞。事实上，当我们首次遭受病原体入侵时，通常能识别入侵者的 B 细胞和 T 细胞仅占其总数的 1/1 000 000。相比之下，在战斗结束后，能特异性识别病原体的细胞群将会扩大，大约 1/1000 的 B 细胞、T 细胞能识别入侵者。因此，适应性免疫系统对后续攻击的反应比初次反应更加强烈，这是因为已经有很多能特异性识别入侵者的细胞在那儿"值班"了。

除了在数量上超过了没有经验的细胞之外，记忆 B 细胞和记忆 T 细胞更容易被激活。例如，记忆 T 细胞可以在很低的 MHC- 肽浓度下被激活，其浓度是激活初始 T 细胞所需浓度的 1/50。同时，记忆细胞在被重新激活时，虽然需要识别同源抗原，但在某些情况下，可以不需要共刺激信号。

现在的问题是，为什么我们要有这样一个首次很难被激活，却很容易被再次激活的 B 细胞和 T 细胞的免疫系统，而且还认为这更有优势？显然，我们要激活的初始细胞被严格控制了——因为我们只需要在真正碰到危险的时候才需要激活适应性免疫系统。因此，对于初始 B 细胞和初始 T 细胞来说，安全激活是最重要的。此外，一旦这些细胞通过严格的两把"钥匙"系统而被初始激活，我们就希望它们能够快速应对由相同入侵者引起的后续攻击。所以使它们的再次激活变得容易是很有意义的。

与初始 B 细胞相比，记忆 B 细胞被认为是更好的防御者的第三个理由是：长寿浆细胞是初始 B 细胞的升级版本。这些升级有 2 种类型。首先，在攻击过程中，B 细胞可以将它们产生的抗体类别从临时性的 IgM 抗体转换为专门处理入侵者的其他类别（IgG、IgA 或 IgE）。这个类别转换会在 B 细胞的记忆上打上烙印，而且一直会保留到攻击结束后。因此，长寿浆细胞能够产生正好能抵御二次入侵者的抗体。有趣的是，转换为产生 IgE 抗体的 B 细胞很少能成为记忆细胞。人们认为，这有助于防止长期的过敏反应。其次，在遭受攻击期间，B 细胞利用体细胞高频突变来精细调整它们的受体和产生的抗体。长寿浆细胞通常经历多轮体细胞高频突变，从而使升级版的 B

细胞受体可以在二次入侵的早期就能感应到少量的外来抗原。因此，长寿浆细胞只聚焦于当前的入侵者。相比之下，中心记忆 B 细胞的受体通常不会发生高频突变。所以，它们仍然可以产生不同的抗体。这种"关注的广泛性"使中心记忆 B 细胞在将来受到变异体（经过突变的病原体）入侵时也能提供保护，使变异体难以被长寿浆细胞产生的抗体识别。此外，当中心记忆 B 细胞在随后的攻击中被重新激活时，它们可以重新进入生发中心，并经历几轮的体细胞高频突变使它们的受体能更好地应对突变的病原体。

如你所料，记忆细胞的基因表达不同于初始细胞或效应细胞。记忆特异性基因的表达是通过表观遗传修饰来维持的，当记忆细胞在应对再次感染时被重新激活，表观遗传修饰可以被消除，但这究竟是如何完成的仍是未知。

## 五、B 细胞和 T 细胞的记忆对比

B 细胞和 T 细胞的记忆是相似的，因为这两个系统都以干细胞样的中央记忆细胞为中心。这些中心记忆细胞存在于次级淋巴器官中，它们能通过战略部署来拦截进入体内的入侵者。此外，记忆 B 细胞和记忆 T 细胞是比初始细胞更有力的武器，因为它们的数量更多，而且它们比初始 B 细胞和初始 T 细胞更容易被激活。

但是 B 细胞和 T 细胞的记忆在其他方面存在差异。B 细胞能够通过体细胞高频突变来精确地调控它们的受体，而 T 细胞不能。此外，B 细胞有长寿浆细胞，而 T 细胞没有。一旦我们接触到病原体，长寿浆细胞就能持续不断地产生保护性抗体，而且在其一生中都可以频繁地产生。因此，即使在入侵者被击退后，由 B 细胞制造的武器（抗体分子）仍然会被继续部署。这个武器被利用得很好，因为抗体不仅是非常具有特异性的，而且也是良性的。只有当它们标记了入侵者，免疫系统的其他成员才能采取行动。因此，如果它们识别的入侵者没有再次出现，那么由长寿浆细胞产生的抗体就没有任何作用，也不会造成任何麻烦。

相反，激活的 T 细胞产生的细胞因子和其他非特异性的化学物质会损伤正常组织。因此，若 T 细胞在击退入侵者后还能继续发挥作用，这将会非常危险。因此，为了避免它们在打败敌人后还发挥作用，就像长寿浆细胞一样，组织记忆 T 细胞和效应记忆 T 细胞会进入休眠状态。如果入侵者不再进攻，它们也不会制造麻烦。但是，如果敌人再次攻击，这里的效应记忆 T 细胞就会被迅速重新激活并开始行动。

## 六、固有记忆与适应性记忆

虽然固有免疫系统和适应性免疫系统都有记忆，但了解这些记忆的差异是很重要的。固有免疫系统会记住其固有受体所识别的入侵者。因此，固有记忆是一种静态记忆：它是不可更新的——至少在人的一生中不会更新。虽然人与人之间可能有轻微的遗传差异，但是所有人类都有基本相同的固有记忆，这就反映了人类对付那些困扰了我们数百万年的入侵者们的经验。

相比之下，适应性免疫系统具有一种可扩展的记忆，它可以记住任何我们已经接触过的常见

或罕见的入侵者。此外，适应性免疫系统的记忆是有个体差异的：我们每个人都有不同的适应性记忆，这取决于我们一生中所遇到的特定入侵者。每个人体内记住的入侵者的名单都不相同，即使两个人同时遭受相同的微生物攻击，他们的适应性记忆也会不同——这是因为针对入侵者的B细胞和T细胞上的受体群也是有个体差异的。事实上，因为B细胞和T细胞受体都是由混搭机制组成的，所以没有两个人会有完全相同的适应性记忆。

## 回顾

固有免疫系统和适应性免疫系统都能够记住过去的入侵者。固有免疫系统的记忆是一种"固有"，而且依赖于经过数百万年进化的模式识别受体来识别常见的入侵者。这些受体能识别那些入侵者的鲜明特征，同时这些受体还聚焦在那些不容易突变的分子结构上。相反，适应性免疫系统的B细胞和T细胞具有可升级的记忆，它们能记住我们有生之年所遇到的常见和罕见的单个入侵者。因此，适应性记忆是因人而异的，因为每个人都有不同的适应性记忆。

记忆B细胞和记忆T细胞能够更好地应对病原体的再次攻击，这是由于与第一次入侵相比，它们的数量多出很多，并且它们比未受攻击的B细胞、T细胞更容易被激活。同时，长寿浆细胞具有通过体细胞高频突变优化过的受体，这些记忆细胞通常会进行类别转换，以产生最适合它们记忆的入侵者的抗体分子类型。由于这些升级，长寿浆细胞比它们的原始前身能更有效地处理二次入侵。在第一次入侵之后，存在于骨髓中的长寿浆细胞会不断产生病原体特异性抗体，如果我们再次感染，这些抗体会立即提供保护。

长寿浆细胞池由中心记忆B细胞补充，这些细胞在两次入侵之间在次级淋巴器官中缓慢增殖。如果我们再次被相同的病原体感染，这些中心记忆B细胞会迅速激活、增殖并产生大量病原体特异性抗体。

组织记忆T细胞留在最初的战斗现场，等待我们身体同一区域再次受到攻击时进行反袭。同时，效应记忆T细胞在血液和淋巴系统中循环，巡逻并寻找可能在不同地点再次返回的入侵者。中心记忆T细胞在入侵后持续存在于次级淋巴器官中。这些细胞缓慢增殖以维持入侵者特异性T细胞库。中心记忆T细胞可以通过增殖和成熟为效应T细胞对二次入侵做出快速反应——这些T细胞可以到入侵部位并摧毁敌人。

一些固有免疫细胞可以被强化，以便对后续入侵做出更快、更有力的反应，这种被强化的记忆是表观遗传重编程的结果。在人类中，强化过的免疫通常是非特异性的、局部的，而且不是很持久。

## 已知与未知

1. B 细胞如何决定是成为短寿浆细胞、长寿浆细胞还是中心记忆细胞？
2. 次级淋巴器官的类别转换发生在什么地方？是在 B 细胞-T 细胞边界还是在淋巴滤泡内？
3. T 细胞是先变成效应细胞，然后作为记忆细胞存在，还是 T 细胞选择成为记忆细胞或效应细胞？也许两者都是正确的？
4. 强化过的 NK 细胞在防御人类巨细胞病毒感染方面重要吗？

## 思考题

1. 固有免疫系统记忆和适应性免疫系统记忆的基本区别是什么？
2. 记忆 B 细胞和记忆 T 细胞的哪些特性使它们比初次感染应答的细胞"更好、更强、更快"？
3. 已鉴定出 3 种记忆 T 细胞：中心记忆 T 细胞、效应记忆 T 细胞和组织记忆 T 细胞。每种类型的记忆 T 细胞起什么作用？为什么同时拥有 3 种类型的记忆 T 细胞很有用？
4. 记忆 B 细胞和记忆 T 细胞在确保我们能够对抗它们记住的病原体再次入侵时，所采用的策略有何不同？为什么这些差异很重要？
5. 固有免疫细胞强化过的免疫力与 T 细胞和 B 细胞的记忆有何不同？
6. 为什么有些人似乎拥有良好的免疫系统（即他们从不生病），而另一些人似乎撞见了每一个免疫系统的漏洞？换个方法问：免疫系统的哪些组成部分在个体之间会有所不同？

（谢澜 译，杜燕 审）

# 第11讲　肠道免疫系统

> **注意！**
>
> 肠道内有数万亿细菌，其中一些会"渗透"到周围组织中。如果保护周围组织的肠道免疫系统对这些细菌反应过于强烈，就会导致肠道疾病。此外，如果免疫反应太弱，就有可能发生严重的细菌感染。那么，肠道免疫系统是如何判断应该反应温和还是强烈呢？

## 一、引言

现在我们来到了有趣的部分！第 1～10 讲的目的是向大家介绍基本的免疫学概念。在接下来的 7 讲中，我们将通过免疫系统在健康和疾病中发挥作用的真实例子来回顾你所学到的知识。我想你们会对所学内容感到惊喜。

胃肠系统及其在人体健康中的作用是目前多个学科的热门话题。因为人们认识到，许多疾病，如糖尿病、过敏、肥胖、某些癌症和炎症性肠病（溃疡性结肠炎和克罗恩病），至少在一定程度上是由于我们肠道中存在的微生物数量或类型的不平衡——或者是免疫系统对这些微生物的错误反应造成的。居住在我们肠道内的所有微生物（细菌、病毒、真菌和寄生虫）的集合被称为肠道微生物群。到目前为止，肠道微生物群中数量最多的是细菌。既往大量研究尝试寻找细菌和免疫系统之间的相互作用，所以我们将在这一节课程中重点关注这些微生物。

我们的肠道中有大约 100 万亿个细菌，它们至少有 1000 种不同的类型。其中大多数是共生菌（来自拉丁语，意思大致是"在同一张桌子上吃饭"）。共生菌对我们的消化功能很重要，因为它们产生的酶可以分解我们吃的食物中的复杂碳水化合物——这些碳水化合物不能被人类细胞产生的酶分解。一些共生菌还能产生我们生存所需的维生素。此外，由于这些好细菌非常适合生活在我们的肠道中，它们通过与坏细菌竞争可用资源和物理生态位，帮助保护我们免受致病菌的侵害。从某种意义上说，这些共生菌是我们的微生物伙伴。

虽然共生菌可以与人类宿主建立有益的共生关系，但它们也会带来问题。将它们与肠道周围的组织分开的单层上皮细胞非常薄，面积如此之大，细菌数量如此之多，即使在正常情况下，一些肠道细菌也会突破这一屏障进入组织内。事实上，上皮屏障实际上是抑制而非阻止微生物进入肠道的底层组织。

这种情况造成了真正的两难境地。如果肠道免疫系统对共生菌的反应过于强烈，肠道周围的组织就会处于持续的炎症状态——这会导致腹泻和其他各种问题。然而，如果错误的共生菌被忽视，它们可能会进入血液，导致危及生命的全身性感染。因此，肠道免疫系统不能简单地忽略共生菌。同时，不那么友好的致病菌也能攻破肠道屏障。在这种情况下，免疫系统必须对这些危险的入侵者做出适当的反应。这意味着肠道免疫系统面临着一个独特的挑战：它必须温和地处理那些本身并不危险的肠道细菌，但需要严厉地处理那些可能对我们造成严重伤害的细菌。免疫系统如何区分敌友，避免过度反应，是目前人们研究的热门主题。

## 二、肠道结构

要了解肠道免疫系统所对抗的是什么，我们需要对消化系统及其工作原理有一个清晰的了解。需要注意的是，从拓扑结构上讲，我们的胃肠道实际上是外部环境的一部分。它本质上是一根管子，从上到下贯穿我们的身体。图11-1简要地勾勒了胃肠道。

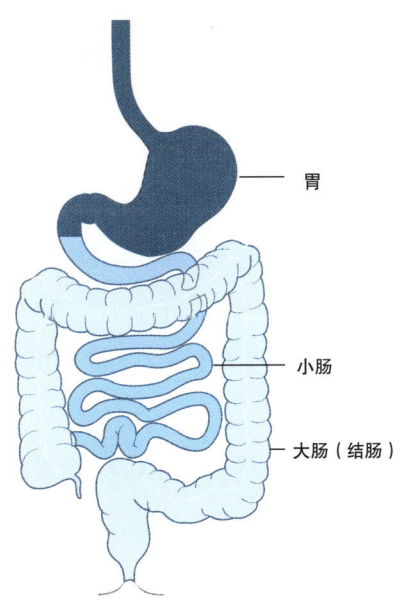

图11-1　胃肠道示意

就免疫系统而言，大部分作用是发生在胃以下的小肠和大肠（结肠）中的。小肠的主要功能是消化和吸收营养物质，这一功能决定了它必须有很大的面积。事实上，人类的小肠约有6 m长，它的上皮表面包括了数百万个被称为绒毛的手指状突起，它们将小肠的总表面积扩大到近200 m²。相比之下，大肠只有大约1.5 m长，没有绒毛，在消化方面几乎没有任何作用，它的主要功能是从肠道内容物中吸收水分和盐分。重要的是，大肠是绝大多数栖息在消化道的共生菌的家园。

在大肠和小肠的管腔中（即内部）都包裹着一层上皮细胞。这些细胞肩并肩站立，由紧密连接蛋白连接在一起，并被由杯状细胞产生的保护性黏液所覆盖，杯状细胞也是上皮的一部分。上皮细胞每 4～5 天更新一次，它将肠道的内容物与肠道周围的组织 ( 称为固有层 ) 分开。

在小肠中，只有一层保护性黏液，而且它是多孔的，这对有效吸收营养物质很重要。幸运的是，我们摄入的食物和细菌在小肠中移动得很快，所以细菌要想在小肠中站稳脚跟，就必须迅速行动。此外，黏液富含溶菌酶等抗菌蛋白，这些蛋白是上皮细胞分泌的，可以攻击包绕细菌的膜。图 11-2 展示了小肠的重要特征。

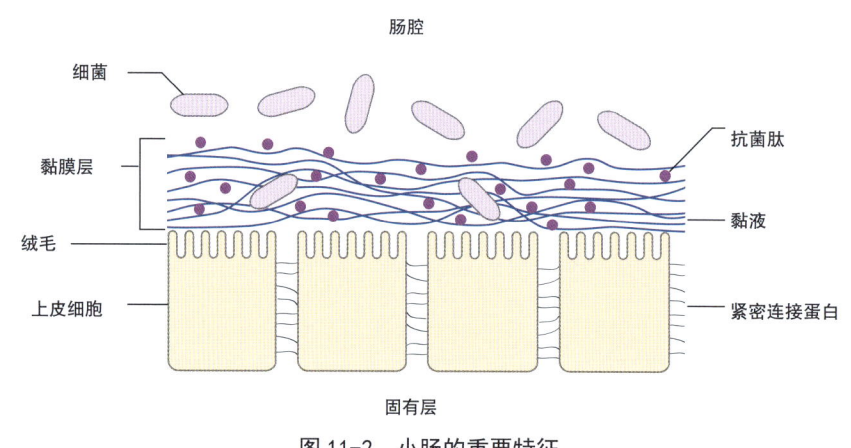

图 11-2　小肠的重要特征

大肠的上皮由两层黏液保护。内层牢固地附着在上皮上，像一层钢丝棉垫。内层黏液相对来说没有细菌，并且富含抗菌肽 ( 如 α- 防御素 )。这层致密的钢丝棉垫上面是另一层黏液，像小肠中的单层黏液一样，它不那么致密，更像一张黏糊糊的网。

肠道黏液有几个重要的功能。它起到渗透屏障的作用，阻止管腔内的大多数细菌进入上皮。黏液还能将抗菌蛋白聚集在上皮表面附近，这些蛋白能够溶解或杀灭试图穿越该屏障的细菌。这些特征很重要，因为肠道感染通常始于入侵者附着在肠上皮细胞上。产生黏液的杯状细胞是"工作狂"，黏液在几小时内就会被更新替换。所以被困在黏液中的细菌很快就从"后门"出来了——你能明白我的意思。

构成黏液的黏液蛋白是高度糖基化的。共生菌以这些附着的糖类为食，并将其转化为短链脂肪酸，如丁酸和醋酸。这些分子很容易通过黏液扩散，为上皮细胞提供重要的能量来源。

## 三、肠道免疫系统面临的挑战

现在我们已经了解了肠道的结构，接下来我们来讨论免疫系统是如何处理那些"游荡"出肠腔进入组织的细菌的。共生菌的一个决定性特征是它们会黏附在上皮上，但不会主动穿过肠道屏障。然而，由于上皮屏障存在小破口 ( 没有任何屏障是完美的 )，共生菌确实会进入固有层，而且这种情况几乎是经常发生的。此外，在它们黏附到上皮后，一些致病菌会产生毒力因子，使它们能够穿过屏障进入固有层。所以你脑海中应该有这样一幅画面：肠道免疫系统不断受到细菌和其他入侵者的攻击。

破坏上皮屏障的共生菌或致病菌通常被常驻的巨噬细胞（固有层中最丰富的免疫细胞）拦截。入侵细菌也可以被固有层的引流淋巴管运送到附近的肠系膜淋巴结。在入侵肠道的过程中，驻留在肠道周围组织中的树突状细胞可以通过淋巴转运途径到达肠系膜淋巴结。在那里，它们可以激活针对入侵者的 T 细胞（图 11-3）。

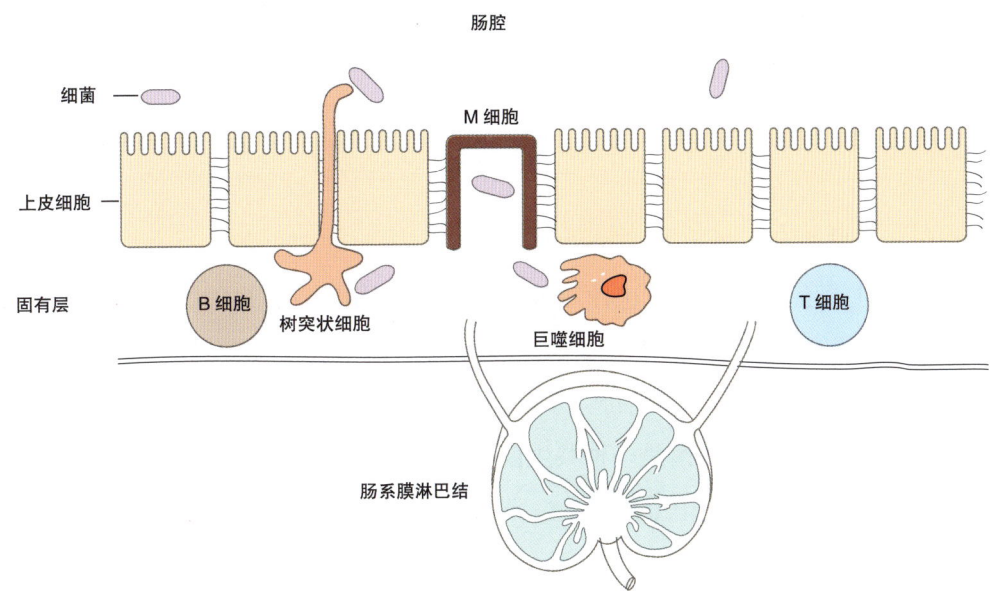

图 11-3　肠系膜淋巴结激活针对入侵者的 T 细胞

如果这就是肠道免疫系统的全部，我们就有大麻烦了。共生菌不断突破上皮屏障，所以我们的肠道将处于持续的战争状态。这种情况不单是大脚趾上有刺，而是指携带细菌的碎片会持续刺激你全身的皮肤。这将是可怕的，而且是致命的！

## 四、温和地应对有限的威胁

显然，肠道免疫系统一定有不同于保护身体其他部分的系统性免疫系统的特殊功能，让我们来看看它们可能是什么。

### 1. 抗炎环境

与以炎症反应为主导的全身免疫系统不同，肠道免疫系统的"默认选项"是抗炎。的确，在正常情况下，肠道周围的环境严重偏向于产生温和的反应。在第 8 讲中，我们讨论了诱导调节性 T 细胞——一种特殊的 Th 细胞，其作用是限制炎症。事实证明，大量这类细胞的家园是固有层，其原因是健康的肠上皮细胞产生 TGF-β，这是一种细胞因子，可以促进在肠道环境中被激活的 Th 细胞变成 iTreg。它们随后会释放出 TGF-β 和 IL-10 等细胞因子，帮助黏膜免疫系统"冷静下来"。此外，iTreg 细胞表面表达了许多 CTLA-4 检查点蛋白。这些蛋白可与抗原提呈细胞上的 B7 蛋白结合，从而降低 APC 激活效应 T 细胞的能力（图 11-4）。

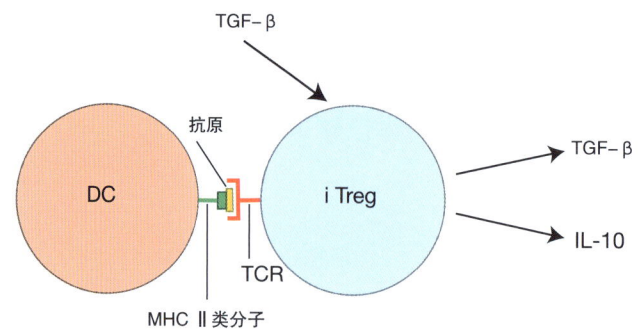

图 11-4　健康的肠上皮细胞产生 TGF-β 并作用于 Th 细胞，使其分化为 iTreg，然后进一步分泌 TGF-β 和 IL-10 以发挥抗炎作用

在某些情况下，共生菌直接有助于维持固有层正常的免疫抑制环境。例如，作为其正常代谢的一部分，一些共生菌会产生丁酸。这种短链脂肪酸影响固有层中的 Th 细胞并使其变为调节性 T 细胞，分泌"镇静"细胞因子。同样，共生菌脆弱拟杆菌 (Bacteroides fragilis) 也会产生一种叫作多糖 A 的分子。当固有层辅助性 T 细胞上的 Toll 样受体检测到这种多糖时，它们就会被指示产生 IL-10，从而抑制炎症。双歧杆菌是一种共生菌，是许多人用来促进肠道健康的益生菌。当肠道 DC 的 Toll 样受体检测到短双歧杆菌的存在时，这些 DC 会产生 IL-10 来安抚肠道。

### 2. 非炎症巨噬细胞

作为对感染的反应，巨噬细胞的正常工作是引起炎症。例如，当皮下组织被细菌感染时，巨噬细胞不仅吞噬这些入侵者，还会分泌细胞因子来警告其他免疫战士，并从血液中召唤中性粒细胞加入战斗。结果就是入侵部位的组织出现炎症。幸运的是，在固有层中由 iTreg 产生的 IL-10 促使在该区域巡逻的巨噬细胞变成非炎症细胞。这意味着，尽管这些巨噬细胞仍然具有高度的吞噬能力，但它们不会释放出全面攻击信号和导致炎症的细胞因子。此外，共生菌产生的丁酸会影响固有层巨噬细胞增加抗菌肽的产生，抗菌肽可以杀死细菌而不会引起炎症。这样的结果就是，非炎症巨噬细胞既可以温和地处理从肠道不断渗漏到固有层的少量共生菌，也可以温和地应对病原细菌的小攻击。

### 3. IgA 抗体

IgA 是 B 细胞在固有层中产生的主要抗体。事实上，IgA 是一种专门为保护黏膜而进化来的抗体。这类抗体有助于保护我们免受细菌、病毒和毒素的侵害。一些由固有层 B 细胞产生的 IgA 抗体通过上皮细胞被转运（胞吞转运）并释放到肠腔内。这种分泌的 IgA 与那里的微生物结合，阻止它们附着在肠上皮细胞上。确实，结肠中的大多数细菌都被 IgA 抗体覆盖。由于肠道黏液经常更新，IgA 结合的微生物团块可以随着粪便迅速被排出。所以分泌 IgA 的主要任务是排泄。

除了防止肠道细菌穿过上皮屏障外，固有层 B 细胞产生的 IgA 抗体也可以在入侵者突破肠道屏障并进入固有层时拦截它们。固有层中的 IgA 抗体可以与入侵者结合，将携带"货物"的上皮细胞进行胞吞转运，并将入侵者带回肠道进行处理。重要的是，分泌 IgA 不会引起炎症，这是因为该抗体的 Fc 部分不能像 IgG 抗体那样与免疫细胞上的受体结合，从而引发炎症反应。因此，IgA 抗体可以温和地对付肠道入侵者而不会引起炎症。

目前还不完全清楚固有层中的 B 细胞是如何受影响产生 IgA 抗体而不是 IgG 抗体的。我们饮食中的维生素 A 会被肠上皮细胞吸收，转化为视黄醇。然后 DC 和巨噬细胞将其转化为视黄酸，并分泌到固有层中。众所周知，肠道 DC 产生的视黄酸可以驱动 IgA 的产生，视黄酸也会给分泌 IgA 的浆细胞留下"肠道身份"的印记，这样它们就会回到肠道周围的组织中。

通常情况下，抗体类别转换需要 Th 细胞的辅助。这种辅助包括辅助性 T 细胞表面的 CD40L 与 B 细胞表面的 CD40 连接。但是人们已经发现，在对某些病原体的反应中，肠道免疫系统的 B 细胞实际上可以在没有 T 细胞帮助的情况下转向产生 IgA 抗体。关于产生 IgA 的固有层 B 细胞仍然有很多谜团。

### 4. 分布式反应

全身免疫系统被设计为可应对局部反应。举个例子，如果你的大脚趾被刺扎伤，那么在引流该区域的淋巴结中被激活的 B 细胞和 T 细胞就会通过淋巴和血液进行再循环，并从血液中迁出，抵达脚趾部位的免疫战场。毕竟，这些武器是专门针对今天攻击你大脚趾的特定入侵者的，把这些武器送到你的小腿上甚至小脚趾上都没有用——因为那里什么也没有发生。肠道的免疫反应是完全不同的。虽然 B 细胞和 T 细胞可能会被细菌激活，影响 1 m 以下小肠固有层的细菌，但这些淋巴细胞不会返回到那个地方。事实上，它们会分布在整个固有层。你可能会问，这是为什么呢？这样不显得很浪费吗？

答案是，被刺扎伤脚趾是罕见的事件，而肠道内常驻细菌的入侵却是持续不断的。此外，虽然从小肠顶部到肛门共生菌的类型确实有所不同，但在很长一段肠道内，都存在相同的共生菌。因此，针对肠道入侵者的 B 细胞和 T 细胞驻扎在整个固有层是有道理的。这种分布式反应还有另一个重要特征。在大脚趾的例子中，需要一些时间来动员针对入侵者的部队，并将其运送到战场。相比之下，肠道免疫系统已经提前准备好了要对付常见的入侵者，因为淋巴细胞和 IgA 抗体已经"在现场"了；其结果是闪电般的快速反应，可以在攻击者于组织中繁殖之前将其处理掉，从而限制了炎症的规模。

## 五、肠道免疫系统对病原体的反应

肠道免疫系统的建立是为了对共生菌和少量病原体做出温和的反应。然而，如果数量庞大的话，共生菌和致病菌都会引起灾难性感染。那么，肠道免疫系统是如何应对这些危险情况的呢？

为应对严重攻击，Th1 细胞会被激活。这些辅助细胞促进 IgG 抗体的产生，Th1 细胞分泌细胞因子（如 IFN-γ），可增强固有层巨噬细胞的杀伤能力。此外，当辅助性 T 细胞在富含 TGF-β 和 IL-6 或 TGF-β 和 IL-23 的环境中被激活时，这些细胞就会成为 Th17 细胞，这在肠道免疫防御中发挥重要作用（图 11-5）。

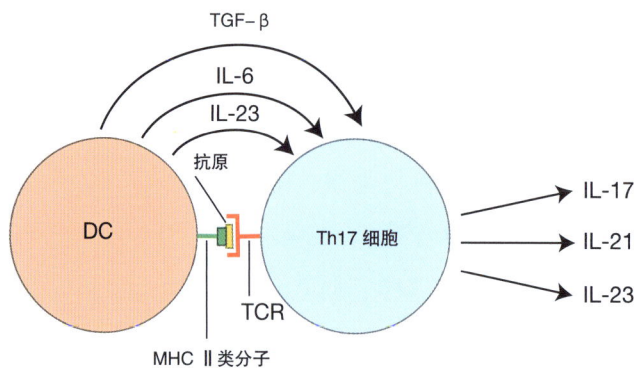

图 11-5　Th 细胞在 TGF-β 和 IL-6 或 TGF-β 和 IL-23 的作用下向 Th17 细胞分化，分泌 IL-17、IL-21、IL-23 等细胞因子

Th17 细胞具有高度炎症性。它们产生的标志性细胞因子 IL-17 会从血液中招募大量中性粒细胞，而这些中性粒细胞正是应对危险细菌入侵的关键。Th17 细胞分泌的细胞因子也通过加强上皮细胞之间的紧密连接来增强肠道屏障的有效性。此外，Th17 细胞因子刺激肠上皮细胞产生抗菌肽和黏液，并促进 IgA 抗体及其"货物"的胞吞转运作用进入肠腔。

肠道免疫系统的另一个重要特征是，可独立于系统免疫发挥作用。在固有层中被激活的 DC 会移动到肠系膜淋巴结，但它们不会沿着淋巴结链走得更远。此外，在肠系膜淋巴结中活化的 B 细胞和 T 细胞有严格的指令，要在固有层中居住。它们不会进入淋巴细胞的正常交通模式，这种模式会将它们带到机体的其他部位。所以肠道免疫系统是一个"私密"的系统。肠道免疫系统发生的事情，通常都会留在肠道免疫系统内。

## 六、如何应对

肠道免疫系统可以对不严重的攻击做出温和的反应，它也有工具用来严厉地对付通过消化道入侵的危险病原体。但肠道免疫系统是如何知道对小剂量的共生体或病原体反应温和，而在真正有危险时反应强烈的呢？这是研究肠道免疫系统的免疫学家们要研究的关键问题。

TGF-β 是一种驱使辅助性 T 细胞变成抗炎的 iTreg 的细胞因子。但是，TGF-β 也是一种可使未成熟的 Th 细胞转变为成熟 Th17 细胞的细胞因子，Th17 细胞擅长对细菌或真菌的入侵做出炎症反应。那么，免疫系统是如何决定 Th 细胞是应该变成 iTreg 去抑制免疫反应，还是变成 Th17 细胞去"把狗放出来"呢？完整的答案是未知的。然而，正如你所预料的那样，固有层中的 DC 被认为在维持温和或炎症反应之间的适当平衡方面发挥着关键作用。

小肠派尔集合淋巴结中的 DC 拦截通过 M 细胞的胞吞转运作用进入固有层的抗原。此外，一些固有层 DC 可将其树突延伸至上皮细胞之间，与肠腔内的抗原直接接触。通过这种机制，DC 可以有意识地、持续地对肠道内发生的情况进行采样，并使用这些信息来决定适当的行动方案。

DC 配备了可以识别细菌特征的模式识别受体。一些致病性强的肠道细菌（如沙门菌）都配备有鞭毛，鞭毛可以帮助它们游过黏液，从而进入肠上皮。构建鞭毛的鞭毛蛋白，可以被肠道 DC

表面的 TLR5 模式识别受体识别为危险信号。当 DC 的模式识别受体检测到鞭毛蛋白时，开始产生 IL-6，从而指示 Th 细胞变成 Th17 细胞。

因此，如果没有真正的危险，固有层 DC 就不会产生 IL-6，而初始 Th 细胞在组织的影响下产生 TGF-β，变成 iTreg。此外，如果有带鞭毛的致病细菌入侵，DC 产生 IL-6，这导致辅助性 T 细胞成为 Th17 细胞。iTreg 到 Th17 切换的一个重要特性是 iTreg 的寿命非常短。因此，从防御到抑制的转换可以很快完成。

然而，需要注意的是，共生菌和致病菌具有许多相同的分子特征，目前尚不清楚 DC 如何区分致病菌和共生菌。可能是病原体和共生菌触发了不同的模式识别受体组合，导致了不同的结果。也可能肠道免疫系统对病原体和共生菌的反应是相同的，温和或剧烈反应取决于入侵的规模。无论如何，肠道免疫系统如何决定对肠道入侵者做出适当的反应，是免疫学中最重要的未解之谜之一。大约有 150 万美国人患有克罗恩病或溃疡性结肠炎，该类疾病被认为是由肠道免疫系统对共生菌的不当炎症反应导致的。人们希望能更好地了解肠道免疫系统的决策过程，以及这些决策是如何实施的，以便改善这些疾病的治疗方法，甚至治愈这些疾病。

## 回顾

数以万亿计的肠道细菌被一层覆盖着黏液的上皮细胞与肠道周围的组织隔开。这些细菌大多是共生菌，它们与人类宿主进化出了一种互惠互利的关系。然而，也有一些致病菌栖息在肠道内，它们会对人体造成严重的伤害。这两种细菌都能突破上皮屏障，都必须由肠道免疫系统来处理。

在肠上皮下的固有层发现了各种免疫系统防御者，包括巨噬细胞、DC 和淋巴细胞。在正常情况下，只有少量细菌从肠道渗漏到固有层，那里的免疫战士在一个鼓励它们温和处理入侵者的环境中工作。固有层中的非炎性巨噬细胞具有很强的吞噬能力，但通常它们不分泌战斗细胞因子，而这些细胞因子会激起全面的炎症反应。固有层中的 B 细胞专门产生 IgA 抗体，被动地将入侵者安静地运回肠道，与粪便一起排出。此外，健康的肠上皮细胞会产生细胞因子，有助于保持肠道免疫系统的相对平静。这些细胞因子可以诱导辅助性 T 细胞变成调节性 T 细胞，而调节性 T 细胞产生的细胞因子对驻扎在固有层的免疫战士有舒缓作用。

固有层中的 DC 不断评估当前入侵者带来的危险。如果上皮屏障受到严重破坏，肠道免疫系统可以迅速从温和反应转变为攻击性反应。警觉的 DC 可以指示辅助性 T 细胞变成 Th1 或 Th17 细胞。这些辅助性 T 细胞协调炎症反应，使之前的非炎症巨噬细胞变得"愤怒"，并从血液中招募中性粒细胞与入侵者进行搏战。尽管一些致病菌可能具有可以提醒肠道免疫系统注意危险的特征，但共生菌和致病菌有很多相同的分子特征。

肠道免疫系统的武器部署在肠道的大片区域。由于这种分布式反应，肠道免疫系统可以在常见入侵者增殖以增加其数量之前迅速应对它们。此外，肠道免疫系统是"私密的"：对于肠道攻击的处理通常是局部的，不会溢出到机体的其他部位。

## 已知与未知

1. 肠道免疫系统怎样区分可以温和处理的感染和必须严厉处理的严重感染呢？
2. 肠固有层中大多数 B 细胞产生 IgA 抗体的机制是什么？
3. 当受到攻击时，固有层中的细胞是如何知道从 iTreg 转变为 Th17 细胞的呢？

## 思考题

1. 论述肠道免疫系统与保护机体其他部位的全身免疫系统的几种不同之处。
2. 肠道周围组织的免疫系统有哪些特征有助于避免对共生菌的过度反应？
3. 为什么 IgA 抗体被称为"被动"抗体？
4. 为什么诱导调节性 T 细胞很重要，它们是怎样发挥功能的？
5. 如果让你来设计肠道免疫系统，你会如何装备它以区分朋友和敌人？这个问题的正确答案可能会让你获得诺贝尔奖！

（刘梦丹　译，鲁晓勇　审）

# 第12讲　免疫系统故障

> **注意！**
>
> 免疫系统在大多数时候都运转正常，但偶尔也会"犯错"。在某些情况下，免疫系统可能动员了不合时宜的"武器"。在极少数情况下，免疫系统可能会错判"敌""友"，攻击自体。

## 一、引言

迄今为止，我们重点关注的是免疫系统在保护我们免受疾病侵害方面所起的作用。然而，免疫系统偶尔也会"出错"，有时会带来毁灭性的后果。在本课程中，我们将探讨免疫系统在疾病过程中产生破坏作用（病理学）的几种情况。

## 二、免疫调节缺陷导致的疾病

大约1/4的美国人在吸入或摄入环境中的常见抗原（过敏原）后产生过敏反应。花粉症和哮喘是两种最常见的呼吸道过敏性疾病。花粉症是由真菌孢子或植物花粉中的蛋白质引起的。这些过敏原通常会在每年的特定时间存在于室外空气中。而引起哮喘的过敏原大多存在于室内。尘螨、蟑螂、啮齿动物和家养宠物是这些过敏原的主要来源。除了空气中的过敏原外，我们吃的食物也会导致过敏。

非过敏体质者的免疫系统对这些过敏原的反应相对较弱，主要产生IgG抗体。与之形成鲜明对比的是，过敏体质者（或称为特应质个体）会产生大量IgE抗体。实际上，过敏体质者血液中的IgE抗体浓度可能是非特应质个体血液中的IgE抗体浓度的1 000～10 000倍！正是由于免疫系统对无害的环境抗原产生过多的IgE抗体，才导致过敏发生。

在第3讲中，我们讨论了IgE抗体与肥大细胞之间的相互作用。由于肥大细胞脱颗粒是许多过敏反应的核心事件，让我们再次回顾一下这一过程。当特应质个体首次暴露于过敏原（例如，花粉）时，机体会产生大量识别该过敏原的IgE抗体。肥大细胞表面具有结合IgE抗体Fc段的受体。因此在初次暴露后，肥大细胞表面会结合大量具有这些过敏原特异性的IgE分子。过敏原是具有重复结构的小分子蛋白，IgE 的抗原结合区可以与之紧密结合。因此，当机体再次暴露于过敏原时，过敏原可以与肥大细胞表面结合的 IgE 分子交联，将肥大细胞表面的 Fc 段受体聚集，继而对肥大细胞释放脱颗粒信号，使得通常储存于肥大细胞内部的颗粒被释放至周围组织中（图 12-1）。肥大细胞释放的颗粒含有组胺和其他强效化学物质与酶，导致特应质个体出现相似症状。

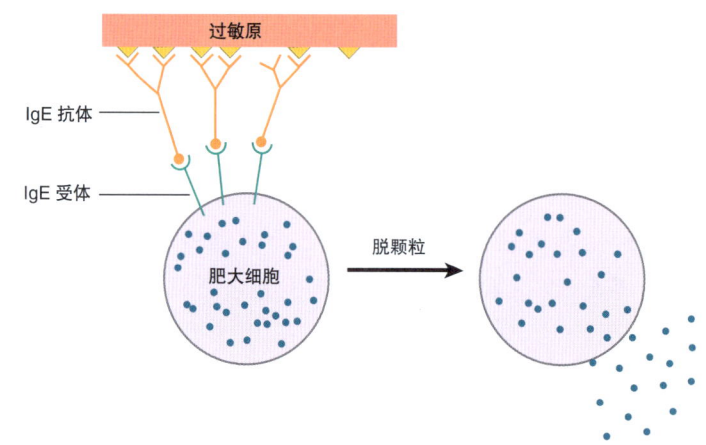

图 12-1　过敏原与 IgE 抗体结合后作用于肥大细胞表面的 IgE 受体，激活肥大细胞，促进肥大细胞脱颗粒

有趣的是，虽然 IgE 抗体在血液中的半衰期仅约两天，但是一旦结合到肥大细胞上，它的半衰期将会长达数周至数月。这意味着肥大细胞在接触过敏原后可以保持在"武装"状态，并在较长时间内持续脱颗粒。

过敏反应通常分为两个阶段：即时反应和延迟反应。对过敏原的即时反应由驻留于组织中的肥大细胞和另一种含有颗粒的白细胞（即嗜碱性粒细胞）完成，肥大细胞对过敏原做出反应时释放至血液的信号能够募集嗜碱性粒细胞。与肥大细胞一样，嗜碱性粒细胞表面也有 IgE 受体，这些受体的交联同样会导致嗜碱性粒细胞脱颗粒。

除了肥大细胞和嗜碱性粒细胞介导对过敏原的即时反应，还有第三种含有颗粒的白细胞，即嗜酸性粒细胞，主要参与慢性过敏反应（如哮喘）。在机体遭遇过敏原"攻击"前，组织中或血液循环中的嗜酸性粒细胞相对较少。然而，一旦发生过敏反应，辅助性 T 细胞就会分泌细胞因子（如 IL-5），后者可从骨髓中招募更多的嗜酸性粒细胞。随后，这些嗜酸性粒细胞可以加强过敏反应。由于嗜酸性粒细胞必须从骨髓中招募，它们的作用相对于肥大细胞和嗜碱性粒细胞有所延迟，而肥大细胞和嗜碱性粒细胞几乎可以立即做出反应。

当然，人类进化出肥大细胞和嗜碱性粒细胞并非为了使特应质人群困扰。由于这些细胞能够"按照命令"脱颗粒，它们可以防御由于太大而无法被专职吞噬细胞吞噬的寄生虫（如蠕虫）。从某种意义上说，IgE 抗体充当了这些细胞的"制导系统"，将它们的"武器"瞄准"敌人"。例如，肥大细胞可以直接将一些破坏性化学物质释放到与 IgE 抗体结合的寄生虫的皮肤（外皮）上，从而摧毁这些体积庞大的入侵者（图 12-2）。

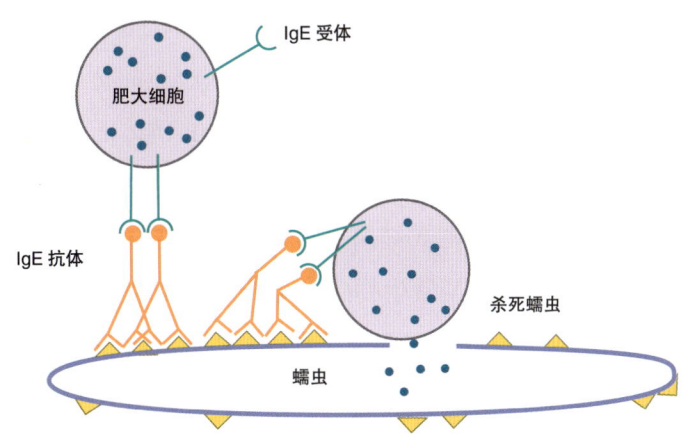

图 12-2　肥大细胞可以直接将一些破坏性化学物质释放到与 IgE 抗体结合的寄生虫的皮肤（外皮）上，从而摧毁这些体积庞大的入侵者

这种防御之所以如此精妙，是因为机体在应对寄生虫感染时，产生了结合寄生虫的特异性 IgE 抗体，进而使肥大细胞和嗜碱性粒细胞处于武装状态。但是，只有这些被武装的细胞与寄生虫接触，使其 IgE 受体交联，脱颗粒才会启动。因此，机体不会发生脱颗粒反应，对自身产生严重破坏。相反，IgE 制导系统使肥大细胞只针对寄生虫发挥作用，对自身组织伤害相对较小。

### 1. 为什么有些人有过敏反应？

很明显，IgE 抗体是导致过敏反应的"坏家伙"，但是是什么决定一个人产生 IgE 抗体还是 IgG 抗体来应对过敏原？你应该记得在第 6 讲中提到，辅助性 T 细胞可以受到环境"指示"转化为可以分泌多种细胞因子的细胞亚群（例如，Th1 型、Th2 型或 Th17 型）。这些不同 T 细胞亚群释放的细胞因子可以促使 B 细胞发生类型转换，产生 IgA、IgG 或 IgE 抗体。例如，以 Th1 型细胞亚群为主的生发中心通常促使 B 细胞合成 IgG 抗体，这是因为 Th1 型细胞分泌的 IFN-γ 能够驱动 IgG 的类别转换。相反，如果生发中心以分泌 IL-4 和 IL-5 的 Th2 细胞群为主，B 细胞则会合成 IgE 抗体。因此，机体针对过敏原产生 IgE 抗体还是 IgG 抗体在很大程度上取决于次级淋巴器官中拦截过敏原的辅助性 T 细胞类型。事实上，相比于非特应质人群，过敏患者的辅助性 T 细胞明显偏向于 Th2 型。

（1）卫生假说

特应质个体产生 IgE 抗体是因为其体内过敏原特异性辅助性 T 细胞往往是 Th2 型。那么，为何会产生这种现象呢？对此目前尚不清楚，但许多免疫学家认为，对 Th2 型辅助性 T 细胞的偏向通常在幼年时期就已建立，甚至某些个体在出生之前就已经形成了。以下是该假说的发生机制。

胎儿大约一半的遗传物质来自母亲，一半来自父亲。因此，胎儿实际上是一个"移植物"，胎儿表达了许多来自父亲的抗原，而母亲的免疫系统对其不耐受。由于胎盘是母亲和胎儿之间的连接，而胎盘内又存在来自父亲的抗原，因此必须对机体采取措施确保胎盘不被母亲的细胞毒性 T 淋巴细胞（cytotoxic T lymphocyte，CTL）和 NK 细胞攻击。Th1 型细胞分泌 TNF，从而辅助 NK 细胞激活，同时 Th1 型细胞也分泌 IL-2，刺激 NK 细胞和 CTL 的增殖。因此，使母亲的 Th 细胞避免偏向 Th1 型细胞分化对胎儿的存活是十分有利的。事实确实如此，胎盘细胞能够产生相对较多的 IL-4，诱导母亲的辅助性 T 细胞向 Th2 细胞分化。重要的是，这些胎盘分泌的细胞因子同样也强烈影响了胎儿辅助性 T 细胞的分化。因此，大多数人出生时体内的辅助性 T 细胞更倾向于产生 Th2 型细胞因子，这些细胞因子能够刺激 B 细胞产生 IgE 抗体而不是 IgG 抗体。

很明显，Th 细胞的分化偏向不会持续终生，最终大多数人体内的 Th1 和 Th2 型细胞群会趋向平衡。幼年感染微生物（例如，病毒或细菌）通常会引发 Th1 反应，这有利于 Th1 和 Th2 细胞群平衡的建立。事实上，人们怀疑早期微生物感染可能对儿童免疫系统的"重新编程"十分重要，以此建立对过敏原的 Th1 反应。免疫学家假设，在幼儿时期遇到过敏原（如尘螨蛋白）时，如果微生物感染导致免疫应答强烈偏向 Th1 型，那么针对该过敏原的 Th 细胞应答也会偏向 Th1 型。一旦这种偏向形成，反馈机制往往会趋向于锁定 Th1 型偏向，所产生的记忆 T 细胞在记住过敏原的同时，也记住了针对该过敏原的 Th1 型应答。一旦建立了大量的偏向记忆细胞，这种偏向就很难被扭转。因此，早期暴露于传染性疾病可能对于建立针对环境过敏原的正常免疫应答至关重要。换句话说，在生命初期的免疫系统"教育"可能会对个人之后的健康产生巨大的影响。

幼年时期感染微生物或早期接触过敏原可能很重要，有助于我们的免疫系统产生 Th1 型细胞以应对环境过敏原，这一观点被称为卫生假说。事实上，在西方国家，个人卫生的改善导致儿童感染减少，同时幼年时期接触某些过敏原的频率较低，因此对环境过敏原的过敏反应发生率急剧增加。一些能够很好支持卫生假说的数据来自对生活在传统农场家庭的研究。这些研究表明，与农场动物接触过的儿童，其哮喘和花粉症的发病率明显低于那些居住于没有农场的农村地区儿童。如果母亲在怀孕期间接触多种动物和动物饲料（如干草和谷物），这种效应就会更加明显。有趣的是，接触动物及其饲料的时间似乎很重要。生活在农场的儿童，在出生的最初几年里可以获得最大程度的保护。在这方面，需要注意的是，就人类免疫系统而言，生活在农场并不"罕见"。毕竟，直到现在，我们的许多祖辈都与农场动物密切接触，在这种环境下免疫系统功能很可能进化到了最佳水平——至少对过敏反应是这样。

虽然免疫学家称之为"卫生假说"，但实际上它应该被称为"生活方式假说"——因为过敏反应发生率的增加可能是由于生活方式的改变，而不仅仅是由于卫生条件的改善。例如，在 20 世纪 50 年代电视在美国变得普遍之前，大多数孩子放学回家就去户外玩耍，而现在的情况已经大不一样了，许多孩子花很长时间在室内玩电子游戏或盯着电视。

第二次世界大战后，使用抗生素治疗儿童疾病司空见惯，抗生素会破坏有利于免疫系统建立平衡的肠道菌群。众所周知，肠道微生物群（寄居在肠道中的细菌、病毒、真菌和寄生虫的集合）是在孩子一生的前 3～4 年建立的。之后微生物群趋向稳定，并持续到成年期。因此，人体在儿童时期特别容易受到感染、抗生素治疗和发热等事件的影响，这些事件可能会改变微生物群的组成，而这些变化可能会影响免疫系统对过敏原的反应。研究表明，出生第 1 年接受过多个疗程抗生素治疗的儿童患哮喘的风险会增加。

（2）遗传

除了环境因素（如早期接触传染病或环境过敏原），遗传因素在过敏易感性的形成中明显具有很大的作用。事实上，如果同卵双胞胎中的一人有过敏反应，那么另一人有 50% 的可能性为特应质体质。免疫学家注意到，对某些过敏原过敏的人比不过敏的人更有可能遗传了特异性的 MHC Ⅱ 类分子基因，这表明这些特定的 MHC 分子可能在过敏原的提呈方面发挥了重要作用。此外，部分特应质个体体内会产生 IgE 受体的突变体。据推测，这些突变受体在交联时可能会发出异常强烈信号，导致肥大细胞分泌的 IL-4 异常升高，这有利于刺激 IgE 抗体的产生。遗憾的是，由于相关基因突变较多，同时不同特应质个体间可能存在差异，过敏易感相关基因一直难以确定。

对于此现象，目前最佳解释是，过敏反应的免疫学基础是一种免疫调节缺陷：由于过敏原特异性的辅助性 T 细胞偏向表达 Th2 细胞因子谱，导致过敏原特异性 IgE 抗体产生。个体遗传的基因或多或少可以决定他更容易或更不容易过敏，而接触微生物感染等环境因素则可能会使易感个体变成特应质体质。

虽然许多美国人可能会咒骂 IgE 抗体，但世界上其他大部分地区的人们仍然十分依赖这些抗体来抵御寄生虫。大约 1/3 的人类仍然遭受着寄生虫感染。

### 2. 过敏反应的治疗

糖皮质激素虽然不能治愈过敏反应，但可以通过阻断辅助性 T 细胞产生细胞因子来减轻过敏症状。其结果几乎没有 B 细胞被激活（因为没有获得 T 细胞辅助），产生的抗体数量减少。然而，激素并不是过敏反应的特效药，它只是减少了各类活化 B 细胞的数量。而长期服用糖皮质激素会增加感染风险。最近免疫学家们已经制备出了单克隆抗体（如奥马珠单抗），它能与 IgE 抗体的 Fc 段结合，阻断这些抗体与肥大细胞的结合。这类抗体对缓解过敏症状和降低哮喘发作的严重程度非常有效。

迄今为止，只有特异性免疫治疗这一种方法可成功治疗过敏反应。特异性免疫治疗是通过逐渐增加过敏原提取物的注射剂量直到达到维持剂量来实现的。经过几年的定期注射后，一些患者就能够对这些过敏原提取物（或过敏原）产生耐受。这种治疗的直接作用是使肥大细胞在响应 IgE 抗体结合时变得更难被激活。之后随着时间的推移，持续注射会促使原本分泌 IgE 抗体的过敏原特异性 B 细胞转而分泌其他类别的抗体。事实上，在特异性免疫治疗期间，对过敏原有免疫效应的 IgG/IgE 抗体比例可以增加 10～100 倍。遗憾的是，实现这种免疫偏差的机制尚不清楚。最新的解释是，反复注射过敏原提取物可能会产生能够分泌 IL-10 和 TGF-β 的诱导调节性 T 细胞（inducible regulatory T cell，iTreg），而 IL-10 和 TGF-β 会使产生的抗体类别由 IgE 偏向 IgG 或 IgA。事实上，在非特应质人群中，iTreg 代表了那些对常见环境过敏原具有特异性的大多数 $CD4^+$ T 细胞。这一观点也得到了一项发现的支持：反复接触蜜蜂毒液的养蜂人（因为他们经常被蜜蜂蛰伤）在被蜜蜂蛰伤时不会出现严重的过敏反应，同时有较高水平的 IL-10。

## 三、自身免疫病

人类免疫系统不会花费大量的生物学"能量"在一个万无一失的系统上——在这个系统中，每一个 B 细胞和 T 细胞都被仔细地检查自身的耐受性。相反，该系统依赖于一种多层次策略，其中每一层都包含了能够清除大多数自身反应性细胞的机制，下一层能够捕捉上一层中逃脱耐受诱导的细胞。这一策略通常非常有效，但偶尔会"犯错误"，这时我们自身的免疫系统并不作为"武器"来保护我们抵御外来入侵，而是转向攻击我们自身。当维持自身耐受的机制受到破坏并严重到足以产生病理状态时，就会发生自身免疫病。大约 5% 的美国人患有某种形式的自身免疫病。

自身免疫病可能是由基因缺陷引起的。例如，多数自身免疫病是自身反应性淋巴细胞受到反复刺激引起的慢性疾病。在健康人群中，这一过程可通过激活诱导细胞凋亡来控制——当 T 细胞受到慢性刺激，其表面 Fas 蛋白与配体结合，这些 T 细胞便随之被清除。Fas 或 Fas 配体蛋白有遗传缺陷的人由于缺乏这一层次的耐受保护，在自身抗原持续刺激时，其体内的 T 细胞会拒绝死亡。由此导致自身免疫性淋巴增殖综合征或 Canale-Smith 综合征的发生，其病理表现为大量淋巴结肿胀，产生识别自身抗原的抗体，以及次级淋巴器官中大量 T 细胞的积聚。

虽然某些自身免疫病是由遗传缺陷引起的，但大多数自身免疫病是由于耐受诱导机制无法清除基因正常个体的自身反应性细胞而引起的。换一种说法，你可以认为自身免疫病的可能原因是：我们必须为拥有如此多样化的 B 细胞和 T 细胞受体付出代价，这些受体的多样化导致它们能识别任何入侵者。

目前最新的理论认为，自身免疫病的发生至少要满足 3 个条件。第一，个体必须表达能够有效提呈自身抗原肽的 MHC 分子。这意味着遗传的 MHC 分子在决定你是否易患自身免疫病这一方面起重要作用。例如，在美国人群中，只有约 0.2% 的人患幼年型糖尿病（1 型糖尿病），然而在遗传有两种特别类型的 MHC Ⅱ 类基因的美国高加索人种中，患这种自身免疫病的概率增加了约 20 倍。

自身免疫病的第二个条件是，患者必须产生能够识别自身抗原受体的 T 细胞，在某些情况下也可以是 B 细胞。由于 T 细胞受体（T cell receptor，TCR）和 B 细胞受体（B cell receptor，BCR）是通过混搭策略产生的，所以每一个人表达的受体库都不同于其他人，同时这些受体会随淋巴细胞更新和死亡而改变。即使是同卵双胞胎，表达的 TCR 和 BCR 集合也有所不同。因此，个人产生具有识别特定自身抗原受体的淋巴细胞，在很大程度上是偶然的。

所以，想要发生自身免疫病，一个人必须具有能够提呈自身抗原的 MHC 分子，以及具有可以识别自身抗原受体的淋巴细胞。但这还不够，第 3 个必要条件是：必须具有导致清除自身反应性淋巴细胞的耐受机制崩溃的环境因素。多年来，医师们注意到自身免疫病经常发生在细菌或病毒感染之后，免疫学家认为微生物攻击可能是引发自身免疫病的关键环境因素之一。目前已经清楚病毒或细菌感染并不是引发自身免疫病的全部原因，因为大多数人被病毒或细菌感染后并没有发生自身免疫病。然而，如果同时合并遗传倾向（如遗传了特定 MHC 分子类型）和具有潜在自身反应受体的淋巴细胞，微生物感染就可能成为引发自身免疫病的"最后一根稻草"。

### 1. 分子模拟

关于为什么感染可能破坏自身耐受机制，免疫学家目前最喜欢的假说是"分子模拟"。以下是其工作原理。

淋巴细胞具有识别其同源抗原的 BCR 或 TCR。然而，研究已证实 BCR 或 TCR 并非仅识别单一抗原分子。正如 MHC 分子能够提呈大量具有相同特征（长度、结合模体等）的肽段一样，TCR 或 BCR 通常可以识别不同种类的抗原（交叉反应）。通常 TCR 或 BCR 对这些关联抗原中的一种或几种具有高亲和力，而对其他抗原亲和力相对较低。

在微生物入侵时，具有识别微生物抗原受体的淋巴细胞被激活。分子模拟假说认为，有时这些受体也识别自身抗原，假如这种情况发生，就会产生对该自身抗原的自身免疫反应。据推测，在微生物感染之前，这些潜在的自身反应性淋巴细胞尚未被激活——可能是这些淋巴细胞的受体对自身抗原的亲和力不足以致无法触发激活，也可能是由于初始淋巴细胞受到运输模式的限制，接触不到自身抗原从而无法被激活。

自身反应性 B 细胞也可以在体细胞高频突变期间通过分子模拟产生。如果 B 细胞受体最初仅识别真正突变的病原体，那么它们也可能同时识别病原体［使其"有资格"获得滤泡辅助性 T 细胞（follicular helper t cell，Tfh）的辅助］和自身抗原，从而导致对自身造成潜在的破坏。

在这些场景下，入侵的微生物取代（模拟）自身抗原激活。一旦被交叉反应的微生物抗原激活，这些自身反应性淋巴细胞就会真正对机体造成损害。在一些以前感染过某些病毒或细菌的自身免疫病患者中已发现了交叉反应抗体。例如，当辅助性 T 细胞上识别链球菌抗原的受体与心脏瓣膜组织表面的蛋白发生交叉反应时，会引发风湿性心脏病，它是咽喉感染链球菌的并发症。这些交叉反应性 Th 细胞可能会引发炎症反应，严重损害心脏瓣膜。

大多数自身免疫病难以确定环境触发因素的一个原因是，识别自身抗原的 TCR 通常可以与多种环境抗原发生交叉反应。因此，尽管病毒或细菌感染可能与一些自身免疫病有关，但任何一种自身免疫病似乎都不太可能由单一微生物诱发。

人类自身免疫病的动物模型对于了解免疫系统中哪些成员参与自身免疫反应，哪些自身抗原是免疫反应的靶分子，以及哪些微生物抗原可能参与了触发疾病的分子模拟非常有用。通常，这些模型使用的动物经选育或基因改造后非常容易患自身免疫病。但是，动物模型与人类疾病所需的模型在一些重要方面截然不同。因此，许多在动物模型中看起来很有希望的自身免疫病治疗方法，在人类疾病中却被证实无效。

### 2. 炎症和自身免疫病

尽管分子模拟可能会导致原先忽视自身抗原的淋巴细胞被激活，但这些自身反应性淋巴细胞就算到达自身抗原所在的组织，仍然面临一个问题：它们必须被重新激活才能造成真正的损害。当固有免疫系统与组织中的感染发生战斗时，炎症细胞因子（如 IFN-γ 和 TNF）能激活驻留组织中的抗原提呈细胞（antigen presenting cell，APC）（如巨噬细胞）。一旦被激活，这些 APC 将表达 MHC 分子和共刺激分子，对已进入组织"战斗"的 T 细胞进行再刺激。因此，当淋巴细胞进入组织并参与固有免疫系统对病原体的"战斗"时，重新刺激将不再是问题。然而，对于能够识别自身抗原的 T 细胞来说，即使固有免疫系统不认为这些自身抗原是危险的，组织仍可能是一个非常不适合生存的地方，因为这些自身反应性淋巴细胞通常得不到足够维持其生存的共刺激信号。

这说明微生物仅通过分子模拟尚不足以激活自身反应性 T 细胞。要想激活它们，必须在表达自身抗原的组织中发生炎症反应。否则，自身反应性淋巴细胞无法从血液进入组织，或者即使从血液进入组织，它们也不能存活。自身免疫病的发生需要相应组织有炎症反应存在，这就解释了为什么喉部链球菌感染很少会导致风湿性心脏病。

因此，免疫学家倾向于认为自身免疫病的发生是这样的：遗传基因易感个体感染了某种微生物，激活了能与自身抗原发生交叉反应的 T 细胞受体；同时，表达自身抗原的组织中伴有炎症反应发生，这种炎症反应可能是由微生物通过分子模拟引发的，也可能是由另一种无关的感染或创伤引发的；之后 APC 被激活，再次刺激自身反应性 T 细胞；此外，炎症反应产生的细胞因子可以上调该组织中正常细胞表面 MHC Ⅰ类分子的表达，进而让这些正常细胞更容易被自身反应性 CTL 攻击。

### 3. 自身免疫病举例

自身免疫病通常分为两类：器官特异性自身免疫疾病和系统性自身免疫疾病。下面我们对两种类型分别举例，尤其要关注的是，被认为是自身免疫反应导向的自身抗原和可能参与分子模拟的环境抗原。

胰岛素依赖型糖尿病（1 型糖尿病）就是一个器官特异性自身免疫病的例子。在该病中，自身免疫攻击的目标是胰腺中产生胰岛素的 β 细胞。尽管自身反应性 B 细胞产生的抗体可能参与导致 1 型糖尿病病理表现的慢性炎症，但目前认为对 β 细胞的初始攻击是由 CTL 介导的。

在糖尿病中，β 细胞的破坏通常在糖尿病症状出现前几个月甚至几年就开始了，所以这种疾病有时被称为"沉默的杀手"。事实上，到被确诊的时候，患者通常已有 90% 以上的 β 细胞被破坏。在 20 世纪 20 年代胰岛素注射成为可能之前，诊断为糖尿病的人预期寿命只有几个月。即使是现在，胰岛素能够体外注射，这种疾病也使平均预期寿命缩短超过 10 年。

与 β 细胞抗原结合的抗体在疾病早期就产生了。因此，可以对糖尿病患者的亲属进行检测，来确定他们是否处于糖尿病的早期阶段，从而通过早期干预获益。事实上，如果一个孩子的兄弟姐妹在早年就已诊断为糖尿病，同时这个孩子的免疫系统已明确产生了识别 β 细胞抗原的抗体，那么他在未来 5 年内患糖尿病的可能性几乎是 100%。

显然，遗传因素有助于确定个体对糖尿病的易感性。如果同卵双胞胎中有一人患有这种自身免疫病，那么另外一人也患这种疾病的可能性约为 50%。例如，如果有些人携带某种 *CTLA-4* 基因型，那么他们患 1 型糖尿病的风险就会增加。携带该基因突变的患者表达很少的 CTLA-4 RNA，因此，可能无法抑制那些能够识别 β 细胞抗原的自身反应性 T 细胞的激活。

目前尚无充分证据证明存在引发免疫系统对 β 细胞产生攻击的环境因素。然而，许多免疫学家认为，至少在一定程度上，当自然调节 T 细胞（natural regulatory T cell，nTreg）和潜在的自身反应性 CTL 之间的平衡被打破时，糖尿病就会发生。事实上，致使 nTreg 功能受损的基因突变会导致人和小鼠发生自身免疫病。

**斑块型银屑病**是一种自身免疫病，约有 2% 的美国人患此病。这种疾病最显著的症状是皮肤表面增厚和覆盖鳞屑。在最严重的情况下，这些"斑块"覆盖的皮肤面积超过 10%。最近，人们发现这种疾病是由 $CD8^+T$ 细胞驱动的，$CD8^+T$ 细胞可产生高水平的 IL-17（是的，杀伤性 T 细胞可以产生细胞因子）。IL-17 可以与皮肤细胞（角质形成细胞）结合，并引发一系列分子信号转导，最终导致角质形成细胞增殖，形成斑块。目前认为的分子模拟模型是，遗传易感个体（具有特定类型的 MHC Ⅰ类分子）的 T 细胞具有识别特定角蛋白和链球菌（有时会感染世界上很大比例的人口）产生的蛋白受体。假设由链球菌感染所激活的 CTL 具有能够与患者 MHC Ⅰ类分子提呈的角蛋白发生交叉反应的 TCR；一旦因细菌感染被激活，这些自身反应性 $CD8^+T$ 细胞会产生 IL-17，导致角质形成细胞错误增殖并形成斑块。这些特定类型的 MHC Ⅰ类分子可能在进化过程中被选择，因为它们有助于免疫系统抵御链球菌感染。毕竟，对于穴居人来说，链球菌感染可能是致命的，因此，他们可能也并不太在意自己皮肤的模样了！

**类风湿关节炎**是一种系统性自身免疫病，影响约 1% 的世界人口。其特征是慢性关节炎。这种自身免疫反应的假定攻击目标之一是一种特定的软骨蛋白，类风湿关节炎患者体内的 T 细胞既可以识别这种软骨蛋白，也可以识别引发结核病的细菌所编码的蛋白。

类风湿关节炎患者的关节中有大量能够结合 IgG Fc 段的 IgM 抗体。这两种抗体可以形成 IgM-IgG 抗体复合物，从而激活进入关节的巨噬细胞，加剧炎症反应。事实上，类风湿关节炎相关的炎症反应主要由浸润关节的巨噬细胞产生的肿瘤坏死因子引起，这一过程受自身反应性辅助 T 细胞调控。有趣的是，注射结核分枝杆菌的小鼠会出现关节的炎症反应，这表明（但并未证明）结核分枝杆菌感染可能会在某些患者中引发类风湿关节炎。

**多发性硬化**（multiple sclerosis，MS）是一种涉及 B 细胞和 T 细胞的中枢神经系统炎症性疾病。在多发性硬化中，慢性炎症破坏包裹神经细胞的髓鞘，导致神经电信号传导受损，进而引发感觉输入（如视觉）缺陷和麻痹。最近的一项研究表明，多发性硬化几乎只发生在感染了 Epstein-Barr（EB）病毒的人身上。EB 病毒可以引发传染性单核细胞增多症。EB 病毒会导致 B 细胞慢性的、持续终生的感染。尽管导致这种疾病的免疫机制尚不清楚，但已经从多发性硬化患者中分离出了可以识别 EB 病毒蛋白和髓鞘碱性蛋白（髓鞘的主要成分）受体的 B 细胞。因此，分子模拟很可能参与其中。

世界上超过 90% 的成年人感染过 EB 病毒，但其中只有不到 1% 的人患有多发性硬化，因此暴露于微生物模拟物并不能完全解释疾病的发生。事实上，与大多数自身免疫病一样，多发性硬化也有强烈的遗传倾向。同卵双胞胎都患有多发性硬化的可能性是异卵双胞胎的 10 倍左右，并且某些 MHC Ⅱ类分子的基因类型增加了多发性硬化的易感性。此外，在某些群体（例如，西班牙裔、亚洲人和美洲原住民）中，多发性硬化的发病率相对较低，这可能是因为他们独特的遗传特点。环境因素也可能在多发性硬化的发展中发挥作用。科学家已观察到，生活在不同地理位置的相似人群之间，多发性硬化的发病率存在很大差异。如果有实验进一步证明感染 EB 病毒是导致多发性硬化的必要不充分条件，那么可以预防 EB 病毒慢性感染的疫苗也许能够根治多发性硬化。

最后，红斑狼疮是一种系统性自身免疫病，影响约 25 万美国人，其中约 90% 是女性。这种疾病可以有多种表现，包括额头和脸颊上的红色皮疹（该病的命名由来，类似于被狼咬伤的不规则红斑）、肺部炎症、关节炎、肾脏损伤、脱发、瘫痪和痉挛。狼疮的发生是由于 B 细胞、T 细胞耐受被打破，进而产生大量能够识别包括 DNA、DNA- 蛋白复合物和 RNA- 蛋白复合物在内的多种自身抗原的 IgG 抗体。这些自身抗体可以形成自身抗原 – 抗体复合物，"堵塞"体内含有"过滤器"的器官（如肾脏、关节和大脑），引发慢性炎症。

对于异卵双胞胎，如果双胞胎中的一方患有狼疮，另一方患狼疮的可能性约为 2%。对于同卵双胞胎，这种可能性增加了大约 10 倍，提示这种疾病有很强的遗传易感性。已经发现了 10 余个 MHC 分子的基因和非 MHC 分子的基因，每一个似乎都会稍微增加一个人患狼疮的可能性。尽管没有特定的微生物感染与这种自身免疫病的发生有关，但 Fas 或 Fas 配体的基因功能缺失的小鼠可表现出狼疮样症状。免疫学家据此推测，狼疮的发生可能涉及细胞死亡激活诱导缺陷，即本该由于慢性刺激而死亡的淋巴细胞存活下来，导致疾病发生。还有一些证据表明，携带可增加 Toll 样受体（Toll-like receptor，TLR）对 RNA 或 DNA 的敏感性突变的个体容易患狼疮。其可能的机制是，B 细胞受体识别自身 DNA，加上突变的 TLR 发出异常强烈信号，可能被机体免疫系统误解为存在危险情况，结果导致 B 细胞在没有 T 细胞协助的情况下被激活，并产生抗 DNA 抗体。

## 回顾

有时免疫反应可能会被误导。事实上，当免疫系统对环境抗原产生 IgE 抗体（这种抗体是机体用来应对寄生虫感染的）时，就会产生过敏反应。免疫学家不确定是什么导致了这种误导性应答。他们认为最有可能的解释是，免疫调节缺陷导致大量过敏原特异性 Th2 细胞的产生。然后，这些辅助性 T 细胞过度产生过敏原特异性 IgE 抗体。通常，特应质个体会遗传导致其容易发生过敏反应的"遗传图谱"；此外，接触病原体的时机与程度或许会对易感个体是否变为特应质体质产生影响。事实上，卫生假说认为，如果幼儿时期免疫系统未经历微生物感染，那么过敏反应就有可能发生。

当增强自身抗原耐受的机制无法正常发挥作用时，自身免疫反应就会发生。在某些情况下，这是遗传缺陷的结果。然而，在大多数情况下，免疫学家并不知道是什么导致了耐受诱导机制的崩溃。显然，要发生自身免疫，必须具备能提呈自身抗原的 MHC 分子，以及能识别这些抗原的淋巴细胞受体。这些都归因于遗传因素。此外，科学家认为环境因素也有影响，但这些因素很难被发现，可能是因为环境因素多种多样。据推测，当入侵微生物"模仿"自身抗原时，就可能触发自身免疫。按照这种设想，微生物可以激活具有识别微生物抗原和自身抗原受体的淋巴细胞。一旦由于微生物入侵而被激活，这些交叉反应性淋巴细胞可以同时攻击"入侵者"和被感染个体的细胞或蛋白。在分子模拟中，炎症反应也被认为发挥了重要作用，其吸引了交叉反应性淋巴细胞并提供了使其保持激活的信号。

## 已知与未知

1. 在发达国家，导致过敏反应发生率急剧上升的免疫学因素是什么？
2. 特异性免疫治疗是怎样治疗过敏反应的呢？
3. 是什么破坏了自身耐受机制，进而导致多种自身免疫病发生？

## 思考题

1. 描述在过敏反应过程中引发肥大细胞脱颗粒的一系列事件。
2. 为什么有些人有过敏反应，而有些人没有？
3. 启动自身免疫所需要的事件是什么？
4. 免疫学家是怎样确定微生物感染本身并不足以引发自身免疫病的呢？

（陈莫　译，鲁晓勇　审）

# 第13讲 免疫缺陷

> **注意！**
>
> 由于免疫系统是高度相互关联的，如果一个基因缺陷导致其中一个环节瘫痪，就会对整个系统的功能产生重大影响。此外，削弱免疫系统的药物或疾病也会使我们容易受到感染——而这些感染对于一个全力运作的免疫系统来说并不是问题。

## 一、引言

当我们的免疫系统不再全力以赴地执行任务时，就会发生严重的疾病。有些免疫缺陷是由于遗传缺陷造成的，因为这些遗传缺陷关闭了免疫网络上的部分节点。有些则是由于营养不良、蓄意的免疫抑制（如在器官移植或癌症化疗期间）或者疾病（如艾滋病）而"获得性"产生的。

## 二、遗传缺陷导致免疫缺陷

遗传缺陷，特别是单基因突变，能导致免疫系统的弱化。例如，先天性 CD40 或 CD40L 蛋白无功能的个体无法启动 T 细胞依赖的抗体反应，其原因是 T 细胞无法传递或者 B 细胞无法接收这个重要的共刺激信号。不管是类别转换还是体细胞高频突变，都需要 CD40L 介导的共刺激信号，所以 CD40-CD40L 缺陷的结果就是 B 细胞主要分泌亲和力不成熟的 IgM 抗体。其他遗传缺陷还能影响胸腺的形成。DiGeorge 综合征就是这样的一种疾病，实际上患这种病的人，他们的胸腺组织都缺失了。所以他们对危及生命的感染都会很敏感，因为他们缺乏功能性的 T 细胞。

遗传缺陷也可能导致 B 细胞和 T 细胞的双重缺陷。这类疾病被称为重症联合免疫缺陷综合征（severe combined immunodeficiency syndrome，SCIDS），这里的"联合"一词表示 B 细胞和 T 细胞都不能正常发挥作用。正是这种疾病迫使著名的"泡泡男孩"David Vetter 在一个无病原体的塑料泡泡中生活了 12 年。虽然很多突变都能引起 SCIDS，但是，研究最深入的是由于基因突变导致的一种负责启动 B 细胞和 T 细胞产生受体所需要的基因剪接过程的蛋白质的缺陷。没有这些受体的 B 细胞和 T 细胞是毫无用处的。

免疫缺陷也可以源于固有免疫系统的遗传缺陷。例如，天生具有重要补体蛋白（如 C3）突变的人具有结构异常（没有生发中心）的淋巴结，而且其 B 细胞也主要产生 IgM 抗体。

尽管固有免疫系统与适应性免疫系统的高效运作涉及大量不同蛋白质的协同参与，但令人惊叹的是，导致免疫缺陷的基因突变发生率竟如此之低。事实上，仅有万分之一的新生儿患有遗传性免疫缺陷。然而，很可能还有其他一些遗传性免疫缺陷我们没有检测到，因为我们功能强大的免疫系统已经进化到当主要的系统成员被禁用时，依然可以提供"候补"队员。

## 三、艾滋病

尽管遗传性免疫缺陷相对罕见，但数百万的人却患有获得性免疫缺陷病。多数免疫缺陷患者是感染了 HIV-1 病毒才获得这种缺陷的。当今世界上，约有 4000 万人感染了 HIV-1 病毒，其中 3000 多万人因其死亡。最初，艾滋病的症状使内科医师意识到他们正在对付一种以免疫缺陷为基础、具有高感染率（如肺孢子菌肺炎）或以导致癌症（如卡波西肉瘤）为特征的疾病，而这些症状通常只出现于免疫抑制的人身上。很快，导致这种免疫缺陷的病毒被分离出来，并被命名为人类免疫缺陷病毒 1 型（HIV-1）。现在，HIV-1 是全球最热门的研究病毒之一，每年花费近 10 亿美元的研究经费去挖掘它的秘密。

### 1.HIV-1 感染

人类感染 HIV-1 的早期症状至今还没有被详细表征过，因为一般在长达几周或者几个月的病毒暴露期之后，才能确诊是否真的感染了这种病毒。然而最新的研究表明：这些感染通常始于病毒侵入直肠或阴道黏膜，并感染了这些保护性黏膜下方的 Th 细胞。HIV-1 病毒利用这些细胞的生物合成"工厂"来制造更多的自我拷贝，而且这些新生成的病毒又会感染其他细胞。因此，在感染的早期，即便发挥固有免疫系统的最佳水平，还是很难检测到这些病毒。而此时适应性免疫系统也正在被调用中，大约在 1 周之后，适应性免疫系统真正进入工作状态，病毒特异性 B 细胞、Th 细胞和 CTL 被激活并增殖，开始履行自己的职责。结果是在感染的早期、急性期，随着病毒在感染的细胞内繁殖，身体内的病毒数量（病毒载量）会急剧上升。病毒载量在感染后的 3～4 周达到峰值，然后，当病毒特异性的 CTL 开始工作后，病毒载量又会显著下降（图 13-1）。

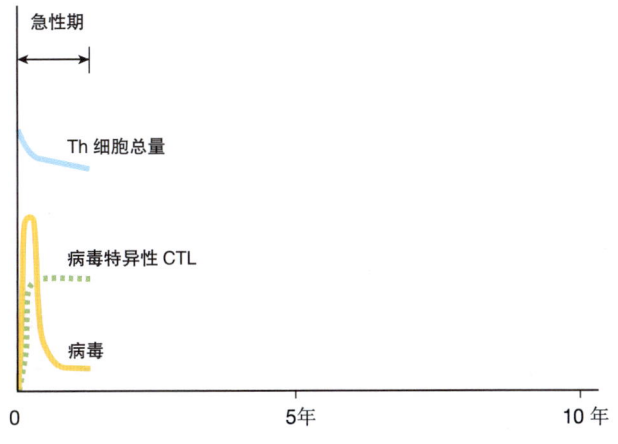

图 13-1　病毒载量在感染后的 3～4 周达到峰值，然后，当病毒特异性的 CTL 开始工作后，病毒载量又会显著地下降

"灭毒"是许多病毒类型（如天花）的急性感染期的结果：免疫系统摧毁了所有的入侵病毒，并产生记忆 B 细胞和记忆 T 细胞，以防止同样的病毒再次感染。相反，暴发性 HIV-1 的感染总会经历一个慢性期，这个时期可能会延续十多年。在此期间，免疫系统和 HIV-1 病毒间进行着激烈的战斗；如果不治疗，结果几乎总是病毒获胜。

与急性感染期相比，病毒载量在慢性感染期下降到了低水平，但是病毒特异性 CTL 和 Th 细胞数量始终较高，这表明免疫系统仍在努力战胜病毒（图 13-2）。

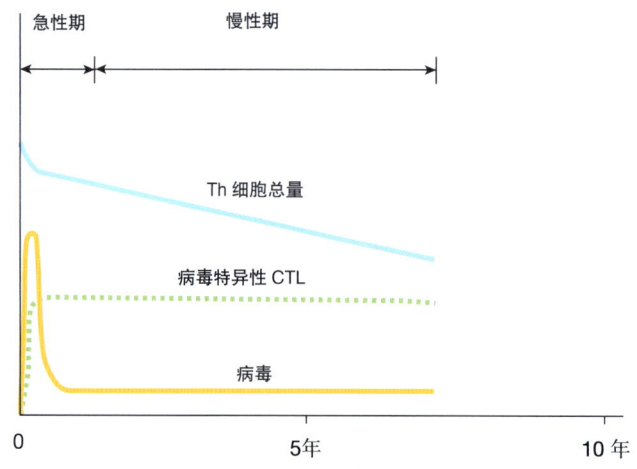

图 13-2　与急性感染期相比，病毒载量在慢性感染期下降到了低水平，但是病毒特异性 CTL 和 Th 细胞数量始终较高，这表明免疫系统仍正努力战胜病毒

然而，随着慢性期的进展，Th 细胞由于被病毒感染导致的损伤而数量逐渐减少。最终，就没有足够数量的 Th 给病毒特异性 CTL 提供其所需的帮助了。这种情况下，CTL 的数量也会开始下降，病毒载量就会增加，因为剩下的 CTL 太少，导致其无法去杀伤新的被感染的细胞了（图 13-3）。

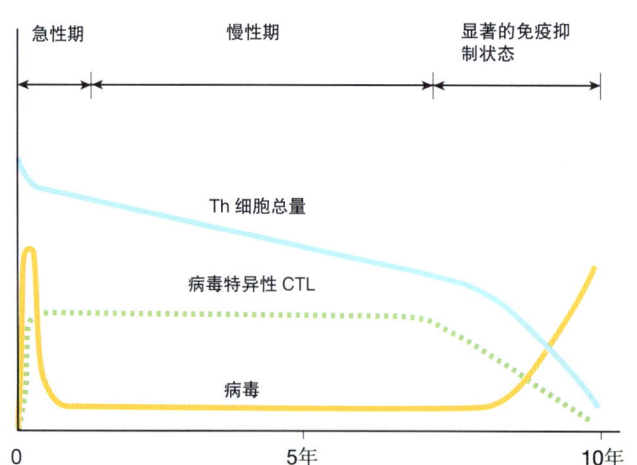

图 13-3　随着慢性期的进展，Th 细胞总量和 CTL 下降，病毒载量再次增加

最终，病毒就会攻破机体的免疫防御系统，从而使机体处于严重的免疫抑制状态。在这种状态下，机体就会更容易发生不受控制的感染了，而这样的感染对于免疫系统结构与功能完整的人

来说，通常就是小事一桩。可悲的是，这些机会性感染，对于免疫系统已经被破坏的艾滋病患者来说，可能是致命的。

### 2. HIV-1 与免疫系统

免疫系统对于其他病原体的抵御是那么成功，那为什么HIV-1还能打败我们呢？主要是因为病毒本身的属性。所有的病毒实质上都是包着保护性外壳的遗传信息碎片（DNA或RNA）。对于HIV-1而言，它以RNA形式储存的遗传信息在进入我们的细胞后，会被一种病毒酶（逆转录酶）复制而生成一条"互补"DNA（cDNA）。然后，这个细胞的DNA被病毒携带的另一个酶切割，病毒的cDNA就可以插入到细胞DNA的缺口处。真正的棘手之处在于此：一旦病毒DNA插入到细胞的DNA中，就会以潜伏状态存在，此时这个被感染的细胞是不能被CTL检测到的。重要的是，HIV-1只需要几天的时间就能启动潜伏感染，并在这些"避难所"细胞中建立一个秘密病毒库。之后的某一时间，在应对某些未知信号时，这些潜伏的病毒能被"重新激活"，并产生额外的病毒拷贝，从而又可以进一步感染更多的细胞。

事实上，免疫系统看不见的秘密病毒库可以在感染后1周内建立起来，这是一个严重的问题。毕竟，在病毒感染1周后，适应性免疫系统仍处于激活状态。因此，在病毒站稳脚跟之前，与其抗衡的主要任务就落在了固有免疫系统身上。而固有免疫系统通常无法胜任这项任务。

所以，HIV-1的特点之一就是它可以变成一种CTL检测不到的潜伏感染状态，这个问题对于免疫系统来说太难解决了。但是还有比这更糟的（也是HIV-1能打败我们的第二个原因），逆转录酶在复制HIV-1 RNA时非常容易出错：几乎每复制一条病毒RNA时都会犯错。这就意味着大多数由被感染细胞产生的新毒株都是能逃过免疫系统监测的突变体。例如，病毒能使以前被CTL识别的多肽发生突变而导致其不再被识别，或者使其再也不能被MHC分子所提呈，而突变前的多肽却是免疫系统强化CTL主要聚焦的目标分子。事实上，出现这些免疫逃逸的突变只需要10天时间。当这种突变发生时，CTL将对感染了这些突变病毒的细胞不再起作用，而需要激活那些能够识别这些病毒多肽的新的CTL。同时，从那些失效的CTL的监测下逃逸的病毒就会像疯了一样地复制，而且每次感染新细胞后就会发生一次突变。结果是，HIV-1的突变率太高了，以至于它总是能赶在CTL或针对它的抗体防御之前突破。

所以，让HIV-1成为"特种杀手"的两个特点是：①它们能建立一个无法检测的潜伏感染；②高突变率。但我们的故事才刚讲了一半，另一半是有关HIV-1感染的细胞。这个病毒特别喜欢瞄准免疫系统的细胞：Th细胞、巨噬细胞和树突状细胞。当HIV-1感染细胞时与之结合的"停泊"蛋白是CD4——一种大量存在于Th细胞表面的共受体蛋白。这种蛋白也在巨噬细胞和树突状细胞表面表达，但是数量不多。通过攻击这些细胞，HIV-1要么破坏它们的功能并杀死这些细胞，要么把它们变成CTL的目标而使其被杀死。因此，那些恰恰是激活CTL并为其提供辅助支持所必需的免疫细胞，反而会遭受病毒损伤甚至被彻底摧毁。

更糟的是，HIV-1能让我们的免疫系统转过来对付自己——利用我们免疫系统的基本过程来扩散病毒并保持病毒的感染。例如，HIV-1 能黏附到树突状细胞表面，借助这些细胞从 CD4$^+$ 细胞稀少的周边组织转运至 CD4$^+$T 细胞高度富集的淋巴结。在淋巴结中，有大量正在增殖的 Th 细胞，因此，淋巴结就成为 HIV-1 感染的理想"候选人"及 HIV-1 复制的"工厂"。

HIV-1 病毒在被抗体或者补体调理后也会被滤泡树突状细胞滞留在淋巴结中，这种滞留机制本意是协助激活 B 细胞。然而，CD4$^+$T 细胞在穿过这些滤泡树突状细胞"森林"时，却可能被调理过的 HIV-1 病毒感染。因为病毒颗粒通常在滤泡树突状细胞中停留数月，淋巴结实际上变成了 HIV-1 的储备库。最终的结果是，HIV-1 利用免疫细胞穿越淋巴结的正常运输模式，将这些次级淋巴器官变成了自己的"游乐场"。

总之，HIV-1 感染的病理学结果就是：病毒缓慢地破坏患者的免疫系统，导致复杂的免疫抑制，从而使被感染的个体成为一个欢迎所有危及生命的感染的"好客"主人。这个病毒能够这样做的原因是：①它能建立一个潜伏的"秘密的"感染；②具有很高的突变率；③能优先感染那些通常会抵御它的免疫系统细胞并使它们丧失功能；④能利用我们的免疫系统来为自己在全身扩散提供方便。

### 3. 与艾滋病共存

大多数感染 HIV-1 的患者如果不治疗会在 10 年内死亡。幸运的是，抗逆转录病毒疗法（anti-retroviral treatment，ART）现已问世，全球约有 3000 万人接受这种疗法。这种化疗能靶向性地破坏病毒复制周期中的一些特殊环节，延长艾滋病患者的生存期。同时，ART 还可以降低病毒播散概率。然而，ART 并不能清除患者体内的病毒，因为它无法根除潜伏在受感染的 CD4$^+$ 细胞中的病毒库。在大多数情况下，患者需要终身接受 ART 来控制病情，然而这种治疗也不是没有副作用。事实上，对于接受 ART 的患者而言，罹患癌症、认知障碍、肾病、肝病、骨骼及心脏疾病的风险也会增加。

有趣的是，在极少数（约 0.5%）未经治疗的 HIV-1 感染者中，免疫系统能够在相对较长的时间内控制感染。事实上，这些"控制精英"中的一些人，几乎已经检测不到病毒了，且在长达 30 年的时间里一直都没有感染症状。如你所料，免疫学家们对"控制精英"的免疫系统是如何处理这个对大多数人来说都是致死性的病毒感染很感兴趣。尽管很复杂，但现在至少也发现了一些线索。

一个比较一致的发现是，在初次感染后，"控制精英"的固有和适应性免疫系统似乎比普通人的免疫系统启动得更快。现在已经发现了这种快速反应的几个可能原因。例如，有些"控制精英"的模式识别受体会触发固有免疫系统细胞分泌 IFN-α 和 IFN-β。IFN-α 和 IFN-β 可激活 HIV-1 感染细胞内的特定基因，该基因编码的蛋白质能抑制病毒复制。此外，这些警示细胞因子还能使受感染的细胞发生凋亡，这就破坏了正在这些细胞内复制的病毒。

在第 4 讲中，我曾提到 MHC 具有非常大且多态性的原因之一是：可以增加群体中一些个体能够表达出可以识别并提呈入侵者多肽的 MHC 分子的可能性。有些证据支持了这个猜测——某些类型的 MHC Ⅰ类分子在那些"控制精英"体内比在普通人群中更常见。可能是因为这些 MHC

分子能够有效地提呈 HIV-1 病毒肽。从而使 CTL 在感染早期（只有少量细胞被感染时）就能被激活。此外，实验室检测显示，"控制精英"体内的 CTL 往往具有更强的杀伤力。这可能是由于这些"超级 CTL"能够调动出杀伤性酶——颗粒酶 B，并将其输送至靶细胞中。这个想法再一次告诉我们：这些具有强杀伤功能的 CTL 能够更快地杀死靶细胞，可以在感染失控之前控制住感染。

关于"控制精英"的另一个观察结果是 CTL 在应对感染中非常重要。人们将大量注意力集中在对 HIV-1 的抗体反应上，部分原因是抗体功能比 CTL 功能更容易量化。但重要的是要记住，杀伤性 T 细胞进化是为了应对病毒感染。这些免疫细胞的作用是在成千上万的新病毒产生之前摧毁受病毒感染的细胞。最有用的抗体是中和抗体，它能阻止病毒进入靶细胞。然而，病毒很容易发生变异，使其形状发生轻微变化，以避免被抗体识别。单个氨基酸的改变就足以使病毒蛋白质的形状发生巨大变化，以至于现有的抗体无法再与病毒结合并中和它。相比之下，病毒突变逃逸 CTL 就比较困难。T 细胞受体可识别各种病毒短肽，每种病毒肽必须经过特异性变异，才能使其不被 MHC Ⅰ类分子提呈或不被 T 细胞受体识别。正是 CTL 在控制 HIV-1 感染中的重要性使得大多数免疫学家认为有效的 HIV 疫苗是能使机体产生记忆 T 细胞，而不仅仅是记忆 B 细胞。

当然，如果能够更详细地了解"控制精英"的免疫系统，这些信息将有助于设计出针对 HIV-1 感染患者的新型治疗方法。虽然了解其工作原理是重要的，但是"控制精英"还是被感染了：他们的免疫系统还是不能击败这些病毒，只是能多控制一段时间而已，这些个体内仍有潜伏感染的 $CD4^+T$ 细胞库。

迄今为止，仅记录到 2 例艾滋病患者接受治疗并痊愈的病例。其中 1 例就是所谓的"柏林病人"——Timothy Ray Brown。在感染 HIV-1 病毒后，Brown 先生患上了急性髓系白血病。在接受治疗时，他曾两次因化疗或放疗导致免疫系统被破坏，并通过干细胞移植重建了免疫系统。第 2 例患者也经历了类似的治疗。重要的是，这 2 例患者的干细胞捐献者都存在 *CCR5* 基因缺失，而 *CCR5* 是 HIV-1 最常见的共受体。不幸的是，Timothy Ray Brown 于 2020 年死于白血病。

## 回顾

先天遗传或后天自发产生的突变都能引起免疫系统功能紊乱。当免疫系统受到药物或疾病抑制时，也会产生其他免疫缺陷。如今，数百万人由于感染 HIV-1 而出现免疫缺陷。未经治疗的大部分艾滋病患者都会死于感染，而这种感染其实很容易被健康个体的免疫系统防御。HIV-1 通过感染和摧毁原本可能抵御攻击的免疫战士来攻击免疫系统。HIV-1 病毒能利用宿主免疫系统促进其在全身的传播，同时可以在患者的免疫细胞内建立一个"秘密的"病毒库。此外，HIV-1 病毒的快速变异使得与病毒结合以预防感染的抗体和能够识别并杀死被感染的细胞的杀伤性 T 细胞很快"过时"，从而使病毒能够领先机体的免疫防御系统。ART 是一种化学疗法，可以延长 HIV-1 感染者的生命。一些"控制精英"长期感染病毒，但可以在很长一段时间内保持无症状。

## 已知与未知

1. 为什么有些人感染了HIV-1却能够在不接受治疗的情况下长期控制感染？
2. 人类感染HIV-1的早期反应是什么？
3. 能否设计出一种治疗方法来消灭那些藏匿潜伏病毒的HIV-1感染细胞？

## 思考题

1. 简述被HIV-1感染后，患者的免疫系统会发生什么变化。
2. 讨论使免疫系统难以对抗HIV-1病毒感染的特点。
3. 过去，当人类免疫系统面临新的危险时，它会不断进化以应对这些挑战。如果有足够的时间，预测一下我们的免疫系统可能会发生哪些进化来抵御HIV-1？

（张培玉　译，杜燕　审）

## 第14讲　疫苗

> **注意！**
>
> 疫苗的目的是为了"欺骗"免疫系统，使其产生记忆 B 细胞和记忆 T 细胞，以抵御未来真正的攻击。产生记忆辅助性 T 细胞和 B 细胞的条件与产生记忆 CTL 的条件不同。

### 一、引言

许多"自然"感染过程都可产生记忆 B 细胞和记忆 T 细胞，它们可以为以后的攻击提供保护。但是，有的自然感染极具破坏力，甚至是致命的。如果有一种安全的方法可以欺骗免疫系统，让它认为自己已经受到攻击，并产生适合抵抗未来攻击者的记忆 B 细胞和记忆 T 细胞，那么这个人就可以免受真正的感染。这就是疫苗的作用。

疫苗接种就相当于免疫系统的武装部队为未来战斗所进行的战争游戏。这些游戏旨在不让士兵陷入危险的情况下，给他们提供尽可能逼真的模拟战斗环境。同样，疫苗接种是为了让免疫系统为"战斗"做好准备，让免疫系统尽可能近距离地"观察"真实的情况，而不会使疫苗接种者面临不必要的风险。事实上，策划战争游戏的将领们和研发疫苗的科学家们都有一个共同的目标：以最小的危险实现效果最大化。

疫苗在控制感染性疾病方面作用显著。例如：在白喉疫苗问世以前，美国每年的白喉新发病例数超过 35 万例；现在，由于白喉疫苗的广泛接种，美国每年报告的病例数通常少于 5 例。

### 二、产生记忆辅助性 T 细胞和 B 细胞

当我们首次暴露于病原体时，战斗部位的树突状细胞就会吞噬攻击者或攻击者的碎片，并迁移到附近的淋巴结。在那里，这些细胞利用 MHC Ⅱ类分子提呈来源于"入侵者"蛋白的多肽。如果辅助性 T 细胞有可识别这些肽的受体，就能触发细胞增殖。最后，一部分辅助性 T 细胞变成了记忆细胞，它们有助于抵御以后的病原体攻击。所以，为了产生记忆辅助性 T 细胞，树突状细

胞需要做的就是从战斗现场收集"碎片"（如病毒外壳蛋白或细菌细胞膜的一部分），并将这些碎片中的肽提呈给辅助性 T 细胞。

同样，当 B 细胞受体识别到攻击者或攻击者的碎片通过淋巴或血液运送到次级淋巴器官时，B 细胞就能被激活。经过一段时间的细胞增殖后，如果有 T 细胞的辅助，某些 B 细胞将成为记忆细胞。因此，对于辅助性 T 细胞来说，即使是一点点战斗碎片也足以激活 B 细胞并产生记忆 B 细胞。重要的一点是，即使没有免疫系统细胞被攻击者感染，记忆 B 细胞和辅助性 T 细胞也能有效地产生。

### 三、产生记忆杀伤性 T 细胞

记忆杀伤性 T 细胞也能在微生物攻击时产生，但要做到这一点，微生物必须感染抗原提呈细胞。例如，如果病毒感染了树突状细胞，作为病毒繁殖策略的一部分，它就会控制细胞的生物合成机器制造病毒蛋白。这些蛋白被切割成多肽并装载到 MHC Ⅰ类分子上。所以，杀伤性 T 细胞将被激活，其受体可以识别病毒肽，若有辅助性 T 细胞的帮助，记忆杀伤性 T 细胞将产生。

因此，产生记忆辅助性 T 细胞和 B 细胞与产生记忆 CTL 的条件有所不同。在入侵病原体未感染 APC 时，记忆辅助性 T 细胞和 B 细胞也能产生。相反，要产生记忆杀伤性 T 细胞，入侵病原体必须感染 APC。

已经证明，在特定实验条件下，抗原提呈细胞可以利用 MHC Ⅰ类分子来提呈从细胞外吸收的抗原——这些抗原通常是由 MHC Ⅱ类分子提呈的。这一现象被称为交叉提呈，它可能允许在病毒没有感染 APC 时就产生病毒特异性记忆 CTL。交叉提呈最终可能用于生产一种能够产生 CTL 记忆并使人类免受疾病侵害的疫苗。然而，到目前为止，规则仍然是 APC 必须被感染，疫苗才能有效地产生记忆 CTL。在本课程中，我们将遵循这一规则进行讨论。

### 四、疫苗开发策略

目前，有多种不同的方法用于研制预防微生物感染的疫苗。此外，创新型疫苗正在测试中。接种疫苗的一个重要特征是它的效能不依赖接种者的卫生水平或生活方式。因此，许多学者认为针对 HIV-1（当前每天有数千人感染这种病毒）的疫苗可能是阻断 HIV-1 传播的最佳途径。由于该疾病是非常重要的健康问题，当我们讨论不同类型疫苗时，会讨论是否有一种疫苗可用来预防 HIV-1 的感染。最后，我想大家会认同，设计一款安全有效的艾滋病（acquired immunodeficiency syndrome，AIDS）疫苗是一项艰巨的挑战。

生产 AIDS 疫苗的一个主要障碍就是目前还不确定需要哪种类型的记忆细胞。仅产生记忆 B 细胞和抗体的疫苗，其试验结果并不理想。同时，感染 HIV-1 的个体，其免疫系统长期抵抗病毒，通常产生特定的 MHC Ⅰ类分子。这提示将抗原向杀伤性 T 细胞提呈对抵抗感染的发生很重要。所以，多数免疫学家认为，一种有效的 AIDS 疫苗必须能够产生记忆杀伤性 T 细胞。遗憾的是，制造记忆 CTL 要求疫苗的制剂能感染抗原提呈细胞，这就严重限制了可安全使用的 AIDS 疫苗的类型。

## 1. 非感染性疫苗

许多疫苗被设计成不感染疫苗接种者的类型。小儿麻痹症疫苗就是这种"非感染性"疫苗的一个例子。为了制造疫苗，Jonas Salk 博士用甲醛处理脊髓灰质炎病毒以"灭活"病毒。甲醛的作用是将蛋白黏合在一起，这种处理可使病毒在免疫系统看来极似活的脊髓灰质炎病毒——但事实上，由于蛋白失去功能，它无法感染细胞。这种处理就像交通警察用车轮锁固定了汽车的车轮一样。这辆车看起来很正常，但由于车轮不能转动已无法行驶了。流感疫苗也是一种灭活的病毒疫苗，类似的策略已被用于制造对抗致病细菌的疫苗。例如，伤寒疫苗是由实验室培养的细菌经过甲醛等化学物质处理而制备的。

虽然杀死这些微生物的化学物质肯定会使它们中的大多数失活，但并不保证100%，其中一些微生物可能存活。接种疫苗是为了预防像流感这样的病毒，否则这种病毒会使大部分人群感染，那在疫苗制备过程中存在一些活病毒就不是主要问题。相反，如果以预防 HIV-1 之类的病毒为目的，而这种病毒的感染通常是可以预防的（至少发达国家的成人供血者可通过仔细筛查来预防），那么有极小概率使人感染疾病的疫苗就不适用于普通人群的接种。

某些细菌产生的毒素会导致人出现与细菌感染相似的症状。在少数情况下，这些毒素已被用作非感染性疫苗。制备这种疫苗时，要先纯化毒素再用铝盐处理，产生一种弱化形式的毒素，这种病毒被称为类毒素。类毒素在注射到受者体内时会动员 B 细胞产生抗体，在真正的微生物攻击时，这些抗体可以与有害毒素结合并使之失活。由白喉或破伤风毒素制备的疫苗就是这类非感染性疫苗的例子。

某些非感染性疫苗采用的只是病原体的某一部分。其原则是保留免疫系统可以识别的部分，同时弃去导致不适或危险的部分。百日咳"无细胞"疫苗就是用这种方法制备的。最初的百日咳疫苗是由完整的灭活百日咳细菌制成的，大约一半接种了这种疫苗的婴儿有不良反应。幸运的是，与危及生命的百日咳相比，几乎所有的不良反应都是轻微的。与原始百日咳疫苗相比，无细胞疫苗的不良反应发生率要低得多。这种疫苗是通过培养百日咳细菌，再从细菌成分中纯化出几种蛋白制成的。研究表明，虽然与这种非细胞疫苗相关的不良反应很小，但与使用全细菌制成的疫苗相比，非细胞百日咳疫苗会使机体更快地产生保护作用。

由基因工程生产的病毒蛋白也可以用作无感染性的亚单位疫苗。针对乙型肝炎病毒和人乳头瘤病毒的高效疫苗都是用这种方法制备的。因为只有一种或少数几种"合成的"病毒蛋白可用来制造**亚单位疫苗**，所以疫苗不可能引起它所要预防的病原体感染。有趣的是，乙型肝炎疫苗和人乳头瘤病毒疫苗都是**纳米颗粒疫苗**。这些纳米颗粒是在实验室通过拷贝病毒外壳蛋白，随后将其组装到空的病毒样颗粒中产生的，这些颗粒向免疫系统展示了模拟真实病毒的样子。

所有非传染性疫苗的一个潜在缺点就是，虽然它们会产生记忆辅助性 T 细胞和 B 细胞（后者可产生保护性抗体），但并不会产生记忆杀伤性 T 细胞——因为没有感染抗原提呈细胞。很多病原体（如胞外细菌）其实根本不感染人类细胞。所以在设计对抗这些微生物的疫苗时，缺乏记忆 CTL（能够杀死感染细胞）并不是个问题。此外，记忆 B 细胞产生的抗体足以抵御某些感染人类细胞的病毒。事实上，脊髓灰质炎病毒和乙型肝炎病毒都能感染人类细胞。尽管非传染性的索尔克脊髓灰质炎病毒疫苗和乙型肝炎病毒亚单位疫苗都不会产生记忆 CTL，但是这两种疫苗的效果非常好。因此，是否需要记忆 CTL 取决于特定的微生物及其生活方式。

非传染性疫苗的另一个缺点是，它们所提供的保护通常不如活性微生物接种疫苗所产生的保护持久。这就是为什么破伤风类毒素疫苗必须每 10 年"加强"一次才能有效。

### 2. 减毒疫苗

生产疫苗的另一种策略就是使用微生物的弱化形式或"减毒"形式。病毒学家注意到，在实验室中，当病毒在其非正常宿主的细胞类型中生长时，病毒有时会积累突变，从而削弱它的生物毒性。例如，脊髓灰质炎病毒通常在人类神经细胞中繁殖；为了制造脊髓灰质炎疫苗，Albert Sabin 博士在猴肾细胞中培养脊髓灰质炎病毒，这种策略导致病毒仍然具有传染性，但它们的致病性被削弱，不能在健康个体中诱发疾病。美国的绝大多数儿童接种麻疹、风疹和腮腺炎减毒疫苗。由于减毒病毒疫苗可以在宿主体内进行有限的复制，模仿自然感染，因此通常可以提供持久的免疫力。

通过动物实验，可以大致了解减毒疫苗的减毒过程是否有效。为了确认被削弱毒性的微生物可以刺激记忆细胞的产生，但不会引起疾病，就必须在人类身上进行测试——通常是志愿者，他们有感染该疾病的风险。在这方面有一个例子，当 Sabin 博士准备试验他的减毒病毒疫苗时，美国的大多数人已经接种了索尔克脊髓灰质炎疫苗。从 1955 年到 1960 年，在冷战的高峰期，Sabin 博士把他的疫苗带到俄罗斯并在那里进行测试。因为脊髓灰质炎是致命性疾病，所以俄罗斯人很高兴成为"豚鼠"，来试验美国 Sabin 博士生产的疫苗。

减毒病毒疫苗的一个重要特征就是，它们能产生记忆性杀伤 T 细胞。这是因为被削弱的病毒可以感染抗原提呈细胞，并在免疫系统有机会摧毁弱化的"入侵者"前，刺激 CTL 的产生。但是，由于减毒疫苗含有具有传染性的微生物，其存在安全问题。当接种减毒疫苗后的一段时间，个体可能会产生足以感染其他人的病毒。如果这些被感染的人是健康的，那这可能是一个优势，因为形成了"传播免疫"，可以产生免疫学家所说的群体免疫。然而，免疫系统被削弱的人（如因癌症化学治疗）可能无法抵抗减毒的病毒，毕竟疫苗中的减毒微生物并没有死亡，仍具有很弱的生物活性。故对那些免疫抑制的人而言，接种这种天然疫苗可能会产生严重的后果。

减毒病毒疫苗的另一个潜在安全问题是，在接种者的免疫系统控制住减毒病毒之前，病毒可能会发生突变，而这些突变可能会恢复病毒的毒性。虽然这种情况不太可能发生，但一些接受了萨宾疫苗接种的健康人感染了脊髓灰质炎——因为减弱的病毒发生了变异，重新获得了致病的能力。

### 3. 载体疫苗

一些新型疫苗制剂采用基因工程技术，将病原微生物中的一个（或多个）基因引入到不会致病的病毒中。这种工程病毒可以作为"特洛伊木马"，将病原微生物的基因携带到人类细胞中。其原理是，如果载体感染了疫苗接受者的抗原提呈细胞，这些细胞除了产生载体自己的蛋白，还将产生病原微生物的蛋白。所以接种载体疫苗会产生记忆杀伤性 T 细胞，帮助未来抵御真正病原体的攻击。重要的是，这种疫苗不可能引起其预防的疾病——因为这种疫苗只"携带"了病原体众多基因中的一个或几个。

载体疫苗的一个例子是针对埃博拉病毒的 ERVEBO 疫苗。这种疫苗将水疱性口炎病毒作为"载体"，将埃博拉病毒包膜糖蛋白基因携带到疫苗接种者的细胞中。强生公司的新型冠状病毒疫苗也是一种载体疫苗。在这种疫苗中，人类腺病毒携带了 SARS-CoV-2 刺突蛋白的基因。

这种方法看起来非常适合用来制备 AIDS 疫苗，并且这类疫苗目前正在接受测试。最近，在泰国进行了一项使用金丝雀痘病毒（詹纳牛痘病毒的"近亲"）作为"特洛伊木马"来携带某些 HIV-1 蛋白质基因的疫苗的试验。这个病毒载体疫苗接种的效果，随后会被给同一个个体接种含有由该载体病毒表达的同种 HIV-1 蛋白质中的一种蛋白质所制造并合成的亚单位疫苗的接种进行"增强"。该试验将接种这些疫苗的人与大约相同数量的接种安慰剂疫苗的人进行对比，随访 3 年，以确定每组中有多少人后来因危险的性行为而感染了 HIV-1。虽然作者认为该研究"显示 HIV-1 感染率显著下降，尽管幅度不大"，但数据并不十分令人信服。在研究的随访期内，56 名接种真疫苗的人感染了 HIV-1，而 76 名接种假疫苗的人感染了该病毒。这些都是非常小的数字，不足以得出有意义的结论。此外，在接种疫苗的人群中，只有 17% 的人能检测到 HIV 特异性 T 细胞。最后，当被感染的人接受检测时，接种疫苗的人和接种安慰剂的人血液中的病毒数量没有显著差异。这表明疫苗接种对受感染个体抵抗病毒感染的能力几乎没有影响——这并非大家所期望的有效疫苗。

### 4. 核酸疫苗

疫苗也可以通过将微生物的 DNA 或 RNA 片段包装在载体（如纳米颗粒）中来制备。其原理是包装的核酸可以被 APC 摄取。这些细胞可以产生由 DNA 或 RNA 编码的蛋白。因为这些蛋白是由 APC 制造的，所以它们可以被 APC 的 MHC Ⅰ类分子展示，并能激活 CTL。

该技术最著名的例子是目前用于生产针对 SARS-CoV-2（导致新型冠状病毒感染）疫苗的 mRNA 平台。我们将在第 17 讲详细讨论这种疫苗。目前尚不清楚这一策略是否有助于生产 AIDS 疫苗。

最近，一种 SARS-CoV-2 DNA 疫苗被紧急批准在印度使用。DNA 已被用于动物预防各种疾病的疫苗，但这是第一个被批准用于人类的 DNA 疫苗。DNA 疫苗至少面临两个障碍。首先，DNA（通常是质粒 DNA）必须以注射的方式进入抗原提呈细胞。印度的疫苗 ZyCov-D 使用一种无针注射装置，其中加压液体射流刺穿皮肤并递送疫苗。对这种高科技装备的要求是广泛接种 ZyCov-D 疫苗的一个缺点。其次，为了使疫苗起作用，DNA 不仅必须进入 APC，而且必须以某种方式找到通往细胞核的途径，在那里它可以转录成 mRNA。这究竟是如何发生的仍然是一个谜。时间会告诉我们 DNA 对人类接种疫苗有多有用。

## 五、有效的 AIDS 疫苗会实现吗？

大多数免疫学家认为，要使 AIDS 疫苗有效，就必须产生记忆杀伤性 T 细胞。如果确实如此，那么可以预防许多其他病原体的非传染性疫苗对 HIV-1 几乎无用。原则上，弱化的 HIV-1 可以用作产生记忆 CTL 的疫苗。然而，由于这种病毒具有极高的突变率，人们非常担心减毒形式的

HIV-1 会再次发生突变，变得致命。载体疫苗可以产生记忆杀伤性 T 细胞，而不会使疫苗接受者面临感染 AIDS 的风险，但是这种载体疫苗无法引起针对 HIV-1 的强烈的保护性免疫反应。

即使可以设计出一种产生 HIV-1 特异性 CTL 的安全疫苗，AIDS 病毒的高突变率也使其难以实现有效的保护作用。通常情况下，受感染细胞产生的每种病毒与原始感染病毒相比至少有一处突变。因此，感染 HIV-1 的人体内不仅含有"最初感染的病毒"，还含有大量略有不同的 HIV-1 毒株。另外，如果一个个体感染了另一个个体，那么这个人通常不是只被一种病毒株感染，而是被一群不同的病毒株感染。这意味着接种疫苗产生的记忆细胞可以很好地抵御用于制备疫苗的特定 HIV-1 病毒株，但对真正感染中出现的突变型病毒完全无效。事实上，在研制有效的 AIDS 疫苗的过程中，病毒迅速变异的能力可能是最难解决的问题。

尽管存在这些困难，免疫学家仍在努力研制一种可用于保护公众的 AIDS 疫苗——因为这种疫苗被视为目前控制 AIDS 病毒传播的最大希望。最近，在极少数 AIDS 患者中发现了能够中和许多不同变异 HIV-1 的抗体。如果能够研制出一种在健康人体内产生广泛性中和抗体的疫苗，那么这种"通用"疫苗可能能够防止感染——至少可以防止许多常见的 HIV-1 毒株的感染。遗憾的是，针对 HIV-1 的广泛性中和抗体通常在初次感染的数年后产生，并且是由多轮体细胞高频突变产生的，这些超变可产生"不可能的突变"，通常在抗体分子中无法看到。该发现提出了一个问题，即是否可以发明一种疫苗，无须等待广泛的体细胞高频突变发生就能产生广泛性中和抗体。然而，事实可以证明，即使存在广泛性中和抗体也是不够的，产生病毒特异性 CTL 才是防止 HIV-1 感染所必需的。

值得注意的是，HIV-1 并不是唯一没有有效疫苗的病原微生物。每年大约有 100 万人死于疟疾，但目前还没有一种疫苗被证明能够提供强有力的保护以防止这种疾病。同样，免疫学家也未能设计出一种有效的结核病疫苗。结核病导致每年 100 多万人死亡。地球上大约有 1/3 的人感染了单纯疱疹病毒，但我们还没有一种疫苗可以预防这种病毒的感染。

## 六、预防病毒相关性癌症的疫苗接种

疫苗可以预防某些类型的肿瘤。例如，慢性乙型肝炎病毒感染会导致肝癌的患病风险增加约 200 倍，大约 20% 的长期乙型肝炎病毒携带者最终会罹患该疾病。此外，乙型肝炎病毒是所有病毒中传染性最强的病毒之一：一小滴血液的转移足以将病毒从一个人体中传播到另一个人体内。幸运的是，自 1982 年以来，预防乙型肝炎病毒感染的疫苗已经在美国上市，目前的疫苗不仅适用于经常接触血液和血液制品的医护人员，也适用于儿童。这种亚单位疫苗让免疫系统对真正的乙型肝炎病毒感染有一次"预览"，使之有充足的时间来动员记忆 B 细胞并产生抗体。如果确实发生感染，已有准备的免疫系统可以迅速消灭病毒，有效预防乙型肝炎相关的肝癌。

感染某些"致癌"类型的人乳头瘤病毒（human papillomavirus，HPV）可增加罹患宫颈癌的风险。这些病毒通过性接触传播，现在已有许多妇女感染了这种病毒，使得宫颈癌已成为世界上第四大常见的妇女癌症，每年造成约 30 万人死亡。HPV 有十几种不同的类型。已开发的疫苗（Gardasil 9）可以预防 7 种最常见的宫颈癌相关 HPV 的感染。这是一种亚单位疫苗，是用构成病毒保护层的蛋白质制备的。据估计，在全世界范围内使用这种新疫苗可以预防约 90% 的宫颈癌，前提是大多数性活跃的年轻妇女可以接种疫苗。遗憾的是，许多宫颈癌病例发生在世界欠发达地区，在这些地区，通过注射疫苗进行免疫存在问题。有趣的是，Gardasil 9 疫苗还包括另外两种 HPV 类型的外壳蛋白，这两种类型的 HPV 会引发男性和女性的生殖器疣。包含这两种"额外"蛋白的意义在于，预防生殖器疣可能会鼓励男孩和成年男性接种疫苗，因为他们可能不愿意为了预防他们不会罹患的疾病（宫颈癌）而接种疫苗。HPV 也与口腔癌、头颈癌、阴茎癌和肛门癌有关，所以给男孩和女孩都接种人乳头瘤病毒疫苗是很有意义的。

## 七、疫苗佐剂

为了使疫苗模拟病原微生物的入侵，免疫系统须将疫苗视作会给机体带来危险的外来物质。这对使用减毒病毒制备的疫苗来说不是问题——因为减毒病毒自然会提供这种信号。但是对于仅由一种或几种微生物蛋白组成的疫苗，提供必要的危险信号是一个重要问题。事实上，如果向人体中注入一种外来蛋白，免疫系统通常会忽略它——因为它并不会造成危险。

由于需要危险信号，通常的做法是将疫苗与佐剂（adjuvant）（源于拉丁语，意思是"帮助"）结合起来。事实上，你接种过的大多数疫苗可能都含有氢氧化铝或"明矾"，它至少在一定程度上起到了提供重要危险信号的作用。其他更强效的佐剂现在也被批准使用。例如，用以预防带状疱疹的 Shingrix 疫苗中就含有 MPL，它就是一种佐剂，是细菌表面蛋白 LPS 的修饰版本。在这种亚单位疫苗中，实验室培养的病毒外壳蛋白提供第一个信号——对外来物质的特异性识别，而 MPL 提醒免疫系统这些病毒蛋白具有危险性。疫苗中添加佐剂能极大增强疫苗的效能，并减少疫苗接种的剂量。

> ### 回顾
>
> 疫苗接种利用了 B 细胞和 T 细胞对之前入侵集体的病原体产生记忆的能力。通过给免疫系统引入一种"安全"的微生物，疫苗接种使这些适应性强的"武器"能够在未来某个时候真正发生病毒攻击时作出迅速而有力的应答。记忆 B 细胞和辅助性 T 细胞的产生不需要抗原提呈细胞被感染。因此，产生保护性抗体的非感染性疫苗是由灭活病毒或单种病毒蛋白制成的。但是，非感染性疫苗无法使机体产生记忆杀伤性 T 细胞，它的保护作用通常不如感染性疫苗的保护作用持续时间长。
>
> 多数免疫学家认为，预防 AIDS 的疫苗必须能够产生记忆杀伤性 T 细胞。为了达到这个目的，疫苗必须感染抗原提呈细胞。减毒疫苗使用了病原微生物的弱化形式，它仍然可以感染抗原提呈细胞，但不会引发疾病。然而，疫苗是为了使普通人群免受 AIDS 感染的，疫苗本身不可以引发疾病。由于 HIV-1 具有很高的突变率，不能保证减毒后的 AIDS 病毒不会再激活。因此，减毒疫苗可能无法使人群免受 HIV-1 的感染。

另一种能诱发杀伤性T细胞记忆的疫苗制造方法是将一种或多种病原微生物的基因插入良性载体的基因组中。然后，当载体感染抗原提呈细胞时，后者就会产生病原微生物的蛋白。这些蛋白可以通过MHC I类分子展示并激活CTL。然而，迄今为止，该方法尚未生产出一种通用的AIDS疫苗。

采用DNA或RNA制备的疫苗已产出并应用于人类，mRNA疫苗已相当成功地用于预防SARS-2感染所导致的疾病。DNA疫苗的开发落后于mRNA疫苗的开发，目前仍不清楚DNA疫苗对人类疾病预防的有用程度。到目前为止，尚无用于生产AIDS疫苗的mRNA或DNA平台。

现在已有几种"抗癌"疫苗上市。这些亚单位疫苗可以降低乙型肝炎病毒或人乳头瘤病毒的感染风险。感染这些病毒会极大地增加人体患肝癌（乙型肝炎病毒）或宫颈癌（人乳头瘤病毒）的可能性。将B细胞或T细胞识别的特定抗原与佐剂结合，可以提高疫苗的效能。佐剂的重要意义在于通过激活所需的危险信号来引起免疫系统的注意。

## 已知与未知

1. mRNA疫苗是否可用于产生AIDS疫苗？
2. DNA疫苗是否具有成为某些人类疾病首选疫苗的特性？
3. 肌肉中并不富含抗原提呈细胞，为什么肌肉注射疫苗有效？

## 思考题

1. 试述产生记忆B细胞所需要的一系列事件。
2. 试述产生记忆CTL细胞所需要的一系列事件。
3. 试述灭活病毒疫苗、亚单位疫苗、减毒病毒疫苗和载体病毒疫苗的优点与缺点。
4. 生产出既安全又有效的AIDS疫苗的主要阻碍是什么？

（鲁晓勇 译，胡凡磊 审）

# 第15讲　癌症与免疫系统

> **注意！**
>
> 免疫系统在癌症生长早期阶段保护机体免受癌细胞侵害的能力有限。第一，监视癌细胞与自身免疫之间存在内在冲突。第二，癌细胞迅速突变，使其成为"移动的靶点"。第三，癌症可以创造一个"自我保护"的环境，以逃避免疫监视。

## 一、引言

在本课程中，我们将会讨论免疫系统是如何应对肿瘤的。你们可能没有学过肿瘤的相关课程，所以，我将会从讨论肿瘤细胞的一些基本特性开始。毕竟，了解敌人是非常重要的。

## 二、癌症是一个控制系统的问题

当单个细胞中的多个控制系统被毁坏时，癌症就会发生。这里有两种基本类型的控制系统：促进细胞生长（增殖）的系统和阻止"不负责任的"细胞生长的安全防护系统。如果控制得当，细胞增殖会是一件好事。毕竟，一个成年人是由数以万亿计的细胞构成的。所以，从单个受精卵到长大成人，人体必须经历大量的细胞增殖。然而，一旦人类成年以后，大多数细胞的增殖就会停止。例如，当肾增殖到完全适合大小的时候，肾细胞就会停止增殖了。此外，皮肤细胞和在我们体腔内（如肠道）排列的其他细胞几乎要不断地进行增殖，以补充由于表面上那些因为正常磨损、侵蚀而损失的细胞。所有这些细胞的增殖，从摇篮到坟墓，都必须要小心地进行控制，以确保在时间、地点及数量上的正确性。

通常情况下，细胞内的生长调控系统运转是良好的。但是，偶然情况下，这个系统中的一个环节可能会出现故障，此时，细胞就可能开始异常增殖了。当这种情况发生的时候，该细胞就已经迈出了成为肿瘤细胞的第一步。因为这些生长促进系统是由蛋白质组成的，当基因表达发生改变的时候，功能失调就会发生，这通常就是基因突变的结果。如果一种基因发生突变后会导致细胞的异常增殖，那这种基因就会被称为原癌基因。这种基因突变产生的版本就被称为癌基因。这里的重点是：当一个正常细胞的基因发生突变时，就会导致细胞不受控制地生长。

为了防止促进细胞增殖的控制系统发生故障，人体细胞配备了内部的保障系统。这些保护措施通常有两种类型：帮助防止突变的系统和一旦发生突变时就能够处理突变的系统。细胞有许多不同的修复系统可以修复受损的 DNA，有助于防止突变的发生。这些 DNA 修复系统特别重要，因为机体中所有细胞的 DNA 都在不断地发生突变。事实上，据估计我们每个细胞平均每天都会遭受 2.5 万次突变事件。幸运的是，修复系统会不停地进行工作，如果 DNA 的损伤相对较轻，作为"维护"修复计划的一部分，它们的损伤可以被立即修复。

然后，有的时候，修复系统可能会错过一个突变，特别是在有许多突变发生而修复系统不堪重负的时候。当这种情况发生时，另一个保护系统——一个监测未修复突变的系统就会发挥作用。如果突变范围不大，那这个保护系统就会阻止细胞的增殖，给修复系统足够的时间来完成它们的工作。然而，如果损伤非常严重，那么，保护系统就将会触发细胞的自杀，消除其成为肿瘤细胞的可能性。这种保护系统的重要组成部分之一是一种叫作 p53 的蛋白质。像 p53 这样的蛋白质，有助于抑制细胞失控生长，它们被称为肿瘤抑制蛋白，编码它们的基因被称为抗癌基因或肿瘤抑制基因。在大多数人类的肿瘤中，都已经发现了 p53 的突变，科学家们已经创造出了 p53 基因突变的小鼠。与很少罹患癌症的正常小鼠相比，缺乏功能性 p53 蛋白的小鼠通常会在出生后 7 个月内就死于癌症。所以，如果要求你放弃一个基因的话，千万不要选择 p53！

值得一提的是，每个正常细胞都同时具有原癌基因和抗癌基因。当原癌基因发生突变的时候，会导致细胞发生不恰当的增殖；而此时抑癌基因也发生了突变，会导致细胞无法纠正原癌基因"出错"，情况就会变得危险了。事实上，当多个控制系统，包括生长促进系统和保障系统，在一个细胞内被同时破坏的时候，癌症就会发生。据估计，最常见的情况下，产生癌症需要 4～7 个这样的基因突变。这就是为什么癌症是一种通常发生在晚年的疾病：它一般需要很长时间以积累多种突变，从而异常地激活生长促进系统并使保障系统发生失效。

影响生长促进系统和保障系统的突变，可以以任何形式发生。但是，有一种特别阴险的突变类型是基因变异，它破坏了修复突变 DNA 所涉及的保护系统。当这种情况发生的时候，细胞中的基因突变率可能会飙升起来，会使细胞更有可能积累起来能够将其转变为肿瘤细胞所需的多重突变。这种类型的"突变加速"缺陷，存在于大多数（也许是所有）的肿瘤细胞中。事实上，肿瘤细胞的标志之一就是基因的不稳定性，细胞的基因会不断地发生变异。

## 三、癌细胞的分类

癌细胞可以分为两大类：非血细胞来源肿瘤（通常也称为"实体瘤"）和血细胞来源肿瘤。实体瘤根据产生的细胞类型可以进一步进行分类。癌症是人类最常见的肿瘤，包括上皮细胞癌、肺癌、乳腺癌、结肠癌和宫颈癌等。这些癌症通常可以通过转移到重要器官而导致患者死亡，它们会在那里生长并挤压器官，直到器官不能正常工作。人类也会患上结缔组织或结构性组织来源的肿瘤，尽管与癌症相比，这些"肉瘤"相对是较少见的。也许，在肉瘤中最著名的例子，就是骨癌（骨肉瘤）了。

血细胞来源的肿瘤是人类另一种肿瘤，其中，最常见的就是白血病和淋巴瘤。造血干细胞的后代在正常情况下应该会分化成熟为淋巴细胞或者髓系细胞（如中性粒细胞），但当它们停止成熟并继续增殖时，就会出现血细胞来源的肿瘤。实际上，这些血细胞会"拒绝"成长，这就是问题所在。在白血病患者体内，未成熟的细胞充满了骨髓，并阻止其他血细胞的成熟。因此，患者往往会死于贫血（由于缺乏红细胞）或者感染（由于缺乏免疫细胞）。在淋巴瘤中，未成熟的细胞会在淋巴结和其他次级淋巴器官中形成巨大的"细胞簇"，细胞簇在某些方面类似于实体瘤。淋巴瘤患者通常会死于感染或者器官功能障碍。

人类癌症还有另外一种分类方法：自发性癌症和病毒相关性癌症。大多数人类肿瘤都是"自发性的"，当一个细胞恰好积累了一系列的基因突变时，它可以获得癌细胞的特性，于是癌症就会发生。这些突变可能是由于细胞DNA复制到子代细胞的时候所产生的错误，也可能是由于受到了致突变性化合物（致癌物）的影响。这些诱变剂可能是正常细胞代谢的副产品，也可能存在于我们呼吸的空气和吃的食物中。突变也可能是由于辐射（包括紫外线）后DNA片段组装（指基因重排）发生的错误所引起的B细胞和T细胞受体变异。在我们的一生中，这些突变是"自然"发生的，但是有一些因素可以加快突变发生的速度，如吸烟、高脂肪饮食、生活在高海拔地区导致辐射暴露增加、在钚加工厂里工作等。

一些病毒产生的蛋白质可以干扰生长促进和保护系统的正常功能。感染这些特殊的肿瘤相关病毒，可能会减少正常细胞转变成为癌细胞时所需要的突变基因的数量。因此，肿瘤相关病毒的感染可能是促进癌症发生的因素。例如，所有的人类宫颈癌都伴随人乳头瘤病毒的感染。这种性传播病毒可以感染子宫颈细胞，并在这些细胞中表达出病毒蛋白质，使两个保护系统同时失效，其中也包括p53提供的保护系统。同样地，乙型肝炎病毒可以通过慢性感染肝细胞，使p53功能失活，从而成为一个肝癌的加速因子。

病毒相关性癌症的一个核心特征是：尽管只有一小部分感染者最终会发展为癌症，但在这些患者的肿瘤组织中，通常能检测到相关病毒或病毒基因的持续存在。例如，仅有不到1%的女性在感染了生殖器人乳头瘤病毒后会发展为宫颈癌，但是超过90%的宫颈癌患者体内都可检测到人乳头瘤病毒基因。原因当然是，病毒本身并不能导致癌症，而它们只是加速了引发癌症的基因突变累积过程。大约1/5的人类癌症都有病毒感染作为加速因子。

## 四、癌症的免疫监视

从这一讲的介绍中，我们应该清楚地看到，在细胞内部存在着强大的防范机制（如肿瘤抑制蛋白），可以有效地应对大多数想要成为肿瘤细胞的细胞。但是，一个健康人的免疫系统是否能够对可能形成肿瘤的癌细胞进行重要的抗肿瘤免疫预防呢？为了回答这个问题，让我们来看看各种免疫细胞在肿瘤监测中可能扮演的角色吧。记住，它们能提供有效的监视能力可能主要是由肿瘤的类型决定的。

## 1. 细胞毒性 T 细胞和自发性肿瘤

大多数人类癌症都是非血细胞来源的自发性肿瘤。有学者提出，CTL 可能会对这些实体瘤提供免疫监视，以防止它们的形成。让我们来评估一下这种可能性吧。

（1）激活问题

想象一下，一个长期重度吸烟者，烟草中的致癌物质会持续损伤肺部细胞的 DNA。最终，某些细胞中可能累积足够多的关键基因突变，使其中一个细胞获得不受控增殖的能力，从而发生恶性转化，成为癌细胞的起源。记住，只需要一个坏细胞就能够发生癌变。让我们假设，因为这些突变，这个细胞表达的抗原可以被 CTL 识别为异物。现在，让我问你一个问题吧：当肿瘤开始在他的肺部生长时，这个人的初始 T 细胞在哪里？没错，它们正在血液、淋巴液和次级淋巴器官中进行着循环。它们会离开这种循环模式进入肺组织吗？不会，它们直到被激活以后才会。

所以现在，就免疫监视方面，我们遇到了"交通问题"。为了使自身耐受发挥作用，初始 T 细胞是不允许进入组织的，在那里，它们可能会遇到在其耐受性被诱导期间胸腺中不存在的自身抗原。因此，初始 T 细胞不太可能看到在肺部表达的肿瘤抗原——因为它们根本就不会去那里。我们现在面临的是一个严重的矛盾问题，一方面是需要保持对自身的耐受性（避免发生自身免疫病），另一方面则是需要对组织中出现和生长的肿瘤（大多数肿瘤都是这样的）进行监视。而通常情况下，耐受者就会成为赢家。

有时候，初始 T 细胞的确会违反交通规则，进入到组织中。所以，你可以想象：这种冒险也可以给一些 T 细胞带来一个机会，去观察一下肺里可能生长的肿瘤，并且被其激活。不过，等一下！T 细胞的激活需要什么呢？CTL 必须识别细胞内产生的抗原，而这些抗原必须要由细胞表面的 MHC Ⅰ类分子进行提呈。这就意味着，癌细胞本身必须进行抗原的提呈。到目前为止，一切顺利。然而，CTL 还需要来自提供抗原的细胞的共刺激信号。这种肺癌细胞会提供这种共刺激信号吗？我不这么认为！毕竟，它不是一个专职性抗原提呈细胞，它只是一个普通的肺细胞，肺细胞通常并不会表达像 B7 这样的共刺激分子。因此，如果一个初始 CTL 违反了交通规则进入肺部，并通过 MHC Ⅰ类分子在癌细胞上的提呈作用，识别出其展示的肿瘤抗原，那么 CTL 最有可能发生失能或被杀死，因为癌细胞并不会提供 CTL 生存所需的共刺激信号。

我们再次看到了自身耐受与肿瘤监测之间的冲突。建立特异性识别加共刺激信号的"双重活化"系统和使组织中识别自身抗原但未获得适当共刺激的 T 细胞发生失能或者被杀死，以防止自身免疫的发生。不幸的是，同时需要的两个开关系统，会使 CTL 很难被组织中产生的肿瘤细胞激活。因此，底线是 CTL 将不得不执行"非自然行为"，才能够被组织中开始生长的肿瘤细胞激活：它将不得不违反"交通规则"，并以某种方式避免失活或被杀死。当然，这种情况是有可能发生的，但是，与 CTL 的正常激活（如病毒感染）时相比，这种情况是非常低效的。

你可能会问，"为什么在进化过程中，人体会如此重视避免自身免疫病，以至于免疫系统抵御肿瘤的能力会受到损害呢？"值得注意的是，我们的免疫系统是进化出来保护人类的，直到其过了"繁殖年龄"。自身免疫病对于年轻人来说是毁灭性的，但癌症通常只是一种影响人们晚年生活的疾病。因此，保护育龄人类的进化压力，导致了免疫系统会牺牲对抗癌症的强大抵抗力，更倾向于对抗自身免疫病的发生。

（2）基因突变的问题

交通问题的一个可能解决方案是，肿瘤细胞从肿瘤的原发部位转移到淋巴结，在那里 T 细胞就可以被激活了。然而，当这种情况发生的时候，原发肿瘤可能就已经变得相当大了。即使是重量只有约 0.014 kg 的肿瘤也会含有超过 100 亿个癌细胞——比我们地球上的人口总数还多！这就给免疫监视带来一个重大的问题，因为癌细胞通常会发生疯狂的突变，而且会有如此多的细胞发生突变，其中的一些突变可能会阻止免疫系统对肿瘤抗原的识别或者提呈。例如，编码肿瘤抗原本身的基因可能发生突变，使肿瘤抗原不再能被激活的 CTL 识别，或者不再适合被 MHC 分子的结合槽提呈。另外，编码 TAP 转运蛋白的基因也可以在肿瘤中发生突变，结果就是，肿瘤抗原不能够有效地被运输进而被装载到 MHC Ⅰ 类分子上了。同时肿瘤细胞也可以发生突变，从而使它们自己停止产生出能被 CTL 限制性识别的特定的 MHC 分子。这种情况是会经常发生的：在大约 15% 已经检测过的肿瘤中，至少有一种会发生 MHC 分子的不表达。实际上，肿瘤细胞的高突变率正是其相对于免疫系统的最大优势，这通常使它们得以逃逸 CTL 的免疫监视。

（3）癌细胞的反击

肿瘤特异性 CTL 在监视实体肿瘤方面，还必须面对另一个难题：癌细胞的反击。一旦实体瘤形成，肿瘤细胞就可以开始改变肿瘤微环境了，这会使免疫细胞更难进行工作。在第 8 讲中，我提到了一种抑制性受体 PD-1，它存在于活化的 T 细胞表面。这种检查点蛋白的天然功能就是抑制 CTL，使免疫应答不必变得过度亢奋。然而，许多类型的癌细胞也会表达这些免疫抑制蛋白的配体，并且可以与 T 细胞上的 PD-1 进行结合从而损害其功能。结果就是，生长中的肿瘤能够"屏蔽"自身免受肿瘤特异性 CTL 的杀伤作用。

许多肿瘤也会表达高水平的吲哚胺 2,3- 双加氧酶。这种酶能够催化必需氨基酸色氨酸的代谢，从而导致色氨酸从肿瘤环境中快速消耗。当 CTL 缺少色氨酸时，它们就会停止增殖，发生失能。一些肿瘤产生的前列腺素 E2，会降低 NK 细胞功能，使 NK 细胞不能破坏肿瘤中缺乏 MHC Ⅰ 类分子或受应激的细胞。此外，肿瘤细胞还可以影响其附近的辅助性 T 细胞，使其成为调节性 T 细胞。目前尚不清楚这是如何完成的，但是，由此产生的 iTreg 能够分泌 TGF-β 和 IL-10，从而创造出一个免疫抑制环境，降低 CTL 的功能。

我的结论是，当细胞刚刚发生癌变时，CTL 对实体瘤的预防监视功能是很有限的——因为在疾病早期，激活 CTL 非常困难。之后，当肿瘤变大时，CTL 才可能会被激活。然而，在这个晚期的阶段，CTL 在根除肿瘤方面是相对无效的。癌细胞的高突变率有助于它们逃避免疫监视，而肿瘤会创造出一个免疫抑制的环境，从而降低肿瘤特异性 CTL 的有效性。因此，即使 CTL 被激活，针对实体瘤的 CTL 监视也通常是"太少，太晚了"。

### 2. 细胞毒性 T 细胞和癌变的血细胞

CTL 可能不能对非血细胞来源的自发性肿瘤提供严格的监控，特别是当它们刚刚发生的时候。这真是糟透了，因为这些癌症组成了人类肿瘤中的大部分。但是，像白血病和淋巴瘤这样的血细胞来源的肿瘤呢？也许 CTL 时刻在对其进行监视。毕竟，免疫抑制的人的确比免疫系统健全的人罹患白血病和淋巴瘤的概率要高。这表明，免疫系统看待组织和器官中的肿瘤的方式与看待癌变的血细胞的方式，可能是有本质的差异。让我们来看看这些差异可能会是什么。

CTL 在监视组织中出现的肿瘤方面，存在的一个问题是，这些肿瘤并不是在初始 T 细胞的正常运输模式下能够遇到的——很难想象 CTL 是如何被它看不见的癌细胞激活的。相反，大多数血细胞来源肿瘤会在血液、淋巴和次级淋巴器官中出现，这对于初始 CTL 的监视是比较理想的，因为它们可以时刻监视着这些地方。因此，对血细胞来源肿瘤而言，肿瘤细胞和初始 T 细胞的交通模式实际上是相互交叉的。此外，与组织中的肿瘤细胞通常不能提供激活初始 T 细胞所需要的共刺激信号相反，一些癌变的血细胞实际上会表达出高水平的 B7 分子，因此，能够提供必需的共刺激信号。

实体瘤在其周围创造了一个免疫抑制环境，这使得肿瘤特异性 CTL 很难发挥作用。血细胞来源性肿瘤不会形成这样的屏障，因此它们可能更容易被 CTL 破坏。此外，平均而言，血细胞癌变的基因突变数目比实体瘤要少。出于这个原因，免疫系统可能更容易处理血细胞癌，因为其"逃逸突变"的可能性会比高度突变的实体瘤更小。

血细胞来源肿瘤的这些特征表明，CTL 可以发挥对其中一些癌症的监视功能。遗憾的是，这种监视肯定是不完善的，因为免疫系统健全的人仍然有可能患上白血病和淋巴瘤。

### 3. 细胞毒性 T 细胞和病毒相关性癌症

某些病毒感染，会使一个人更容易罹患特定类型的癌症。因为 CTL 善于防御病毒的感染，所以，我们很容易想到，CTL 可能会发挥对病毒相关肿瘤的监视功能。遗憾的是，这种监视功能可能是十分有限的。下面就先解释一下这是为什么。

大多数病毒会引起"急性"感染，此时免疫系统会非常迅速地清除绝大多数受感染的细胞。因此，只引起急性感染的病毒，在癌症中不会起作用——因为死亡的细胞是不会产生肿瘤的。这就解释了为什么大多数病毒感染与人类癌症无关。

然而，也存在一些能够逃避免疫系统、引起长期（有时是终身）感染的病毒（如乙型肝炎病毒和人乳头瘤病毒）。事实上，所有已被证实参与诱发癌症的病毒，都能够在感染期间建立慢性感染状态，从而"躲避免疫系统的识别"。当这些受感染细胞处于隐匿状态时，CTL 无法将其摧毁；而恰恰是这些隐匿的细胞最终可能癌变。因此可以说，CTL 无法对病毒相关癌症提供有效的免疫监视。

当然，你可能会提出，如果没有 CTL，那么在病毒攻击期间就会有更多的细胞被感染，从而增加了病毒得以建立长期隐匿感染的细胞数量，这可能是真的。事实上，这可能会有助于解释，为什么免疫系统缺陷的人会比正常人更容易罹患病毒相关性肿瘤。然而，归根到底，一旦受感染细胞发生癌变，CTL便不能对其进行有效的监视，因为这些癌症仅由长期的病毒感染引起，而CTL无法监视也无法处理这种长期感染。

## 五、巨噬细胞和NK细胞介导的免疫监视

巨噬细胞和NK细胞会提供针对某些癌症的免疫监视。过度活化的巨噬细胞可以分泌并在其表面表达肿瘤坏死因子（tumor necrosis factor，TNF），TNF的任何形式都可以杀死试管中的某些特定类型的肿瘤细胞。这就引出了一个重要观点：在试管中发生的事情，并不总是能在动物身上发生。例如，有些小鼠的恶性肿瘤在试管中非常难以被杀死。相反，当同样的肿瘤发生在小鼠身上时，TNF很快就把肿瘤摧毁了。这一研究现象表明，当肿瘤在动物体内时，TNF能够杀死它的原因是：这种细胞因子事实上攻击了肿瘤的供给血管，切断了血液供应，导致肿瘤细胞最后被"饿死"。这种类型的死亡被称为坏死，正是基于这种现象，科学家将这种细胞因子命名为"肿瘤坏死因子"。

在人类中，有一些治疗癌症的例子，比如激活的巨噬细胞可能在抑制肿瘤中起重要作用。治疗方法之一是向肿瘤中注射卡介苗（Bacille Calmette-Guérin，BCG），一种引起肺结核的细菌的近亲。卡介苗能超活化巨噬细胞，当卡介苗被直接注入一个肿瘤（如黑色素瘤）时，充满肿瘤的超活化巨噬细胞就能摧毁肿瘤细胞。事实上，治疗膀胱癌的方法之一就是向其中注入卡介苗。这是一种能快速杀死肿瘤的治疗方法，其可能的机制是通过超活化的巨噬细胞发挥作用。

但巨噬细胞如何区分正常细胞和肿瘤细胞呢？这个问题的答案尚不确定，但有证据表明，巨噬细胞能识别肿瘤细胞表面的异常分子。脾中的巨噬细胞的一项职责是检测血细胞是否损坏或衰老。巨噬细胞利用它们的"感觉"来确定哪些红细胞已经过了其生长的全盛期。当它们找到一个衰老的红细胞时，就会把这个细胞吞噬掉。能让巨噬细胞"感觉"到的是一种叫作磷脂酰丝氨酸的脂肪分子。这种特殊的脂肪分子通常存在于年轻的红细胞内部，当细胞衰老时，这种脂肪分子就会被转运到细胞外面。像衰老的红细胞一样，肿瘤细胞也具有异常的表面分子。事实上，有些肿瘤细胞可以提呈磷脂酰丝氨酸分子到其细胞表面。有学者认为，肿瘤细胞表面分子的异常表达也许能帮助激活的巨噬细胞区分癌细胞和正常细胞。

NK细胞瞄准了那些MHC Ⅰ类分子低水平表达的细胞和那些展示罕见表面分子（如一些能表明靶细胞"应激"的蛋白质）的细胞。在试管中，NK细胞可以摧毁一些肿瘤细胞。此外，有证据表明NK细胞可以在体内杀死癌细胞。当然，让巨噬细胞和NK细胞对有癌变倾向的细胞进行监视有很多优势。不像CTL需要1周或更长时间才能启动，巨噬细胞和NK细胞的动作会快得多。这是一个重要的考虑因素，因为异常细胞增殖的时间越长，它们突变并呈现出转移性癌细胞特征的可能性就越大。此外，一旦癌细胞体积变大，免疫系统将会更难处理掉它们。所以，用于防御潜在癌细胞的"武器"，最好可以一旦发现异常变化，就立刻将其处理掉。

这种抗肿瘤"武器"最好可以多瞄准几个目标，因为单个目标（比如杀伤性T细胞识别MHC-

肽结合体）可能会发生突变，从而导致其不能再被识别。NK 细胞和巨噬细胞能识别多种目标结构，所以它们被单个突变"欺骗"的机会很小。此外，巨噬细胞位于大多数肿瘤发生的组织中，所以它们可以在早期阶段阻止这些肿瘤的扩散。免疫监视就像开发房地产一样，位置至关重要。

然而，巨噬细胞和 NK 细胞在癌症监视中还有许多问题。在能够杀死癌细胞之前，巨噬细胞需要被超活化。这就是 BCG 治疗所做的：它们通过引起炎症来活化巨噬细胞。所以当炎症部位出现潜在癌细胞时，巨噬细胞已经被超活化。但如果此处没有炎症反应发生，巨噬细胞可能还处在静息状态，便会忽略癌细胞的存在。与大部分组织中发现的巨噬细胞不同，NK 细胞存在于血液中。就像中性粒细胞一样，NK 细胞也属于"随时待命"的细胞。而负责召集 NK 细胞的是激活的巨噬细胞和对入侵进行应答的树突状细胞（dendritic cell，DC）。所以，如果组织中没有发生炎症，大部分 NK 细胞会一直在血液中循环。

随着生长，肿瘤会渐渐变大，直到邻近的血管无法为其提供继续生长所需的营养物质和氧气，一些癌细胞便开始死亡。癌细胞死亡的另一个原因是积累了能使其致死的突变。结果，在肿瘤生长的后期，濒临死亡的癌细胞可能为巨噬细胞的激活提供信号，接下来巨噬细胞就会将血液中 NK 细胞招募过来。因此，在这一点上，至少在某些肿瘤细胞中，巨噬细胞和 NK 细胞会扮演终结者的角色。此外，因为 NK 细胞在执行杀伤时不需要被激活，所以在血液中循环的 NK 细胞可能会摧毁血细胞癌或者杀死那些从原发性肿瘤转移来的癌细胞。

## 回顾

尽管可以肯定的是，人类细胞具有内在的保护措施来防御癌变，但目前尚不清楚免疫系统在保护我们免受这种可怕疾病的侵害方面发挥什么作用。NK 细胞和巨噬细胞可以识别并杀死一些肿瘤细胞（表面有异常分子的肿瘤细胞），而 NK 细胞可以靶向 MHC Ⅰ类分子表达下调的癌细胞。NK 细胞还可以降低肿瘤转移的概率，或在原发性肿瘤形成后减缓转移进程。因此，巨噬细胞和 NK 细胞可能对某些类型的癌症起作用。

遗憾的是，CTL 对大多数人类实体瘤无法提供有效的监视，原因有以下几点：①激活问题：人体内有许多保障措施可以使人类免受自身免疫攻击，这些保障措施使得癌症特异性 CTL 很难被激活——尤其是在肿瘤发展的早期阶段。初始 T 细胞在血液/淋巴系统中循环，并在次级淋巴器官中被激活。因此，初始 T 细胞的正常运输模式使得它们无法与组织中的癌细胞接触。②共刺激信号缺失：大多数癌细胞无法提供激活 CTL 所需的共刺激分子，因此即使初始 T 细胞与组织中的肿瘤细胞"偶然相遇"，也不太可能被激活。

CTL 监视癌症的另一障碍在于癌细胞的高突变性使其成为"移动靶标"。即使 CTL 被激活，使其可以攻击肿瘤中的某些细胞，但很可能肿瘤内的其他癌细胞已经发生突变，导致 CTL 无法识别。最后，实体瘤可以在它们周围产生免疫抑制环境，使 CTL 对这些肿瘤无效。

与实体瘤相比，CTL 更有可能对血细胞癌进行一些监视，主要原因有以下几点。初始 T 细胞的循环模式会使它们有机会与血细胞癌接触；一些癌性血细胞表达 B7 等共刺激分子；癌性血细胞的突变率通常低于实体瘤中的细胞；血细胞癌无法产生免疫抑制环境来隐藏自己。

CTL 也不太可能对病毒相关性癌症进行严密监视。这些癌症发生在病毒已经建立"隐匿性"感染的细胞中，CTL 无法检测到。因此，癌细胞被病毒感染导致其不会成为病毒特异性 CTL 破坏的目标。

## 已知与未知

1. 一些癌症患者体内可以检测到肿瘤特异性 CTL，这些 CTL 是如何被激活的？
2. 免疫系统是否对从原发肿瘤转移并定居在身体其他部位的癌细胞提供有意义的监视？
3. 实体瘤周围的微环境如何影响 T 细胞，使其变成 iTreg？

## 思考题

1. 解释癌症的免疫监视与自身免疫耐受之间的矛盾。
2. 讨论为什么适应性免疫系统可以对血细胞癌提供一些监视，但通常对实体瘤无效。
3. 为什么巨噬细胞和 NK 细胞只有在特殊情况下才会破坏癌细胞？
4. 针对肿瘤病毒的疫苗可以帮助预防病毒相关性癌症。推测哪些障碍可能会使免疫学家难以制造出预防其他形式癌症的疫苗？

（杜燕　译，胡凡磊　审）

# 第16讲　免疫治疗

> **注意！**
>
> 实验室制备的抗体被用于疾病的治疗。治疗性抗体中，一部分通过结合细胞因子或生长因子，阻断这些蛋白的信号转导，另一些则标记细胞以便其被摧毁。治疗性抗体还可阻断检查点蛋白，从而帮助 T 细胞更有效地对抗癌症。此外，从患者体内提取的 T 细胞经过改造后重新输回体内可用于癌症治疗。

## 一、引言

目前，采用免疫疗法治疗自身免疫病和癌症等人类疾病引起了极大的关注。在本课程中，我将讨论一些正在尝试的免疫疗法，其中有些已经取得了巨大成功。你将会发现，这些免疫疗法都基于对免疫系统如何正常运转以保护我们免受疾病侵害的理解。

## 二、单克隆抗体免疫疗法

抗体具有一些非常有利于免疫系统的特性。例如，抗体可以紧密结合特定的靶标，并能引导免疫系统摧毁该靶标。这些特性使得抗体在治疗疾病时具有潜在价值。然而，存在一个问题：尽管浆细胞能够大量产生抗体，但它的生命周期非常短暂，通常只有几天。因此，要将抗体作为"药物"发挥实际作用，必须研发一种方法来延长浆细胞的寿命。

两位科学家——George Köhler 和 Cesar Milstein 意识到，许多癌变的血细胞是"永生的"：它们可以在实验室中几乎无限期地生长。他们假设，如果能够将一种不产生抗体的癌性 B 细胞与一种正在产生目标抗体的 B 细胞融合，或许可以创造出一种杂交细胞——杂交瘤（图 16-1）。理想情况下，这种杂交细胞能够结合两种"亲本"细胞的最佳特性：既能大量生产所需抗体，又能在实验室中无限制地培养，从而成为一个"抗体工厂"。虽然这一想法听起来像科幻小说，但他们的实验成功了！的确，由于这一重大发现，Köhler 和 Milstein 获得了诺贝尔奖。由于杂交瘤技术产生的是仅生产单一抗体的永生细胞克隆，这些抗体被称为"单克隆抗体"。

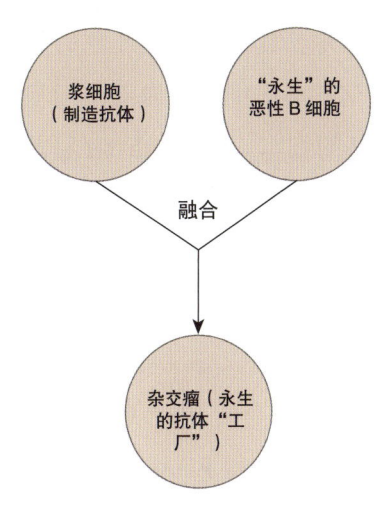

图 16-1 杂交瘤的产生过程

目前，约一半的临床试验药物是单克隆抗体，并且有多种单克隆抗体已经被美国食品药品监督管理局（Food and Drug Administration，FDA）批准用于免疫疗法。治疗性单克隆抗体在广告中常被称为"生物制剂"。

### 1. 单克隆抗体治疗自身免疫病

一些治疗性单克隆抗体被设计为可以与特定蛋白质结合，阻止它们发挥功能。例如，类风湿关节炎的炎症反应主要与巨噬细胞产生的 TNF 相关，巨噬细胞在自身反应性辅助性 T 细胞的指导下浸润至关节。单克隆抗体，如 Humira［阿达木单抗（adalimumab）］，可以通过与 TNF 或其受体结合来阻断 TNF 的作用。TNF 拮抗剂（单克隆抗体）在减少关节炎症状方面非常有效，如今已成为全球最受欢迎的药物，年销售额超过 250 亿美元。这类抗体通常通过皮下注射的方式给药，每两周 1 次。尽管 TNF 拮抗剂效果显著，但必须牢记，TNF 是一种在免疫防御中起着重要作用的细胞因子，抑制其作用可能使患者易受感染。你一定在这些药物的电视广告中听到过长长的免责声明！

斑块型银屑病是另一种正在使用单克隆抗体治疗的自身免疫病。该病的罪魁祸首是细胞因子 IL-17，它会导致皮肤细胞（角质形成细胞）在不应增生时异常增生。这种不正常的增生会导致病变的皮肤区域（斑块）增厚并出现鳞屑，这是该疾病的典型特征。通过阻断 IL-17 与角质形成细胞上受体的相互作用，单克隆抗体如 Cosentyx［司库奇尤单抗（secukinumab）］在治疗中度至重度斑块型银屑病方面非常有效。然而，IL-17 的正常功能之一是帮助抵抗真菌感染（如白念珠菌感染）。因此，使用 IL-17 拮抗剂治疗的患者感染酵母菌的风险会增加。

单克隆抗体也被用于消除导致疾病的免疫细胞。Campath-1H［阿伦珠单抗（alemtuzumab）］是一种单克隆抗体，它可以与 CD52 结合。CD52 是一种抗原，主要表达于 B 细胞、T 细胞和单核细胞表面，其他细胞类型的表面则不存在。当 Campath-1H 与 CD52 结合时，它可以通过激活补体系统（并压制细胞的抗补体防御机制）或通过抗体依赖细胞介导的细胞毒作用（antibody-dependent cell-mediated cytotoxicity，ADCC）来触发目标细胞的破坏。在 ADCC 过程中，单克隆抗体识别目标细胞，而吞噬细胞执行杀伤作用。值得注意的是，尽管这种单克隆抗体可以消除 B 细胞和 T 细胞，但它不会破坏产生这些淋巴细胞的血液干细胞。因此，在免疫疗法结束后，新的 B 细胞和 T 细胞生成，以替代被破坏的细胞。Campath-1H 目前用于治疗多发性硬化，这是一种由自身反应性 T 细胞介导的自身免疫病。

Köhler 和 Milstein 首创的单克隆抗体是通过融合两种小鼠细胞制成的，所以它们产生的是小鼠抗体。因此，这些抗体可能会被人体免疫系统识别为外来物质并被摧毁，从而限制其在患者体内的生存时间。为了避免这一潜在问题，可以通过基因工程技术将编码抗体分子的外源 DNA 序列大部分或全部替换为相应的人类序列。这样一来，患者的免疫系统会对这些"人源化"的单克隆抗体产生耐受性。Campath-1H 是第一个获得 FDA 批准的人源化抗体。

### 2. 单克隆抗体治疗癌症

单克隆抗体被用于治疗多种类型的癌症。利妥昔单抗（rituximab）是一种单克隆抗体，它能够结合 B 细胞表面的一种蛋白质——CD20，并通过 ADCC 标记这些细胞来进行清除。利妥昔单抗是 FDA 批准的首个用于癌症治疗的单克隆抗体，且在治疗非霍奇金淋巴瘤（non-Hodgkin lymphoma，NHL）（一种由 B 细胞突变导致的血液癌症）方面取得了显著成效。CD20 在未成熟的 B 细胞（如 NHL 细胞）表面表达，但在具有补充血液系统功能的造血干细胞表面未被发现。此外，CD20 在已经成熟并产生抗体的 B 细胞表面不表达。这里的理念是，利妥昔单抗将结合表达 CD20 的淋巴瘤细胞，标记它们以便清除，同时保护血液干细胞和长寿浆细胞。这些细胞会由于先前的感染或疫苗接种而产生保护性抗体。

大约 25% 的转移性乳腺癌患者的肿瘤会产生大量的生长因子受体 HER-2。当这种表面受体与生长因子蛋白结合时，会促使癌细胞增殖。单克隆抗体 Herceptin［曲妥珠单抗（trastuzumab）］能够结合 HER-2 受体，"遮挡"它，阻止其接收促使增殖的信号。因此，对于那些乳腺癌过度表达 HER-2 的患者，这种免疫治疗能够通过减缓转移瘤的生长而延长患者的生存期。

在第 8 讲中，我们讨论了两种检查点蛋白 CTLA-4 和 PD-1，它们出现在激活的 T 细胞表面，起到抑制 T 细胞过度活跃的作用。经历多轮激活和增殖的 T 细胞会在表面表达越来越多的 CTLA-4。这种检查点蛋白与活化受体 CD28 竞争 B7（在活化的树突状细胞上表达）的结合，并使 T 细胞在次级淋巴器官中更难被重新激活。这可以增强肿瘤特异性 T 细胞的能力，使其数量增加到足以摧毁肿瘤的程度。

此外，PD-1 的结合并不干扰 T 细胞的激活，而是抑制 T 细胞的效应功能（如杀伤靶细胞的能力）以及它们的增殖能力。事实上，PD-1 的正常功能似乎是抑制免疫反应，减少 T 细胞在感染清除后继续发挥作用可能带来的组织损伤。肿瘤细胞通常会表达 PD-L1，它是 PD-1 的配体，并且肿瘤微环境中的其他细胞也可以在细胞因子如 IFN-γ（由肿瘤相关炎症引起）的作用下被诱导表达 PD-L1。通过表达或诱导 PD-L1 的表达，实体肿瘤能够"保护自己"，通过创建一个对 T 细胞不利的局部环境，避免被 T 细胞摧毁。

免疫学家推测，如果癌症患者确实拥有能够靶向肿瘤的T细胞，那么这些细胞可能会被这两种检查点蛋白中的一种或两种抑制。如果情况属实，用单克隆抗体治疗患者，阻断T细胞上的检查点蛋白与其配体之间的相互作用，就有可能"重振"抗肿瘤免疫反应。首批上市的检查点抑制剂之一是一种名为伊匹木单抗（ipilimumab）的单克隆抗体。该抗体可以结合T细胞表面的CTLA-4，阻止这个检查点蛋白吸附APC上有限数量的B7蛋白。这种检查点阻断方法在治疗转移性黑色素瘤方面效果显著，并延长了一些患者的生存期。然而，CTLA-4的正常功能之一是通过使被大量自身抗原长期刺激的自身反应性T细胞难以重新激活来抵抗自身免疫。因此，单克隆抗体阻断CTLA-4可导致严重的不良反应，如结肠炎和肝脏炎症，这些情况通常与自身免疫病相关。

最近，已经研制出了可以结合T细胞上的PD-1或PD-L1并阻断这两种蛋白质相互作用的单克隆抗体。与CTLA-4抑制剂相比，PD-1抑制剂引起的自身免疫性不良反应似乎不那么严重，PD-1抑制剂已被用于治疗大约12种不同的癌症，反应率从15%到90%不等。被成功治疗的癌症类型包括霍奇金淋巴瘤、晚期黑色素瘤和肺癌。在反应率仅约15%的膀胱癌中，未接受治疗的患者通常存活时间不到1年；通过阻断PD-1/PD-L1相互作用的单克隆抗体治疗，一些患者的生存期已延长至3年以上。最知名的PD-1阻断治疗患者可能是Jimmy Carter。2015年，Carter总统被诊断出患有恶性黑色素瘤，并已转移至大脑和肝脏，预计其寿命仅剩几个月。他接受了放射治疗、化学治疗和PD-1抑制剂的联合治疗，目前已存活超过6年。

需要注意的是，检查点阻断疗法仅在患者的免疫系统已经生成了抗肿瘤T细胞的情况下才起作用。这些抗肿瘤T细胞的数量不足或功能不佳，会导致其效力受限。尽管检查点阻断在某些癌症治疗中有效，但在大多数人类肿瘤中未发现肿瘤特异性T细胞，这表明大部分癌细胞未能激活适应性免疫系统。在具有肿瘤特异性T细胞的患者中，大多数T细胞的受体能够结合新抗原（neoantigen）——癌细胞因编码正常细胞蛋白的DNA发生突变而产生的"新"抗原。由于突变，新抗原本质上是外源性抗原——CTL对这些抗原没有耐受性。

一般来说，如果患者的肿瘤细胞表达高水平的PD-L1，使用阻断PD-1/PD-L1相互作用的抗体进行免疫治疗效果最好。例如，霍奇金淋巴瘤细胞有一个基因突变，导致它们过度表达PD-L1，用PD-1抑制剂治疗这种癌症的反应率接近90%。遗憾的是，霍奇金淋巴瘤只是个例外。在某些其他癌症中，检查点阻断通常只能延长约20%患者的生命。此外，目前还没有好的方法来预测谁是"幸运的"20%。

含有许多基因突变细胞的成熟肿瘤更有可能产生可被T细胞识别的新抗原。然而，这些肿瘤也有较高的概率包含"逃逸"变异体，即新抗原不再被提呈或识别的癌细胞。因此，虽然对检查点免疫疗法的阳性反应可以持续数年，但大多数患者的肿瘤并没有完全消失，而且许多因检查点阻断而消退或稳定的肿瘤在相对较短的时间后开始再次生长。最后，检查点抑制剂使用频率为每2～3周输注1次，治疗费用昂贵：目前这种单克隆抗体治疗每名患者每年的费用约为10万美元。

CTLA-4和PD-1的功能并非多余。CTLA-4主要作用于次级淋巴器官，阻止T细胞活化。相反，

PD-1 通常作为抗癌反应的负调节因子在癌症部位发挥作用。临床试验表明，阻断这两个检查点比只阻断其中一个检查点更有效。但是，这种联合治疗也比单一阻滞剂治疗毒性更大。

## 三、T 细胞免疫疗法

T 细胞也可以用来治疗疾病。在某些疾病中，可通过帮助"自然"T 细胞完成"工作"来实现疗效。在其他疾病中，可通过基因工程修饰 T 细胞，使它们"更好、更快、更强"。

### 1. 采用过继细胞输注的癌症免疫治疗

在外科医师切除癌症患者的肿瘤（如黑色素瘤）时，常发现癌变组织已被 T 细胞"浸润"，这些 T 细胞被称为"肿瘤浸润淋巴细胞（tumor infiltrating lymphocyte，TIL）"。研究这些细胞后发现，其中一些 T 细胞具有能够识别癌细胞表达抗原的受体。这一发现表明，免疫系统在尝试应对癌症，但可能是肿瘤特异性 T 细胞数量不足，无法有效清除肿瘤。

为了验证这一假设，免疫学家设计了以下实验步骤：他们从患者的肿瘤中分离出单个细胞，建立多个单细胞培养，并在 IL-2 的存在下使 TIL 增殖；接着，对每个培养样本进行测试，以找出其中对肿瘤细胞活性最高的 T 细胞；将"优胜者"进行培养以进一步扩增，生产出约 1000 亿个肿瘤特异性 T 细胞；最后，将这些"活体药物"重新输注回患者体内，用于癌症治疗。

这种被称为过继细胞输注（adoptive cell transfer，ACT）的疗法已经在某些黑色素瘤患者中实现了肿瘤生长停止，甚至肿瘤的完全清除。在一项试验中，93 例患者中有 20 例的肿瘤完全消退，其中 19 例在治疗后 5～10 年的随访中未出现复发，表明他们可能已经被治愈。迄今为止，仅黑色素瘤患者的 TIL 被证明在 ACT 中具有实际应用价值。

ACT 具有以下优势：①这种免疫疗法是基于对天然存在的肿瘤特异性 T 细胞的扩增，因此无须知道分离出的 TIL 识别的是哪种抗原。②大多数 TIL 针对的是新抗原。因此，即使给予大量的 TIL 治疗，也不会引起自身免疫反应。③由于 TIL 通常识别的是每个患者特有的突变蛋白质，ACT 治疗非常昂贵。

### 2. 采用工程 T 细胞的癌症免疫治疗

过继细胞输注的目标是大幅增加自然存在的肿瘤特异性淋巴细胞的数量，使其足以使患者免疫系统的抗肿瘤斗争取得胜利。然而，如果肿瘤特异性 T 细胞不存在或无法分离，这种免疫疗法将会失败。此外，TIL 只能破坏那些 MHC 提呈的、TIL 识别的肿瘤抗原的癌细胞，而癌细胞因其经常发生突变以阻止抗原提呈而臭名昭著。此外，肿瘤在遗传上存在异质性，因此一些肿瘤细胞可能会表达 TIL 的目标抗原，而肿瘤中的其他细胞可能不会表达。为了解决这些潜在问题，免疫学家正在探索利用基因工程对患者的 T 细胞进行"升级"，并使用这些经过改造的 T 细胞来治疗患者的癌症。

虽然有很多不同的方法可以被用来设计能够对抗癌症的 T 细胞，但迄今为止效果最显著的是被称为嵌合抗原受体（chimeric antigen receptor，CAR）T 细胞疗法。这个名字来自希腊神话中的一种生物,它有狮子的头、山羊的身体和龙的尾巴。**CAR-T 细胞疗法**的基本概念是通过基因工程改造患者的 T 细胞,使其表达一种"人工"T 细胞受体(T cell receptor,TCR)。就像神话中的生物一样,这种合成的 TCR 通常有 3 个部分:①在工程化 T 细胞表面,有一个"借用"自抗体分子的单链抗体片段(scFv),它像精准的导航仪般识别并结合癌细胞表面抗原;②连接这个胞外识别域的跨膜结构,像锚链贯穿细胞膜;③胞内信号域包含两个协作模块:A.CD3ζ蛋白片段——当抗原结合时,它像警报器般发出 T 细胞激活信号;B. 共刺激域(如 CD28)——像"能量 booster"提供必要刺激,与 CD3ζ协同工作。其原理是 CAR-T 细胞的识别结构域识别靶细胞,CD3ζ蛋白片段将发送与 TCR 结合的信号,CD28 结构域将提供所需的共刺激来激活 T 细胞,从而使其能够破坏靶细胞(图 16-2)。非常神奇!

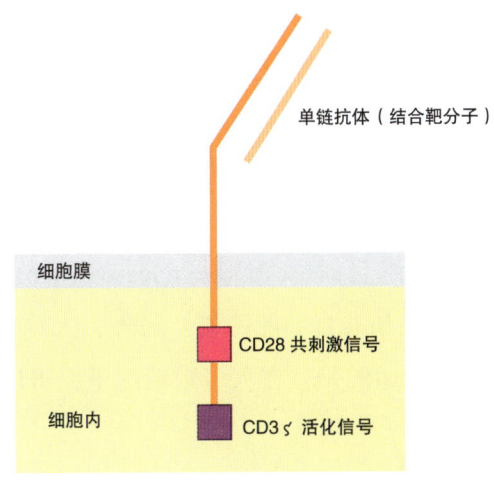

图 16-2　CAR-T 细胞疗法原理

因此,CAR-T 细胞可以被视为具有增强能力的"定制"T 细胞。编码嵌合蛋白的基因通常被插入到一种慢病毒(例如,一种经过修饰的 HIV-1 病毒,使其无致病性)的基因组中,然后利用这种病毒感染从患者血液中分离的 T 细胞。这种作为"载体"的慢病毒可以将其遗传信息(包括工程化的 CAR 结构)整合到被感染的 T 细胞的基因组中,从而使这些细胞在增殖时,所有后代都表达嵌合受体蛋白。随后,这些感染病毒的 T 细胞在实验室中被强制增殖以增加其数量,并最终被输回患者体内。可以想象,这种类型的基因工程非常复杂。CAR-T 细胞免疫疗法,即通过"重新定向"或"重新利用"T 细胞来摧毁癌细胞,是经过 20 多年、数千小时研究的成果。

虽然正在开发 CAR-T 细胞中识别癌细胞表面各种抗原的识别结构域,但目前在临床上最成功的靶点是 CD19 蛋白。CD19 是 B 细胞共受体的一部分,可结合调理素化抗原,帮助被补体蛋白修饰的抗原更容易激活 B 细胞。重要的是,CD19 在大多数白血病和淋巴瘤细胞表面表达,CD19 CAR-T 细胞疗法已成功用于治疗两种 B 细胞恶性肿瘤:急性淋巴细胞白血病(acute lymphoblastic leukemia,ALL)和 NHL。CD19 CAR-T 细胞疗法的目标是摧毁患者体内所有表达 CD19 的 B 细胞。CD19 在 B 细胞发育早期即开始表达,直到其即将成熟为浆细胞时才停止表达。因此,清除表达

CD19 的 B 细胞意味着已经成熟为浆细胞的 B 细胞得以保留，而未成熟的 B 细胞（包括癌性 B 细胞）被摧毁。然而，缺乏能抵御新感染的 B 细胞会使患者面临危及生命的感染风险。因此，患者通常会注射丙种球蛋白来帮助抵抗感染。在一项试验中，45 例患有 ALL 的儿童和年轻患者接受了 CD19 CAR-T 细胞免疫疗法，约 90% 的患者在治疗后进入缓解状态，但其中约一半的患者在 1 年内复发。

CAR-T 细胞被设计用来识别其靶细胞表面表达的抗原（如 CD19），因此不需要通过 MHC 分子提呈抗原。这避免了癌细胞通过突变破坏抗原提呈机制来"隐藏"自己的问题。然而，许多患者在接受 CD19 CAR-T 细胞疗法后复发的原因是 *CD19* 基因发生突变，导致癌细胞对 CAR-T 细胞的工程化受体"隐形"。因此，"逃逸突变"仍然是 CAR-T 细胞免疫疗法的一大挑战。此外，抗原提呈的"奥妙"在于，CTL 能够识别靶细胞内源性肽，而 CAR-T 细胞的受体只能识别细胞表面的蛋白质（如 CD19）。因此，CAR-T 细胞疗法的潜在靶点数量受到限制。

在选择 CAR-T 细胞疗法的靶点时必须非常谨慎。具有天然 TCR 的 T 细胞经过严格的耐受性测试，可以避免攻击自身抗原，但 CAR-T 细胞的靶向域并未经过这种筛选。因此，CAR-T 细胞清除的靶细胞必须是对人体健康非必需的细胞。此外，CAR-T 细胞疗法并非没有不良反应。大多数患者会出现某种程度的细胞因子释放综合征（cytokine release syndrome，CRS），这是一种系统性炎症反应，可能导致高热、血压升高和器官功能障碍。另外，大约 1/3 的患者会出现神经系统问题，包括幻觉、谵妄和癫痫发作。幸运的是，在大多数情况下，可以通过治疗来减轻这些不良反应。

到目前为止，CAR-T 细胞疗法在血细胞癌（如白血病和淋巴瘤）中取得的成功案例最多，而在实体瘤中的效果则有限。这是因为血细胞癌比实体瘤更容易采用靶向治疗，我们可以在某些血液细胞缺失的情况下生存，至少在短期内是如此。然而，实体瘤表面的许多"容易"靶点也出现在对生命至关重要的正常细胞上，靶向这些共享抗原可能导致危及生命的自身免疫反应。此外，实体瘤的免疫抑制性肿瘤微环境会削弱 CAR-T 细胞疗法的效果。而且，随着时间推移，人工 T 细胞受体的表达水平会逐渐下降，改造的 CAR-T 细胞由于持续试图摧毁肿瘤而变得"疲惫"，功能受限。CAR-T 细胞免疫疗法在实体瘤中的效果有限令人遗憾，因为实体瘤死亡的病例人数约占所有癌症死亡病例人数的 90%。目前，CAR-T 细胞免疫疗法非常复杂，且整个过程对患者而言比较痛苦，通常作为对预后极差患者的"最后一搏"疗法。诺华（Novartis）为终末期白血病儿童开发的 CAR-T 细胞疗法是首个进入市场的基因改造 T 细胞疗法。这种免疫疗法可以使病情长期缓解甚至有治愈的可能。然而，由于 CAR-T 细胞必须针对每位患者进行个性化设计，这种高度个性化的疗法成本极高，每位患者治疗费用约为 50 万美元。

其他利用免疫系统"武器"治疗癌症的方法正在不同阶段的测试中。我们希望这些实验都能够取得成功，因为目前统计显示，大约每 3 个人中就有 1 个人会罹患癌症。然而，请记住一点：据估计，20%～40% 的癌症可以通过保持健康的生活方式来预防。

## 回顾

杂交瘤是在实验室中通过将一种能够产生特定抗体的 B 细胞与一种可以无限存活的癌性 B 细胞融合而制成的。这些"抗体工厂"生产的单克隆抗体被广泛用于治疗自身免疫病和癌症。某些单克隆抗体通过阻断细胞因子或生长因子与其受体的相互作用来发挥作用；而另一些单克隆抗体通过识别细胞表面的抗原（如癌性 B 细胞）来标记这些细胞，以便这些细胞被免疫系统清除。此外，能够阻断 CTLA-4 和 PD-1 这两种检查点蛋白与其配体结合的单克隆抗体可以"重新激活"肿瘤特异性 T 细胞。

T 细胞也可以通过改造用于癌症治疗。ACT 利用从患者体内分离的自然存在的 TIL，通过体外培养扩增其数量。CAR-T 细胞则是"定制"的 T 细胞，具备增强的功能。通过基因工程，CAR-T 细胞被赋予人工 T 细胞受体，这种受体能够识别癌细胞而无须通过 MHC 分子提呈抗原。

## 已知与未知

为什么检查点阻断疗法仅对某些癌症患者效果良好，而对其他患者没有效果？

## 思考题

1. CAR-T 细胞对实体瘤有效治疗的障碍之一是实体瘤为保护自身免受 T 细胞侵袭而创造的不利环境。什么"联合疗法"可能有助于解决这个问题？
2. 检查点抑制剂通常对累积了许多突变的肿瘤患者最有效。你认为这是为什么？
3. 讨论以下癌症免疫疗法的优缺点：阻止生长因子与其受体结合的单克隆抗体、肿瘤浸润淋巴细胞、检查点阻断和 CAR-T 细胞疗法。

（刘姝妍 译，胡凡磊 审）

# 第17讲 新型冠状病毒与免疫系统

> **注意!**
>
> 呼吸道是病毒进入人体最便捷的途径之一。呼吸道的上皮细胞可充当固有免疫系统细胞,而专门的三级淋巴器官可"按需构建",以应对呼吸道感染。新型冠状病毒 mRNA 疫苗就是新疫苗策略的一个例子。SARS-CoV-2 感染后和新型冠状病毒 mRNA 疫苗接种后,免疫系统反应有很大不同。中心记忆 B 细胞和记忆 T 细胞可帮助人体对抗病毒变体。接种疫苗的目的不是预防感染,而是为了预防或尽量减轻疾病。

## 一、引言

SARS-CoV-2 是一种冠状病毒,曾导致全球数百万人感染。这一流行病给免疫学家提供了一个可以探索病毒感染免疫反应和免疫记忆领域新发现的"实验室"。此外,新型冠状病毒疫苗项目还在疫苗设计方面取得了重大进展。而对疫苗的迫切需求也使一些原本需要很长时间才能完成的研究得以快速进行。新型冠状病毒大流行还为我们提供了一个有趣的真实世界例子,展示了免疫系统在自然感染和疫苗接种过程中对抗呼吸道病毒的情况。

## 二、呼吸系统

SARS-CoV-2 是一种呼吸道病毒,人体通过吸入含有病毒的飞沫并将其带入呼吸道而感染。感染呼吸道病毒的人打一个响亮的喷嚏可产生超过 1 万个含有病毒的飞沫,而一个受感染的细胞可产生数千个新病毒。这是呼吸道病毒之所以如此成功的两个特点。此外,呼吸道的内表面是人体与外界环境直接接触的最大表面。因此,它是病毒和其他空气传播病原体的目标。图 17-1 是人类呼吸系统示意。

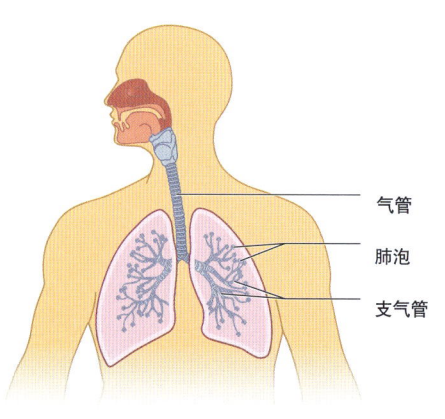

图 17-1 人类呼吸系统示意

我们的呼吸系统有点像一棵倒立的树。"树干"从我们的鼻子开始,通过气管向下延伸,然后分支到支气管和细支气管。"树"的这一部分基本上是一个气体输送系统，其功能是将空气从鼻腔或口腔输送到肺泡——"树叶"，即被毛细血管网包裹的小气囊。在肺泡中，空气中的氧气与血液中的二氧化碳进行交换（图17-2）。这些小气囊有很多，其总表面积约为 100 $m^2$。

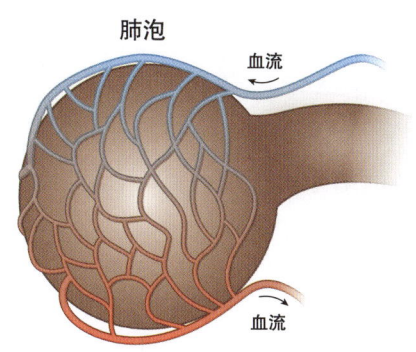

图 17-2　在肺泡中，空气中的氧气与血液中的二氧化碳进行交换

"呼吸树"的表面布满了上皮细胞，它们是我们抵御呼吸道病毒的第一道防线。在呼吸道中，这些细胞与产生黏液的杯状细胞交错分布。覆盖上皮细胞的"黏液毯"具有捕捉吸入的颗粒和包括病毒在内的微生物的功能。此外，超过一半的气道上皮细胞都有纤毛——以统一的方式"挥动"小"桨"，向上推动黏液和被困的"入侵者"，以便吞咽或咳出。一个成年人的气道纤毛超过一万亿个。为了进入呼吸道上皮细胞，大多数病毒会通过感染并破坏纤毛上皮细胞，或者"刮掉"它们的纤毛，来破坏纤毛"电梯"，SARS-CoV-2 也不例外。失去了这层保护屏障，呼吸道便容易受到细菌感染，而细菌性肺炎是严重呼吸道病毒感染的常见结果。有趣的是，肺泡的上皮细胞没有纤毛，也没有分泌黏液的杯状细胞。因此，肺泡上皮细胞不会被一层厚厚的黏液覆盖。这是有道理的，因为肺泡的主要功能是气体交换，厚厚的黏液层会阻碍这一功能的实现。

## 三、SARS-CoV-2

为了了解 SARS-CoV-2 给免疫系统带来的挑战，以及免疫系统对这些挑战的反应，我们需要先了解一下这种病毒的生命周期。SARS-CoV-2 是冠状病毒家族中的一员，本质上由病毒信使 RNA 构成，这些 RNA 包裹在脂质外壳中，外壳上布满了蛋白质构成的刺尖。SARS-CoV-2 是最大的 RNA 病毒之一，其单链基因组约有 3 万个碱基。重要的是，这个庞大的基因组具有校对机制，能帮助病毒纠正复制过程中的错误。由于这一特点，SARS-CoV-2 的突变率约为 HIV-1 的 1/100。

当 SARS-CoV-2 感染靶细胞时，装饰其脂质衣壳的刺突蛋白与靶细胞表面一种名为 ACE2 的蛋白质结合。这种 ACE2 受体存在于人体许多部位的组织和器官（如心脏和肾脏）的细胞表面，但最明显的是呼吸道上皮细胞；它还表达于单核细胞、巨噬细胞和树突状细胞的表面。一旦与细胞受体结合，刺突蛋白在宿主蛋白酶的帮助下，促进病毒衣壳和细胞膜之间的融合。然后，病毒的 mRNA 进入细胞，并通过细胞核糖体翻译产生蛋白质。新病毒组装和从 SARS-CoV-2 感染细胞排出的所有步骤尚未完全清楚。不过，最终的结果是，更多的病毒 mRNA 被产生，并被脂质衣壳所包裹，新制造的病毒从细胞中释放。这一过程通常会导致细胞死亡。然后，这些病毒可以继续感染呼吸系统的其他细胞并在其中复制。SARS-CoV-2 在上呼吸道（尤其是鼻腔上皮细胞）中的复制是病毒传播的重要途径，而下呼吸道感染则会导致病情加重。

## 四、对呼吸道病毒的免疫反应

呼吸道的上皮细胞是固有免疫系统的一部分。这些细胞具有模式识别受体，包括 TLR3、TLR7 和 TLR8，它们可以检测呼吸道病毒感染。一旦检测到，受感染的肺上皮细胞分泌"战斗"细胞因子，从而招募固有免疫系统细胞。中性粒细胞迅速从血液中涌入感染部位，并从呼吸道周围组织和血液中招募巨噬细胞。与上皮细胞一样，巨噬细胞也有能识别 SARS-CoV-2 RNA 等病原体相关分子模式（pathogen associated molecular pattern，PAMP）的受体，以及检测损伤相关分子模式（damage-associated molecular pattern，DAMP）的受体。DAMP 为上皮细胞死亡时释放的分子。此外，受感染的上皮细胞及呼吸道组织中的浆细胞样树突状细胞会产生 I 型干扰素（IFN-α 和 IFN-β），它们可以干扰病毒复制，并向附近的细胞发出病毒攻击的警报。这种干扰素反应速度非常快，在抵御病毒的早期过程中极为重要。

实际上，有两种不同类型的巨噬细胞保护我们的呼吸道。间质巨噬细胞是典型的巨噬细胞，驻扎在肺部周围的组织中，这些巨噬细胞随叫随到。相比之下，肺泡巨噬细胞则是肺泡的"常住居民"。大多数肺泡巨噬细胞在我们还是胚胎时就在肺部占据了一席之地，在我们的一生中，哪里有需要，它们就会在哪里增殖，以维持其数量。看似奇怪，但这些肺泡巨噬细胞实际上在肺泡的内部（管腔）爬行！在那里，它们可以完美地拦截病原体，如病毒，以及您可能吸入的微粒。通常情况下，肺泡巨噬细胞是"非炎性的"，它们的主要工作是吞噬。它们是呼吸道的"清道夫"，可以吞噬灰尘颗粒、过敏原和污染物，以保持肺泡的清洁。如果感染到达"呼吸树"的末端，肺泡巨噬细胞就会被激活。当它们的模式识别受体被结合或接收到来自受感染上皮细胞的危险信号时，它们就能吞噬并摧毁带有病毒的肺泡细胞，并从周围组织招募间质巨噬细胞加入"战斗"。

一旦固有免疫系统被激活，适应性免疫系统就会被唤醒。呼吸道周围的组织是树突状细胞的"家园"，其中一些树突状细胞会"伸手"进入呼吸道，检测病原体。树突状细胞一旦被激活，就会迁移至呼吸道周围组织引流区淋巴结，并激活辅助性 T 细胞和 CTL。有趣的是，除了淋巴结，呼吸道周围的组织也含有专门的淋巴器官，称为鼻相关淋巴组织（nasal-associated lymphoid tissue，NALT）和支气管相关淋巴组织（bronchus-associated lymphoid tissue，BALT）。这些三级淋巴器官类似于肠道周围组织中的派尔集合淋巴结（Peyer's patch）。它们包含树突状细胞、滤泡树突状细胞、生发中心、高内皮细胞小静脉以及 B 细胞和 T 细胞的专门区域——这些都是适应性免疫应答所需的成分。某些三级淋巴器官甚至还包括 M 细胞，它们可以对呼吸道腔内的环境进行采样。与淋巴结不同，这些三级淋巴器官大多不是永久性的，这在成年人中尤为显著。它们是在感染时"组织"起来的，一旦感染消除，它们就会消失。它们就像"应需而建"的淋巴结，而且处在恰当的位置。

浆细胞在呼吸道引流淋巴结或 NALT 和 BALT 中被激活，产生 IgA 和 IgG 抗体。这完全说得通。在上呼吸道中，主要的抗体保护由病毒特异性 IgA 抗体提供。上呼吸道的上皮细胞配备有受体，能与二聚体 IgA 结合，并将这些抗体通过上皮细胞运送到气道内腔中。肺泡上皮细胞没有这种转运系统，但 IgG 抗体可以通过扩散穿过薄薄的肺泡上皮细胞膜。在淋巴结或 NALT 和 BALT 中激活的辅助性 T 细胞可帮助 B 细胞实现亲和力成熟和类别转换，并能帮助激活 CTL，从而杀死受感染的上皮细胞。

## 五、SARS-CoV-2 感染的病理

免疫系统在保护肺部时面临的核心挑战之一在于：既有效清除病毒及受感染细胞，又避免对肺气体交换功能造成严重损害。在 SARS-CoV-2 感染的早期，病毒会在上呼吸道的上皮细胞中迅速复制。固有免疫系统感受到危险并被激活。然后，适应性免疫系统被动员起来。症状出现 1 周后，通常就能在被感染者的血液中检测到病毒特异性 B 细胞和 T 细胞。在大多数情况下，固有免疫反应和适应性免疫应答会消灭进攻的病毒。然后，免疫系统重新进入"监视模式"。这种免疫反应一般会出现类似流感的症状，如发热、肌肉酸痛和咳嗽。这正是免疫系统用来抵御呼吸道病毒攻击的手段。

在一些 SARS-CoV-2 感染病例中，"战斗"并不那么顺利。虽然上呼吸道的上皮细胞是感染的第一目标，但如果最初的免疫反应不够强烈或不够迅速，在那里产生的病毒会被"吸入"肺部，感染下呼吸道细胞。当肺泡上皮细胞因病毒直接损伤或免疫反应过度而死亡时，肺泡-组织屏障随即瓦解。组织液与免疫细胞涌入肺泡腔，引发肺炎并导致气体交换效率骤降，患者将出现呼吸急促与血氧饱和度降低。这会导致呼吸急促和血氧含量低。然而，SARS-CoV-2 严重感染期间肺损伤主要是由活化的巨噬细胞造成的。值得庆幸的是，发生这种情况时，免疫系统仍能占据上风，可战胜病毒。

然而，在新型冠状病毒感染的少数病例中，结果并不那么理想，可能会造成急性呼吸窘迫综合征（acute respiratory distress syndrome，ARDS）。在这种情况下，由于大量肺泡失去功能，血液中的氧含量会下降到危及生命的水平。呼吸衰竭是新型冠状病毒感染最常见的死亡原因。此外，如果感染无法控制，免疫系统可能会过度活跃，通常用于加强防御的细胞因子可能会分泌失控。这种情况有时被称为"细胞因子风暴"。例如，IL-6 是一种由战斗中的巨噬细胞产生的细胞因子，会促进 Th 细胞产生大量 IL-17，后者具有从血液中招募中性粒细胞的功能。中性粒细胞所到之处都会留下破坏痕迹。诸如此类，这种细胞因子风暴会损害器官，如心脏、肝脏和肾脏。

## 六、mRNA 疫苗平台

为应对新型冠状病毒大流行，100 多家公司设计出疫苗。除了我们在第 14 讲中讨论过的疫苗生产策略（平台）外，一些公司还采用了以前从未使用过的平台，至少没有在人类身上使用过。从免疫学的角度来看，最有趣的新平台之一是核酸疫苗。核酸疫苗是将 SARS-CoV-2 mRNA 包裹在脂质衣壳中的一种疫苗。

尽管这种 mRNA 疫苗平台很新，但该疫苗发明的文献报道早在 1989 年就已发表。这些实验证明，与特殊脂质制剂混合的 mRNA 可以被人体细胞吸收，然后这些细胞就能产生 mRNA 编

码的蛋白质。将病毒 mRNA 导入细胞的过程称为 转染。之所以花了大约 30 年时间才完善这种疫苗并将其推向市场，是因为要将最初的想法转化为可用的疫苗，需要进行许多创新。事实上，mRNA 疫苗是生物工程的真正胜利，诺贝尔奖肯定会因此而产生。唯一的问题是，在数百名为这项工作做出贡献的科学家中，哪一位将获得此殊荣？

通过新型冠状病毒 mRNA 疫苗，将含有病毒 mRNA 的脂质纳米颗粒注射到接受者的手臂上。细胞通过内吞作用吸收这些纳米颗粒，将 mRNA 从其脂质外壳中释放出来，mRNA 翻译成病毒蛋白。当病毒 mRNA 首次进入转染细胞时，细胞的模式识别受体立即将单链病毒 RNA 识别为外来物质。如果转染细胞是树突状细胞或巨噬细胞，这一危险信号将导致该细胞被激活并开始产生细胞因子（如 TNF 和 IFN-γ），从而启动固有免疫系统。将病毒 mRNA 识别为外来物质也会激活干扰素系统。这意味着疫苗中的 mRNA 本身是一种佐剂，有助于激活免疫系统，这是件好事。不过，也有一个潜在的问题。产生的 I 型干扰素（IFN-α 和 IFN-β）会减少转染细胞中 mRNA 编码蛋白质的产生。事实上，干扰素系统可以迅速关闭转染过程，导致转染细胞中的病毒数量极少，从而使疫苗失效。直到疫苗设计者发现 4 种 mRNA 碱基之一的尿苷对干扰素系统的激活起着重要作用，这个问题才迎刃而解。为了解决这个问题，在实验室合成疫苗 mRNA 时，用一个"假"核苷酸——"假"尿苷来替代尿苷。其结果是，当模式识别受体识别病毒 mRNA 时，免疫系统仍会被激活，但干扰素反应的强度会减弱，从而产生大量 mRNA 编码的蛋白质。

在 SARS-CoV-2 感染中，B 细胞及其产生的抗体主要针对病毒刺突蛋白。这种蛋白质有两个部分，即 S1 和 S2。S1 包含受体结合结构域，它能结合目标细胞上的 ACE2 受体。S2 可促进病毒包膜与靶细胞质膜的融合，使病毒进入细胞。中和抗体可与 S1 结合，阻止病毒附着到其受体上，或与 S2 结合，阻止病毒进入细胞。与病毒受体结合区域结合的抗体似乎是中和抗体的主要形式。有趣的是，刺突蛋白的 3 个拷贝连接在一起，形成三聚体。然而，这种三聚体处于亚稳态，可以排列成两种形式：融合前或融合后。融合后构象是刺突蛋白与目标细胞膜融合后的形状。在融合前构象中，刺突蛋白具有与 ACE2 受体结合的正确形状。因此，中和抗体可与之结合，阻止病毒进入靶细胞。因此，为了最大限度地增加处于适当构象的刺突蛋白数量，以诱导中和抗体，科学家们在疫苗 mRNA 中引入了突变，将刺突三聚体"锁定"在融合前构象中。如您所见，mRNA 疫苗平台融合了许多非常聪明的想法！

## 七、mRNA 疫苗接种与自然感染的比较

与其他疫苗一样，新型冠状病毒 mRNA 疫苗旨在尽可能模拟自然感染，以产生抗体和记忆细胞，从而使免疫系统做好准备，以抵御真正的 SARS-CoV-2 感染。然而，任何疫苗都无法完全模拟自然感染。

转染了新型冠状病毒 mRNA 疫苗的细胞分泌的刺突蛋白，可被树突状细胞摄取，并由 MHC Ⅱ类分子提呈，从而激活 Th 细胞。同样，当疫苗接受者手臂上的树突状细胞被新型冠状病毒 mRNA 疫苗转染时，树突状细胞也会产生刺突蛋白，并被 MHC Ⅰ类分子提呈，从而激活病毒特异性 CTL。

因此，Th 细胞和杀伤性 T 细胞被疫苗激活的方式与这些细胞在自然感染时被激活的方式非常相似。B 细胞的激活情况如何？SARS-CoV-2 病毒颗粒的表面镶嵌着刺突蛋白。因此，与这些刺突蛋白结合的 B 细胞受体（B cell receptor，BCR）可发生交联，从而导致 B 细胞激活和刺突特异性抗体的产生。但是 mRNA 疫苗呢？包裹疫苗 mRNA 的脂质包膜表面没有刺突蛋白。此外，被疫苗感染的细胞也不会产生病毒颗粒。它们只会制造刺突蛋白。因此，疫苗接种如何导致 BCR 交联尚不清楚。

在自然呼吸道感染中，适应性免疫系统的最初激活发生在呼吸道周围淋巴结中，或 NALT 和 BALT 的淋巴结样结构中。在那里，辅助性 T 细胞、B 细胞和 CTL 被激活。相比之下，在手臂上进行肌肉注射接种时，最初的免疫反应发生在该部位。这就是手臂酸痛的原因。所以 SARS-CoV-2 自然感染和接种新型冠状病毒 mRNA 疫苗的初始免疫激活部位是完全不同的。

当 SARS-CoV-2 被吸入时，它会感染上呼吸道的上皮细胞，利用细胞的蛋白质制造机制，产生新的病毒，从而感染呼吸道中的其他细胞。因此，在自然感染中，病毒会在其感染的细胞中复制，并进行多轮感染。事实上，自然感染可持续 1 周或更长时间。相比之下，使用新型冠状病毒 mRNA 疫苗时则没有病毒复制。这是一个"一锤子买卖"。只有从最初注射的疫苗中摄取了 mRNA 的细胞才会产生刺突蛋白。

在呼吸道感染期间，呼吸道附近被激活的 B 细胞受到刺激产生 IgA 抗体。这些抗体能有效减少感染者通过打喷嚏传播给其他人的病毒数量。与此相反，当您的手臂在接种疫苗时，局部免疫反应主要产生 IgG 抗体——这种抗体非常适合保护您的手臂，但不能保护您的上呼吸道。虽然在接种者的血液中可以检测到 SARS-CoV-2 特异性 IgG 和 IgA 混合抗体，但是气道周围组织中的抗体同种型分析却非常困难。因此，目前尚不清楚在接种疫苗个体的气道中产生的 IgA 反应与病毒感染者气道产生的 IgA 反应相比是更强还是更弱。

一旦击退了 SARS-CoV-2 的攻击，感染者体内就会留下抗体、记忆 B 细胞和记忆 T 细胞。其中一些记忆 T 细胞，又叫组织驻留记忆 T 细胞，将驻留在呼吸道周围的组织中。这些 T 细胞被战略性地定位在那里是为了抵御之后的 SARS-CoV-2 感染。人体接种疫苗后，可在血液中检测到病毒特异性记忆 T 细胞。然而，目前尚不清楚有多少组织驻留记忆 T 细胞在疫苗接种者的肺组织中守卫着。

幸运的是，虽然 SARS-CoV-2 感染与 mRNA 疫苗之间存在重要差异，但很明显，mRNA 疫苗可使免疫系统做好准备，以应对 SARS-CoV-2 感染；并且在大多数情况下，可以预防危及生命的疾病。尽管我们在此重点讨论的是新型冠状病毒 mRNA 疫苗，但自然感染与 mRNA 疫苗之间的一些差异也见于我们日常接种的其他疫苗（如季节性流感疫苗）。

## 八、保护的相关因素

对大多数疫苗而言，血液中抗原特异性抗体水平是衡量疫苗作用的可靠指标。然而，对于新型冠状病毒，免疫学家还无法确定可测量的保护相关因素，从而准确预测疫苗对疾病的保护强度。在接种第二剂 mRNA 疫苗或自然感染数周后，抗体反应达到峰值。之后，抗体水平下降，几个月后达到更低的维持水平。这种下降是对感染的典型反应，也是有道理的。免疫系统必须做好抵御其他攻击的准备，免疫系统的所有"能量"不能都投到防御单一病原体上。这种中和抗体的维持水平是由长寿浆细胞群来维持的。长寿浆细胞可以在数月甚至数年内持续制造抗体。

虽然血液中的中和抗体水平似乎与保护作用密切相关，但也有一些病例检测不到中和抗体，患者却从新型冠状病毒感染中康复。因此中和抗体可能并不是"故事"的全貌。例如，非中和抗体也可能对保护起到重要作用。这些抗体可以通过与病毒结合并使其被调理，以供吞噬细胞消化，通过在感染细胞与吞噬细胞或 NK 细胞（抗体依赖细胞介导的细胞毒作用）之间形成桥梁，以及通过激活补体系统发挥作用。记忆反应还包括形成在血液和淋巴液中循环的效应记忆 T 细胞，以及组织驻留记忆 T 细胞。在亚急性感染期间，记忆 Th 细胞随时准备为 B 细胞和 CTL 提供帮助，而记忆 CTL 则准备通过杀死病毒感染细胞来限制病毒复制。因此，病毒特异性记忆 T 细胞水平也可能是保护作用的重要相关因素。事实上，我们预计免疫系统会调动多种"武器"来应对新型冠状病毒疫苗接种或 SARS-CoV-2 感染，而且这些系统会共同为人体提供保护。当然，这就是免疫系统的工作方式！

## 九、再感染

许多人会感到惊讶，感染过 SARS-CoV-2 病毒或接种过疫苗的人可能会被再次感染。重要的是，要明白接种疫苗的目的不是预防感染，而是预防或减轻疾病。如果您感染过 SARS-CoV-2 病毒或接种过疫苗，您的抗体水平会随着时间的推移而减弱。如果您吸入含有 SARS-CoV-2 的飞沫，几乎可以肯定，鼻腔的上皮细胞会受到感染，新病毒也会随之产生。确实如此，在病毒感染上皮细胞之前，鼻腔中的抗体能够"拦截"这些飞沫中的每一粒病毒的可能性非常小。因此，问题不在于接种疫苗后是否会再次感染。你可以被感染！问题是如果您再次受到感染，你的免疫系统会以多快的速度做出反应，来限制病毒在您呼吸道中的复制和增殖。

就再感染而言，SARS-CoV-2 当然不是唯一的一种病毒。研究表明，感染过流感病毒的人可能会再次被同一病毒株感染。在同一流感季节，当接种过季节性流感疫苗的人免疫力下降时，也会被再次感染。这就是为什么很多医师建议我们在 11 月份的某个时候接种流感疫苗，这样我们的免疫系统就能在流感季节的高峰期"最大限度地启动"。即使流行的流感菌株没有发生变化，人体的免疫力也会下降，这就是我们每年都要接种流感疫苗的原因之一。

## 十、病毒变体

尽管 SARS-CoV-2 配备了校对装置，但它仍然容易出错。这可能导致"逃逸"突变。在这种情况下，B 细胞的表位发生突变，从而使 B 细胞的受体不再与病毒蛋白紧密结合。这些病毒变体甚至可以由病毒 mRNA 中的单个突变引起，该突变略微改变 S 蛋白的形状。幸运的是，适应性免疫系统进化出了减少病毒变体影响的方法。

当病原体首次侵袭时，一群 B 细胞会被激活，它们能识别"入侵者"的许多不同表位（如病毒衣壳的不同部分）。随着这些 B 细胞的增殖，它们会形成针对不同表位的特异性克隆。这种反应被称为多克隆反应。然后，随着 B 细胞经历反复的体细胞高频突变，那些受体与表位结合最紧密的 B 细胞作为"优胜者"被选中并进一步增殖，这群 B 细胞的多样性就会减少。最终，高频突变 B 细胞会聚焦在少数几个免疫优势表位上，即最紧密的结合者。因为长寿浆细胞通常已经历了多轮体细胞高频突变，这些记忆细胞上的受体以及它们产生的抗体主要识别免疫优势表位。这当然是件好事，因为我们希望长寿浆细胞产生的抗体与目标表位紧密结合。

相比之下，中心记忆 B 细胞通常没有经历过反复的体细胞高频突变。因此，中心记忆 B 细胞并不那么专注于免疫优势表位。中心记忆 B 细胞群仍然是高度多克隆的。你可能会问，这难道不是一件坏事吗？毕竟，我们难道不想选择那些能产生与靶标结合最紧密抗体的 B 细胞吗？并不总是这样，原因就在这里。

长寿浆细胞提供的抗体能很好地标记当前的"入侵者"或再次发动攻击的同一"入侵者"。但病原体有一个讨厌的习惯，那就是产生变异，然后再次袭击人体。假设一种病毒发生变异，使免疫优势表位不再存在，那么这些记忆细胞和它们产生的抗体将失去作用，免疫系统将不得不从头开始，制造出针对不同表位的抗体。因此，如果有一个仍具有高度多克隆性的庞大 B 细胞库，具有识别多种不同病毒表位的受体的 B 细胞克隆，这不是很有用吗？当然有用！这些 B 细胞可以作为"原材料"，在生发中心发生高频突变，筛选靶向当前病毒变体的表位。而这正是中心记忆 B 细胞的重要功能之一。它们使免疫系统能够迅速适应变异后再次袭击的病原体。

T 细胞也能抵御 SARS-CoV-2 的变异株。中和抗体能识别 S 蛋白的整体形状。多种病毒变异会改变这种形状，产生的变体会破坏抗体的中和作用。相反，T 细胞的受体能识别来自许多不同病毒蛋白的短肽，而不仅仅是 S 蛋白。而且即使是从 S 蛋白上切下的肽也与中和病毒无关。事实上，任何病毒肽都能被 MHC 分子呈递并被 T 细胞受体识别，从而激活 T 细胞。因此，T 细胞对病毒感染的反应通常比 B 细胞"广泛"得多，病毒变异更难逃脱 T 细胞的监控。

## 回顾

气道中的上皮细胞是固有免疫系统的成员，可以检测病毒等病原体，并能产生细胞因子，以招募巨噬细胞和中性粒细胞。上呼吸道受到 IgA 抗体的保护，IgA 抗体可以结合呼吸道病毒并阻止其附着在气道上皮细胞的受体上。此外，上呼吸道还覆盖着一层浓密的黏液。这种黏液可以捕捉病原体，并在纤毛细胞的帮助下将其向上输送，便于吞咽或咳出。"呼吸树"末端的肺泡是为了气体交换，因此肺泡表面只有一层薄薄的黏液。肺泡巨噬细胞在肺泡的内表面"巡视"，这些巨噬细胞会清理吸入的"垃圾"，它们也能吞噬"入侵者"，并从肺泡外的组织中召集更多的巨噬细胞与入侵的病原体作战。

在呼吸道感染期间，呼吸道周围的组织中形成了类似于派尔集合淋巴结的三级淋巴器官（BALT 和 NALT）。这些器官的功能类似于淋巴结，其中的 B 细胞和 T 细胞可在感染时被激活。

新型冠状病毒 mRNA 疫苗使用脂质纳米颗粒，其中含有编码病毒刺突蛋白的 mRNA。这些纳米颗粒通过内吞作用进入细胞，mRNA 释放到转染的细胞质中。在那里，mRNA 被细胞翻译成刺突蛋白。刺突蛋白可引起抗体反应和 T 细胞反应，并产生记忆 B 细胞和记忆 T 细胞，为未来的病毒造访做好准备。

SARS-CoV-2 感染与新型冠状病毒 mRNA 疫苗接种反应之间存在重要差异。自然感染可持续数天，通过多轮感染不断产生新病毒。而接种疫苗后，只有初始转染的细胞产生刺突蛋白。疫苗被注射到手臂肌肉中，而病毒则首先经呼吸系统进入人体。手臂中的 B 细胞主要制造 IgG 抗体。保护上呼吸道所需的 IgA 抗体是如何产生或从何处产生的还不清楚。当自然感染被抑制后，组织驻留 T 细胞留在呼吸道周围的组织中。它们被战略性地安置在那里，以抵御以后的感染。目前还不清楚接种疫苗后有多少组织驻留 T 细胞在肺组织中定植，因为最初的免疫反应发生在手臂组织中。

目前，预测新型冠状病毒疫苗或是自然感染带来的保护强度的可测量因素还很难确定。抗体、T 细胞和固有免疫系统都可能提供保护。接种疫苗的目的不是预防感染，而是预防疾病或减轻疾病症状。

虽然 SARS-CoV-2 可以校对其 RNA，但病毒仍有很高的变异率，这可能导致病毒变体的产生。幸运的是，中心记忆 B 细胞是多克隆的，因此中心记忆 B 细胞群可以识别多种不同的病毒表位。因此，其中一些 B 细胞很可能具有可以识别病毒变体的受体，并被重新激活，产生保护性抗体。T 细胞也具有"变体抗性"，因为它们也是多克隆的，所以记忆 T 细胞群可以识别多种不同的病毒肽。

## 已知与未知

1. 试述记忆 B 细胞与记忆 T 细胞在抵御 SARS-CoV-2 感染时的相对重要性。
2. 在手臂肌肉注射疫苗后，IgA 抗体是如何产生的？
3. 可通过测量哪些保护相关因素来预测新型冠状病毒疫苗或自然感染带来的保护强度？
4. 肌肉注射新型冠状病毒疫苗是否会导致气道周围组织中形成三级淋巴器官（BALT 和 NALT）？

## 思考题

1. 你能想到一种更倾向于为呼吸道提供 IgA 抗体保护的 mRNA 疫苗接种方法吗？
2. 记忆 B 细胞的哪些特性使其有助于抵御感染？

（申斌 译，胡凡磊 审）

# 附录 1　专业术语中英释义对照表

| 英文 | 中文 |
| --- | --- |
| Activating receptors: Receptors on the surface of NK cells which detect infected cells | 活化受体：自然杀伤细胞表面的受体，可以识别被感染的细胞 |
| Adjuvant: A vaccine component included to increase its potency | 佐剂：为了增强疫苗效力而添加的一种成分 |
| Adoptive cell transfer: A type of immunotherapy in which T cells are removed from a patient's body, forced to proliferate in the lab, and infused back into the patient to fight disease | 过继细胞输注：一种免疫疗法，从患者体内取出 T 细胞，在实验室中促使其增殖，再将其回输至患者体内以对抗疾病 |
| Allergen: An antigen that causes allergies | 过敏原：一种能导致过敏反应的抗原 |
| Anergy: A state of nonfunctionality | 无能：无功能状态 |
| Anergize: To render nonfunctional | 失能：使之失去作用 |
| Antibody-dependent cellular cytotoxicity: Antibodies form a "bridge" between the target and the cytotoxic cell. Antibody-directed killing by cells of the innate system | 抗体依赖细胞介导的细胞毒作用：抗体在靶细胞与细胞毒性细胞之间形成"桥梁"。固有免疫系统细胞抗体介导的杀伤 |
| Antigen: A rather loosely used term for the target (e.g., a viral protein) of an antibody or a T cell. To be more precise, an antibody binds to a region of an antigen called the epitope, and the T cell receptor binds to a peptide that is a fragment of an antigen | 抗原：抗体或 T 细胞所针对的目标（如病毒蛋白）的泛指。更确切地说，抗体与抗原上的一个区域（称为表位）结合，而 T 细胞受体则与抗原某一片段（即肽）结合 |
| Antigen presenting cells: Cells that can present antigen efficiently to T cells via MHC molecules, and which can supply the co-stimulatory molecules required to activate T cells | 抗原提呈细胞：能通过 MHC 分子将抗原有效提呈给 T 细胞的一些细胞，同时这些细胞还能提供活化 T 细胞所需的共刺激分子 |
| Anti-retroviral treatment: Chemotherapy that targets specific aspects of the HIV-1 replication cycle | 抗逆转录病毒治疗：针对 HIV-1 复制周期特定方面的化学治疗 |
| Apoptosis: The process during which a cell commits suicide in response to problems within the cell or to signals from outside the cell | 凋亡：细胞对胞内问题或胞外信号应答、执行自杀的一个过程 |
| Atopic individual: Someone who has allergies | 特应质个体：有过敏反应的人 |
| Autophagy: A process by which starved cells recycle their components | 自噬：饥饿细胞对自身成分循环再利用的过程 |
| β2-microglobulin: The nonpolymorphic chain of the class I MHC molecule | β2-微球蛋白：MHC Ⅰ类分子的非多态性链 |
| Bronchus-associated lymphoid tissue (BALT): Tertiary lymphoid organs that resemble the Peyer's patches found in the tissues around the intestines | 支气管相关淋巴组织（BALT）：三级淋巴器官，与小肠周围组织中发现的派尔集合淋巴结相似 |
| CAR T cell therapy: A type of immunotherapy in which T cells are removed from a patient's body, fitted with an engineered T cell receptor, and infused back into the patient to fight disease | CAR-T 细胞疗法：一种免疫治疗的方式，采集患者体内的 T 细胞，在体外进行基因工程改造，使其表达肿瘤特异性 T 细胞受体，然后回输患者体内，以对抗疾病 |
| Central tolerance induction: The process by which T cells with receptors that recognize abundant self antigens in the thymus are anergized or deleted | 中枢耐受诱导：具有识别大量自身抗原受体的 T 细胞在胸腺内变为无反应性或被删减的过程 |
| Checkpoint proteins: Proteins (e.g., CTLA-4 and PD-1) that are expressed on the surface of immune system cells and which help turn off the immune system once an invasion has been repulsed | 检查点蛋白：免疫系统的细胞表面表达的蛋白（如 CTLA-4 和 PD-1），一旦入侵者被击退，它们有助于免疫系统的关闭 |
| Chemokine: A special cytokine used to direct cells to their proper locations | 趋化因子：一类特殊的细胞因子，可以引导细胞到达合适的位置 |
| Clonal selection principle: When receptors on B or T cells recognize their cognate antigen, these cells are triggered (selected) to proliferate. As a result, a clone of B or T cells with identical antigen specificities is produced | 克隆选择原则：当 B 细胞或 T 细胞上的受体识别它们的同源抗原时，这些细胞被触发（选择）增殖。结果产生具有相同抗原特异性的 B 细胞或 T 细胞克隆 |

| 英文 | 中文 |
|---|---|
| Cognate antigen: The antigen (e.g., a bacterial protein) which a B or T cell's receptors recognize and bind to | 同源抗原：B细胞或T细胞的受体识别并结合的抗原（如细菌蛋白） |
| Colon: A synonym for large intestine | 结肠：大肠的同义词 |
| Commensal bacteria: Bacteria that have a beneficial, symbiotic relationship with their host | 共生菌：与宿主存在有益共生关系的细菌 |
| Conduits: Tiny tubes which transport antigen within lymph nodes | 导管：在淋巴结内运输抗原的小管 |
| Co-receptor: The CD4 or CD8 molecules on T cells, or the complement receptor on B cells | 共受体：T细胞上的CD4或CD8分子，或B细胞上的补体受体 |
| Cortical thymic epithelial cells: Cells in the cortex of the thymus which are the "examiners" during positive selection (MHC restriction) of T cells | 胸腺皮质上皮细胞：位于胸腺皮层的细胞，在T细胞阳性选择（MHC限制）过程中作为"检查者" |
| Co-stimulation: The second "key" that B and T cells need for activation. | 共刺激：B细胞和T细胞激活所必需的第二个"关键点" |
| Crosslink: Cluster together (e.g., an antigen may crosslink a B cell's receptors) | 交联：聚集在一起（例如，抗原可能与B细胞的受体发生交联） |
| Cross reacts: Recognizes several different epitopes. For example, a B cell's receptors may bind to (cross react with) several different epitopes | 交叉反应：识别几个不同的表位。例如，B细胞受体可以结合几个不同的表位（与不同的表位发生交叉反应） |
| CTLA-4: A receptor on activated T cells which, when ligated (e.g., by B7), interferes with the reactivation of these cells. A "checkpoint" protein | CTLA-4：T细胞上被激活的一种受体，是一个检查点蛋白。当CTLA-4被（如B7）连接时，会干扰这些细胞的再激活 |
| Cytokine profile: The mixture of different cytokines that a cell secretes | 细胞因子谱：细胞分泌的不同细胞因子的混合物 |
| Cytokines: Hormone-like messenger molecules that cells use to communicate | 细胞因子：细胞用来交流的、类似激素的信使分子 |
| Cytotoxic lymphocyte: A synonym for killer T cell | 细胞毒性淋巴细胞：杀伤性T细胞的同义词 |
| Delayed-type hypersensitivity: An inflammatory reaction in which Th cells recognize a specific invader and secrete cytokines that activate and recruit innate system cells to do the killing | 迟发型超敏反应：一种炎症反应，Th细胞识别特定的"入侵者"并分泌细胞因子，激活和招募固有免疫系统的细胞来进行杀伤 |
| Dendritic cell: A starfish-shaped cell which, when activated by battle signals, travels from the tissues to the secondary lymphoid organs to activate naive T cells | 树突状细胞：一种海星形状的细胞，当被攻击性信号激活时，它会从组织迁移到次级淋巴器官来激活初始T细胞 |
| Elite controller: A rare HIV-1-infected individual whose immune system is able to control the viral load so that it remains low for an extended period without anti-retroviral treatment | 控制精英：一种罕见的HIV-1感染者，其免疫系统能够控制病毒载量，在没有抗逆转录病毒治疗的情况下使其长时间保持低水平 |
| Endogenous protein: A protein that is produced within the cell in question – the opposite of an exogenous protein | 内源性蛋白质：一种细胞内产生的蛋白质，与外源性蛋白质相反 |
| Endoplasmic reticulum: A large sack-like structure inside a cell from which most proteins destined for transport to the cell surface begin their journey | 内质网：细胞内的一种大型袋状结构，大多数运输到细胞表面的蛋白质来自内质网 |
| Endothelial cells: Cells shaped like shingles which line the inside of your blood vessels | 内皮细胞：形状像带状疱疹的细胞，排列在血管内部 |
| Epigenetic modifications: Modifications to DNA (e.g., DNA methylation) or chromatin (e.g., histone acetylation) which change gene expression without changing the DNA sequence | 表观遗传修饰：对DNA（如DNA甲基化）或染色质（如组蛋白乙酰化）的修饰，这类修饰改变了基因的表达，但不改变DNA序列 |
| Epithelial cells: Cells that form part of the barrier that separates your body from the outside world | 上皮细胞：构成机体与外界隔离的部分屏障的细胞 |
| Epitope: The region of an antigen that is recognized by a B or T cell's receptors | 表位：能被B细胞或T细胞受体识别的抗原区域 |
| Exogenous protein: A protein that is found outside the cell in question – the opposite of an endogenous protein | 外源性蛋白：存在于细胞外的某种蛋白质，与内源性蛋白相反 |
| Extracellular bacteria: Bacteria that can multiply outside of their host's cells | 胞外细菌：能在宿主细胞外繁殖的细菌 |

| 英文 | 中文 |
|---|---|
| Fas: A protein on the surface of a target cell which, when ligated by a FasL protein on a killer cell, can instruct the target cell to commit suicide | Fas: 靶细胞表面的一种蛋白质，当与杀伤细胞上的FasL蛋白连接时，可以诱导靶细胞自杀 |
| f-met peptide: A peptide which includes a special initiator amino acid that is characteristic of proteins made by bacteria | f-met肽: 含有一种特殊起始氨基酸的肽，这种氨基酸是细菌产生蛋白质的特征 |
| Follicular dendritic cell: A starfish-shaped cell which retains opsonized antigens in germinal centers and displays these antigens to help activate B cells | 滤泡树突状细胞: 一种海星状细胞，在生发中心保留调理抗原，并显示这些抗原以激活B细胞 |
| Follicular helper T cell: A helper T cell which has been "licensed" to provide help to B cells in germinal centers | 滤泡辅助性T细胞: 一种辅助性T细胞，在生发中心"获准"为B细胞提供帮助 |
| Germinal center: An area in a secondary lymphoid organ in which B cells proliferate, undergo somatic hypermutation, and switch classes | 生发中心: 次级淋巴器官中B细胞增殖、发生体细胞高频突变和类型转换的区域 |
| Granzyme B: An enzyme which CTLs and NK cells use to destroy their targets | 颗粒酶B: CTL和NK细胞用于破坏靶细胞的一种酶 |
| Herd immunity: This occurs when so many people in a population have either been infected by or immunized against a pathogen that too few susceptible individuals remain for the pathogen to survive | 群体免疫: 当一个群体中足够多的人感染了一种病原体或对其产生了免疫，以至于易感个体太少，病原体无法存活时，就会发生群体免疫 |
| High endothelial venule: A region in a blood vessel where there are high endothelial cells which allow lymphocytes to exit the blood | 高内皮细胞小静脉: 存在高内皮细胞、允许淋巴细胞离开血液的血管区域 |
| Hybidoma: A hybrid B cell that can produce monoclonal antibodies, and which can be grown indefinitely in the lab | 杂交瘤: 一种杂交的B细胞，它能产生单克隆抗体并在实验室内无限生长 |
| Immunodominant epitope: An epitope which the majority of B cells recognize | 免疫优势表位: 多数B细胞能识别的表位 |
| Inducible regulatory T cells: CD4+ T cells which produce cytokines that suppress the immune response to invaders | 诱导调节性T细胞: 能产生细胞因子的CD4$^+$T细胞，可抑制对入侵者的免疫应答 |
| Inflammatory response: A term used to describe the physical manifestations caused by the immune system's battle against invaders (e.g., swelling, redness, and pain) | 炎症反应: 用于描述免疫系统对抗入侵者所引起的生理表现（如肿胀、发红和疼痛）的术语 |
| Inhibitory receptors: Receptors on the surface of NK cells which detect the expression of class I MHC molecules on potential target cells and inhibit the killing of those cells | 抑制性受体: NK细胞表面的受体，用于检测潜在靶细胞上MHC Ⅰ类分子的表达，并抑制这些细胞的杀伤 |
| Interferon alpha and beta: Warning cytokines secreted by virus-infected cells (the type I interferons) | IFN-α 和 IFN-β: 病毒感染细胞分泌的警告细胞因子（Ⅰ型干扰素） |
| Interferon gamma: A battle cytokine secreted mainly by Th1 helper T cells and NK cells | IFN-γ: 主要由Th1型辅助性T细胞和NK细胞分泌的攻击性细胞因子 |
| Interleukin: A protein (cytokine) that is used for communication between leukocytes | 白细胞介素: 一种用于白细胞间相互联系的蛋白质（细胞因子） |
| Intestinal microbiota: The sum of all the microbes in the intestines (bacteria, viruses, fungi, and parasites) | 肠道微生物群: 肠道内所有微生物（细菌、病毒、真菌和寄生虫）的总和 |
| Invariant chain: A small protein which occupies the binding groove of a class Ⅱ MHC molecule until it is replaced by an exogenous peptide | 恒定链: 占据MHC Ⅱ类分子结合槽（直到被外源肽替代）的小分子蛋白 |
| Isotype: A synonym for class. The isotype of an antibody (e.g., IgA or IgG) is determined by the constant region of its heavy chain | 同种型: 类的同义词。抗体的同种型（如IgA或IgG）由其重链的恒定区决定 |
| Lamina propria: The tissues that surround the small and large intestine | 固有层: 包绕小肠和大肠的组织 |
| Leukocytes: A generic term that includes all of the different kinds of white blood cells | 白细胞: 一个通用术语，包括所有不同种类的白细胞 |
| Ligand: A molecule that binds to a receptor (e.g., the Fas ligand binds to the Fas receptor protein on the surface of a cell) | 配体: 与受体结合的分子（例如，Fas配体与细胞表面的Fas受体蛋白结合） |
| Ligate: Bind to. When a receptor has bound its ligand, that receptor is said to be ligated | 连接: 结合。当受体与其配体结合时，该受体称为被连接 |
| Lipopolysaccharide: A component of the cell wall of many bacteria. It serves as a "danger signal" for the innate immune system | 脂多糖: 很多细菌的细胞壁成分。它是固有免疫系统的一种"危险信号" |
| Lymph: The liquid that "leaks" out of blood vessels into the tissues | 淋巴: 由血管向组织"渗漏"的液体 |

续表

| 英文 | 中文 |
|---|---|
| Lymphocyte: The generic term for a B cell or a T cell | 淋巴细胞：B 细胞或 T 细胞的通用术语 |
| Lymphoid follicle: The region of a secondary lymphoid organ that contains follicular dendritic cells embedded in a sea of B cells | 淋巴滤泡：次级淋巴器官的区域，包含嵌在大量 B 细胞中的滤泡树突状细胞 |
| M cell: A cell that crowns a Peyer's patch, and which specializes in sampling antigen from the intestine | 微皱褶细胞（M 细胞）：一种覆盖在派尔集合淋巴结上的细胞，专门从肠道中收集抗原 |
| Medullary thymic epithelial cell: A cell found in the medulla of the thymus which expresses tissue-specific self antigens, and which takes part in the examination of T cells for tolerance of self antigens (negative selection) | 胸腺髓质上皮细胞：在胸腺髓质中发现的一种细胞，表达组织特异性自身抗原，并参与 T 细胞对自身抗原耐受性的检查（阴性选择） |
| MHC proteins: Proteins encoded by the major histocompatibility complex (a chromosomal region that includes a "complex" of genes involved in antigen presentation) | MHC 蛋白：由主要组织相容性复合体（包括抗原提呈相关基因"复合体"的染色体区域）编码的蛋白质 |
| MHC restriction: A synonym for positive selection. Survival in the thymus is restricted to T cells whose receptors recognize MHC-self antigen complexes | MHC 限制：阳性选择的同义词。只有其受体能够识别自身 MHC-抗原复合物的 T 细胞才能在胸腺中存活 |
| Microbe: A generic term which includes bacteria, viruses, fungi, and parasites | 微生物：包含细菌、病毒、真菌和寄生虫的一个通用术语 |
| Mitogen: A molecule that can cause the polyclonal activation of B cells | 丝裂原：能导致 B 细胞多克隆激活的分子 |
| Monoclonal antibodies: Antibodies produced by the hybridoma technology of Köhler and Milstein | 单克隆抗体：采用 Köhler 和 Milstein 创造的杂交瘤技术产生的抗体 |
| Monocytes: White blood cells that are the precursors of macrophages or dendritic cells | 单核细胞：巨噬细胞或树突状细胞的前体白细胞 |
| Mucosa: The tissues and associated mucus that protect exposed surfaces such as the gastrointestinal and respiratory tracts | 黏膜：保护暴露表面（如胃肠道和呼吸道）的组织和相关黏液 |
| Mucosal-associated lymphoid tissues: Secondary lymphoid organs that are associated with mucosa (e.g., Peyer's patches and tonsils) | 黏膜相关淋巴组织：与黏膜相关的次级淋巴器官（如派尔集合淋巴结和扁桃体） |
| Naive lymphocytes: B or T cells which have never been activated | 初始淋巴细胞：未被激活过的 B 细胞或 T 细胞 |
| Nanoparticle: Tiny particles, usually composed of proteins or lipids, which can be used, for example, for vaccines | 纳米颗粒：通常由蛋白质或脂质组成的微小颗粒，可用于疫苗 |
| Nasal-associated lymphoid tissue (NALT): Tertiary lymphoid organs that resemble the Peyer's patches found in the tissues around the intestines | 鼻相关淋巴组织：三级淋巴器官，与小肠组织周围的派尔集合淋巴结类似 |
| Natural regulatory T cells: CD4+ T cells that are selected in the thymus and which negatively regulate the immune response by interfering with the activation of self-reactive T cells in the secondary lymphoid organs | 自然调节 T 细胞：从胸腺中选择出来的 CD4$^+$ T 细胞，通过干扰次级淋巴器官中自身反应性 T 细胞的激活来负向调节免疫反应 |
| Necrosis: Cell death, typically caused by burns or other trauma. This type of cell death (as opposed to apoptotic cell death) usually results in the contents of the cell being dumped into the tissues | 坏死：细胞死亡，通常由烧伤或其他创伤导致。这种细胞死亡与细胞凋亡不同，通常会导致细胞内的物质进入组织中 |
| Negative selection: Synonym for central tolerance induction. The selection of T cells whose receptors do not recognize MHC-self peptide complexes in the thymus | 阴性选择：中枢耐受诱导的同义词。在胸腺中，对受体不能识别 MHC-自身肽复合物的 T 细胞的选择 |
| Neoantigen: A "new" antigen that a cell makes as a result of a mutation in the DNA that encodes a normal cellular protein | 新抗原：一种"新的"抗原，由编码正常细胞蛋白质的 DNA 发生突变而产生 |
| Neutralizing antibody: An antibody which can bind to a pathogen and prevent it from infecting or reproducing in the cells it would like to infect | 中和抗体：一种能与病原体结合，并防止病原体在其想要感染的细胞中感染或繁殖的抗体 |
| Neutrophil extracellular traps (NETs): Web-like structures composed of cellular DNA that is decorated with neutrophil granule proteins | 中性粒细胞胞外陷阱（NET）：由中性粒细胞颗粒蛋白修饰的细胞 DNA 组成的网状结构 |
| Non-neutralizing antibody: An antibody that does not block infection, but which can tag a pathogen for ingestion by phagocytes or a pathogen-infected cell for destruction by antibody-dependent cellular cytotoxicity | 非中和抗体：不能阻断感染，但可以标记病原体的一种抗体，可以使病原体被吞噬细胞吞噬，或使病原体感染的细胞被抗体依赖细胞介导的细胞毒作用破坏 |

| 英文 | 中文 |
|---|---|
| Opsonize: To "decorate" with fragments of complement proteins or with antibodies | 调理：用补体蛋白片段或抗体"修饰" |
| Pathogen: A disease-causing agent (e.g., a bacterium or a virus) | 病原体：引起疾病的微生物（如细菌或病毒） |
| PD-1: A receptor on activated T cells which, when ligated (e.g., by PD-L1), interferes with the function of the T cell | PD-1：活化 T 细胞上的一种受体，当与配体（如 PD-L1）连接时，会干扰 T 细胞的功能 |
| Peptide: A small fragment of a protein, usually only tens of amino acids in length | 肽：蛋白质的小片段，其长度通常只有几十个氨基酸 |
| Perforin: A molecule used by CTLs and NK cells to help destroy their targets | 穿孔素：一种被 CTL 和 NK 细胞用来摧毁靶细胞的分子 |
| Peripheral tolerance induction: Mechanisms that induce self tolerance outside of the thymus | 外周耐受诱导：胸腺外诱导自身耐受的机制 |
| Phagocytes: Cells such as macrophages and neutrophils that engulf (phagocytose) invaders | 吞噬细胞：能够吞噬"入侵者"的细胞，如巨噬细胞和中性粒细胞 |
| Plasma B cells: B cells which produce a large burst of antibodies in response to an attack and then die | 浆细胞：在受到攻击后产生大量抗体然后死亡的 B 细胞 |
| Plasmacytoid dendritic cells: Important cells during a viral infection, because they can produce a ton of type I interferon | 浆细胞样树突状细胞：病毒感染过程中的重要细胞，由于它们可以产生大量的 I 型干扰素 |
| Polyclonal activation: Activation of many B cells with different specificities | 多克隆激活：许多不同特异性 B 细胞的激活 |
| Positive selection: A synonym for MHC restriction | 阳性选择：MHC 限制的同义词 |
| Primary lymphoid organs: The thymus and the bone marrow | 初级淋巴器官：胸腺与骨髓 |
| Proliferate: Increase in number. A cell proliferates by dividing into two daughter cells, which then can divide again to give four cells, and so on. Cellular reproduction | 增殖：数量的增加。一个细胞可以分裂成两个子细胞，子细胞可以再次分裂产生 4 个细胞，以此类推。即细胞繁殖 |
| Proteasome: A multi-protein complex in the cell that chops up proteins into small pieces | 蛋白酶体：细胞内的一种多蛋白质复合物，能将蛋白切成小块 |
| Receptor editing: The process by which B cells in the bone marrow can "draw again from the deck" to try to make a BCR that is not self-reactive | 受体编辑：骨髓中的 B 细胞可以"重新抽牌"，尝试制造不具有自我反应性的 BCR 的过程 |
| Secondary lymphoid organs: Organs such as lymph nodes, Peyer's patches, and the spleen in which activation of naive B and T cells takes place | 次级淋巴器官：初始 B 细胞和初始 T 细胞发生激活的器官，比如：淋巴结、派尔集合淋巴结和脾脏 |
| Secrete: Export out of the cell (e.g., cytokines are secreted by the T cells that produce them, and antibodies are secreted by B cells) | 分泌：运输到细胞外的过程（例如，细胞因子由 T 细胞分泌，抗体由 B 细胞分泌） |
| Subcapsular sinus: The cavity (sinus) that is just below the capsule which covers a lymph node | 被膜下窦：覆盖淋巴结的囊下方的腔（窦） |
| Thymic dendritic cell: A cell found in the medulla of the thymus which tests T cells for tolerance of self antigens (negative selection) | 胸腺树突状细胞：在胸腺髓质中发现的一种细胞，用于测试 T 细胞对自身抗原的耐受性（阴性选择） |
| Tolerance of self: Not viewing self as an attacker | 自身耐受：不把自身视作攻击者 |
| Toll-like receptors: Receptor molecules found on the surface of cells or inside cells. These receptors have evolved to recognize the signatures of common invaders, and to generate signals which alert the immune system to danger | Toll 样受体：细胞表面或细胞内部的受体分子。这些受体已经进化到能够识别常见"入侵者"的特征，并产生信号，提醒免疫系统注意危险 |
| Trained immunity: The ability of some cells of the innate system to become better defenders after they have been activated by a previous encounter with a pathogen | 强化免疫：固有免疫系统中的某些细胞，在被先前遭遇的病原体激活后，获得了更强的防御能力 |
| Transfection: A process by which DNA or RNA is introduced into cells | 转染：将 DNA 或 RNA 送入细胞的过程 |
| Tumor infiltrating lymphocytes (TILs): T cells that are found in the neighborhood of tumors | 肿瘤浸润淋巴细胞：在肿瘤组织附近发现的 T 细胞 |
| Tumor necrosis factor: A battle cytokine secreted mainly by macrophages and helper T cells | 肿瘤坏死因子：主要由巨噬细胞和辅助性 T 细胞分泌的攻击性细胞因子 |
| Virgin lymphocyte: A B or T cell which has never been activated. A synonym for naive lymphocyte | 初始淋巴细胞：从未被激活的 B 细胞或 T 细胞 |

# 附录 2  核心术语缩写与中英文全称对照表

| 英文简称 | 英文全称 | 中文全称 |
|---|---|---|
| ACT | Adoptive cell transfer | 过继细胞输注 |
| ADCC | Antibody-dependent cell-mediated cytotoxicity | 抗体依赖细胞介导的细胞毒作用 |
| APC | Antigen presenting cell | 抗原提呈细胞 |
| ART | Anti-retroviral therapy | 抗逆转录病毒治疗 |
| BALT | Bronchus-associated lymphoid tissue | 支气管相关淋巴组织 |
| BCR | B cell receptor | B 细胞受体 |
| CAR | Chimeric antigen receptor | 嵌合抗原受体 |
| cTEC | Cortical thymic epithelial cell | 胸腺皮质上皮细胞 |
| CTL | Cytotoxic lymphocyte，killer T cell | 细胞毒性 T 淋巴细胞，杀伤性 T 细胞 |
| DAMP | Damage-associated molecular pattern | 损伤相关分子模式 |
| DC | Dendritic cell | 树突状细胞 |
| DTH | Delayed-type hypersensitivity | 迟发型超敏反应 |
| ER | Endoplasmic reticulum | 内质网 |
| Fab | Antigen-binding fragment of an antibody molecule | 抗体分子的抗原结合片段 |
| FasL | Fas ligand | Fas 配体 |
| Fc | Constant fragment of an antibody molecule | 抗体分子的固有片段 |
| FDC | Follicular dendritic cell | 滤泡树突状细胞 |
| Hc | Heavy chain protein of an antibody molecule | 抗体分子的重链蛋白 |
| HEV | High endothelial venule | 高内皮细胞小静脉 |
| IFN | Interferon，as in IFN-α | 干扰素，如 IFN-α |
| IgG | Immunoglobulin G | 免疫球蛋白 G |
| IL | Interleukin，as in IL-I | 白细胞介素，如 IL-1 |
| iTreg | Inducible regulatory T cell | 诱导调节性 T 细胞 |
| Lc | Light chain protein of an antibody molecule | 抗体分子的轻链蛋白 |
| LPS | Lipopolysaccharide | 脂多糖 |
| MAC | Membrane attack complex | 攻膜复合物 |
| MALT | Mucosal-associated lymphoid tissue | 黏膜相关淋巴组织 |
| MBL | Mannose-binding lectin | 甘露糖结合凝集素 |
| MHC | Major histocompatibility complex | 主要组织相容性复合体 |
| mTEC | Medullary thymic epithelial cell | 胸腺髓质上皮细胞 |
| NALT | Nasal-associated lymphoid tissue | 鼻相关淋巴组织 |
| NETs | Neutrophil extracellular traps | 中性粒细胞外陷阱 |
| NK | Natural killer，as in NK cell | 自然杀伤细胞，如 NK 细胞 |
| nTreg | Natural regulatory T cell | 自然调节 T 细胞 |
| PALS | Periarteriolar lymphocyte sheath | 小动脉周围淋巴细胞鞘 |
| PAMP | Pathogen-associated molecular pattern | 病原体相关分子模式 |
| PD-1 | Programmed death 1 | 程序性死亡受体 1 |
| PD-L1 | The ligand for PD-1 | 程序性死亡受体配体-1 |
| pDC | Plasmacytoid dendritic cell | 浆细胞样树突状细胞 |
| PRR | Pattern-recognition receptor | 模式识别受体 |
| SCIDS | Severe combined immunodeficiency syndrome | 重症联合免疫缺陷综合征 |
| TCR | T cell receptor | T 细胞受体 |
| TDC | Thymic dendritic cell | 胸腺树突状细胞 |
| Tfh cell | follicular helper t cell | 滤泡辅助性 T 细胞 |
| Th cell | Helper T cell | 辅助性 T 细胞 |
| TIL | Tumor infiltrating lymphocyte | 肿瘤浸润淋巴细胞 |
| TLR | Toll-like receptor | Toll 样受体 |
| TNF | Tumor necrosis factor | 肿瘤坏死因子 |